Ataque isquémico transitorio

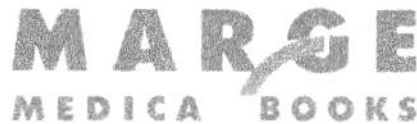

Ataque isquémico transitorio

Dr. Joan Montaner

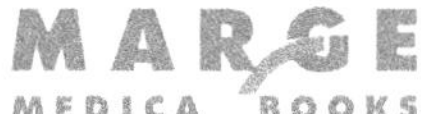

MEDICA BOOKS

Colección: AVANCES EN PATOLOGÍA NEUROVASCULAR

ATAQUE ISQUÉMICO TRANSITORIO
Editor: Dr. Joan Montaner

1.ª edición 2009

© de esta edición: ICG Marge, SL

Edita
Marge Médica Books - Valencia, 558, ático 2.ª - 08026 Barcelona (España)
www.marge.es - Tel. +34-932 449 130 - Fax +34-932 310 865

Director editorial: Héctor Soler
Gestión editorial: Ana Soto, Laura Matos, Anna Palacios
Producción editorial: Estela Serrano, Miguel Ángel Roig
Colaboración editorial: Esther Solsona, Albert Roura
Compaginación: Rosa Grafisme
Impresión: Novoprint (Sant Andreu de la Barca, Barcelona)

ISBN: 978-84-92442-48-5
Depósito Legal:

Índice

Autores

Araceli Alonso Cánovas
Unidad de Ictus
Servicio de Neurología
Hospital Universitario Ramón y Cajal
Madrid

Adrià Arboix Damunt
Unidad de Enfermedades Vasculares
Cerebrales
Servicio de Neurología
Hospital Universitari del Sagrat Cor
Universitat de Barcelona
Barcelona

Lorena Benavente Fernández
Servicio de Neurología
Hospital Universitario Central de Asturias
Oviedo

Sergio Calleja Puerta
Servicio de Neurología
Hospital Universitario Central de Asturias
Oviedo

Pilar Delgado Martínez
Laboratorio de Investigación
Neurovascular (LIN)
Institut de Recerca
Hospital Universitari Vall d'Hebron
Barcelona

Raquel Delgado-Mederos
Unitat de Malalties Vasculars Cerebrals
Servicio de Neurología
Hospital de la Santa Creu i Sant Pau
Barcelona

Jaime Díaz Guzmán
Médico Adjunto de Neurología
Unidad de Ictus
Servicio de Neurología
Hospital Universitario Doce de Octubre
Madrid

Teresa García Berrocoso
Laboratorio de Investigación
Neurovascular (LIN)
Institut de Recerca
Hospital Universitari Vall d'Hebron
Barcelona

Lidia García-Bonilla
Laboratorio de Investigación
Neurovascular (LIN)
Institut de Recerca
Hospital Universitari Vall d'Hebron
Barcelona

M.ª Dolores Jiménez Hernández
Servicio de Neurología
Unidad de Gestión Clínica de
Neurociencias
Hospital Universitario Virgen del Rocío
Sevilla

Joan Martí-Fàbregas
Unitat de Malalties Vasculars Cerebrals
Servicio de Neurología
Hospital de la Santa Creu i Sant Pau
Barcelona

Jaime Masjuan Vallejo
Unidad de Ictus
Servicio de Neurología
Hospital Universitario Ramón y Cajal
Madrid

Maite Mendioroz Iriarte
Laboratorio de Investigación
Neurovascular (LIN)
Institut de Recerca
Hospital Universitari Vall d'Hebron
Barcelona

Francisco Moniche Álvarez
Servicio de Neurología
Unidad de Gestión Clínica de
Neurociencias
Hospital Universitario Virgen del Rocío
Sevilla

Joan Montaner Villalonga
Laboratorio de Investigación
Neurovascular (LIN)
Institut de Recerca
Hospital Universitari Vall d'Hebron
Barcelona

Josep Munuera del Cerro
Unitat de Ressonància Magnètica
(IDI) Servicio de Radiología
Hospital Universitari Vall d'Hebron
Barcelona

Francisco Purroy
Profesor asociado de la Facultad de
Medicina de la Universitat de Lleida
Hospital Arnau de Vilanova
Lleida

Anna Rosell Novel
Laboratorio de Investigación
Neurovascular (LIN)
Institut de Recerca
Hospital Universitari Vall d'Hebron
Barcelona

Alex Rovira Cañellas
Unitat de Ressonància Magnètica
(IDI) Servicio de Radiología
Hospital Universitari Vall d'Hebron
Barcelona

Prólogo

Esta obra es el quinto título de la colección *Avances en patología neurovascular*. Tras revisar la *Fisiopatología de la isquemia cerebral* y compilar los avances en la *Prevención*, el *Tratamiento* y la *Rehabilitación del ictus isquémico*, la colección intenta estudiar en profundidad algunas entidades neurovasculares que merecen atención especial. Este libro pretende abordar la situación actual y el futuro inmediato del Ataque Isquémico Transitorio (AIT).

El AIT es una de las urgencias neurológicas más comunes y, al mismo tiempo, uno de los mayores retos a los que se enfrentan a diario los neurólogos y médicos de urgencias, ya que los pacientes que reciben este diagnóstico tienen un elevado riesgo a corto y largo plazo de presentar un infarto cerebral u otros eventos vasculares. Por tanto, en contraposición al carácter de «benignidad» que frecuentemente se le atribuye, el AIT debe entenderse como una urgencia médica y varios capítulos de esta obra actualizan de forma clara la evidencia acerca de las enormes tasas de recurrencia de eventos vasculares que siguen a la aparición de nuestro protagonista.

En un momento de gran preocupación por el auge de las patologías vasculares en sociedades occidentales, en que el ictus, que puede producir un daño irreparable en el cerebro, constituye la primera causa de muerte entre las mujeres españolas y tiene el triste honor de ser también la primera causa de invalidez y la segunda de demencia, nos enfrentamos al reto de frenar el avance de la enfermedad neurovascular mediante estrategias de prevención. En este escenario, el AIT supone una gran oportunidad de avanzar, ya que nos ofrece la situación ideal para establecer la prevención secundaria del infarto cerebral ante un paciente asintomático consiguiendo que el daño cerebral no llegue a ser importante.

En esta obra, repasaremos además la historia de las definiciones del AIT, su epidemiología con datos actualizados de nuestro país, así como su clasificación y manifestaciones clínicas. Actualizaremos los protocolos de manejo del AIT a la llegada a urgencias, con las implicaciones que ello tiene en el diagnóstico etiológico, diagnóstico diferencial y en el posterior tratamiento médico y quirúrgico en la prevención secundaria del AIT. También algunos capítulos mirarán al futuro y a las nuevas técnicas de neuroimagen en el AIT y otros biomarcadores de isquemia cerebral transitoria, así como a nuevos modelos experimentales de AIT. Finalmente, analizaremos las escalas pronósticas y de estratificación del riesgo de recurrencia de nuevos ictus o eventos vasculares disponibles, ya que estamos frente a una enfermedad polivascular incipiente, y evaluaremos los costes del AIT en el sistema sanitario.

Este libro ve la luz en un momento de gran actualidad para el AIT, con la aparición en 2009 de documentos internacionales de consenso sobre el AIT, entre los que además de recomendaciones clínicas sobre su manejo tenemos una nueva definición del mismo. Además, este año asistimos también a la creación de las primeras clínicas de AIT en nuestro entorno sanitario, en el marco de la estrategia nacional sobre el ictus.

Por ello, para los profesionales de la medicina que atienden al paciente con AIT, esta obra pretende ser una guía a través de toda la actualización de la evidencia y de las más recientes recomendaciones en el tratamiento del AIT. Al tratarse de la primera obra en español exclusivamente dedicada al AIT puede ser también de gran ayuda para residentes que entran en contacto con la patología neurovascular o estudiantes de medicina que deseen ampliar sus conocimientos en estos temas en la frontera de la medicina vascular y las neurociencias.

Los autores de la obra son clínicos e investigadores de reconocido prestigio internacional, que han sabido condensar la complejidad de cada uno de los capítulos, sistematizar la evidencia y acercar a este amplio abanico de lectores la actualidad y la importancia de conocer en profundidad el AIT.

Dr. Joan Montaner
Servicio de Neurología
Director del Laboratorio de Investigación Neurovascular (LIN)
Institut de Recerca
Hospital Universitari Vall d'Hebron
Barcelona

Ataque isquémico transitorio

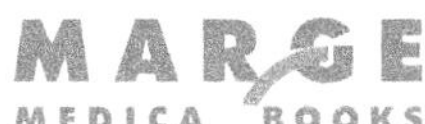

Capítulo 1. Epidemiología del AIT

J. Díaz Guzmán

Médico Adjunto de Neurología
Unidad de Ictus
Servicio de Neurología
Hospital Universitario Doce de Octubre
Madrid

Dirección para correspondencia
Hospital Universitario Doce de Octubre
Dr. J. Díaz Guzmán
jdiaz.hdoc@salud.madrid.org

1   Introducción

En los últimos años se está asistiendo a un creciente interés por los ataques isquémicos transitorios (AIT); por un lado, se ha redefinido el concepto al comprobarse el sustrato lesional con las modernas técnicas de neuroimagen; por otro lado, hay nuevas y mejores evidencias del riesgo que comporta sufrir un AIT, y, finalmente, existen controversias sobre su mejor abordaje y manejo.[1]

Los aspectos epidemiológicos cobran así protagonismo, ya que es mediante la epidemiología descriptiva como estimamos la carga que representa el AIT en la población; pero la pregunta es ¿habrá que revisar las investigaciones realizadas a la luz de la redefinición de AIT? En diversos estudios poblacionales se está pudiendo estimar la tasa de recurrencias de enfermedad cerebrovascular a partir de un episodio de AIT y, como veremos, este riesgo no es precisamente pequeño. Y, finalmente, gracias a los estudios y al método epidemiológico se pueden realizar estimaciones que ayuden en la toma de decisiones sobre su mejor abordaje y manejo, incluidos los análisis de costes.

En el presente capítulo revisaremos aspectos importantes de epidemiología clínica, que ayudarán a comprender la precisión y fiabilidad diagnóstica ante al AIT, y, a continuación, se expondrán datos recientes sobre la epidemiología descriptiva (incidencia, prevalencia, recurrencia) y analítica (factores de riesgo), haciendo mención especial a estudios realizados en nuestro país.

2   Epidemiología clínica del diagnóstico del AIT

Mucha de la información publicada, tanto clínica como epidemiológica, sobre el AIT se fundamenta, obviamente, en los casos diagnosticados. A lo largo de esta monografía se irán describiendo las definiciones de AIT, sus clasificaciones y las medidas diagnósticas complementarias novedosas (resonancia magnética de difusión, neurosonología, biomarcadores, etcétera). Sin embargo, llama la atención la escasez de trabajos dedicados a la valoración del diagnóstico clínico del déficit neurológico focal (o global) recortado de presumible causa vascular.[2,3]

Un interesante estudio sobre cribado prehospitalario del ictus (estudio LAPPS), realizado en Los Ángeles en el año 2000,[4] mostró que de un total de 446 pacientes transportados al hospital por un problema neurológico agudo relevante, no traumático, excluidos los enfermos comatosos, y que llegaban todavía con clínica presente, el 6,5 % recibieron diagnóstico de ictus y tan sólo el 1,5 % fueron diagnosticados de AIT. Podríamos considerar, así, que la «probabilidad pre-test» en este contexto es inferior al 2 % para el AIT.

¿Qué ocurre con el resto de casos «no vasculares»? Desde la clásica serie de Norris y Hachinski,[5] han sido varios los trabajos que han abordado el diagnóstico incorrecto de posible ictus o AIT,[6,7] tratándose en realidad de casos de «ataque neurológico transitorio» (ANT), no vasculares, que se corresponden con cuadros tóxico-metabólicos, incluyendo hipoglucemias, efectos secundarios de fármacos, crisis comiciales, migrañas, neuropatías periféricas con clínica paroxística sensorial y cuadros psicogénicos, entre otros. La importancia clínico-epidemiológica de dichos diagnósticos falsos positivos es grande, dado que supone someter a estos sujetos a innecesarias pruebas diagnósticas de riesgo (como angiografías o infusión de contrastes radiológicos), a tratamientos con agentes antiplaquetarios o anticoagulantes e, incluso, se pueden ver expuestos a técnicas intervencionistas (como angioplastias y endarterectomías). Un reciente estudio ha determinado que, incluso ya en el ámbito de la unidad de urgencias hospitalaria, hasta un 60 % de supuestos AIT no tienen en realidad una causa vascular[7] y alerta sobre tres características cruciales de la historia clínica para discriminar mejor entre el ANT y el verdadero AIT: presencia de síntomas inespecíficos, historia de ANT previos de difícil caracterización o poca consistencia y, sobre todo, la instauración gradual de la sintomatología (aguda, pero no brusca).

2.1   Estratificación y precisión diagnóstica del AIT

Siguiendo el esquema del diagnóstico probabilístico del AIT, se parte de una probabilidad pretest (la prevalencia de AIT entre el conjunto de casos de ANT que acuden a la urgencia hospitalaria), a la que se aplica algún tipo de prueba diagnóstica, dotada de unas propiedades y validez, para obtener una probabilidad postest de que, dentro del conjunto de ANT estemos, verdaderamente, ante un AIT y que esa seguridad sea cuantificable en términos de probabilidad.

Una prueba o test diagnóstico no siempre tiene por qué ser instrumental (test de laboratorio, neuroimagen…); perfectamente puede ser una pregunta o serie de preguntas (cuestionario), dotada de sensibilidad y especificidad para el propósito que se trate. La escala de ictus prehospitalaria de Cincinnati, en la que se basan la mayoría de protocolos diagnósticos que emplean en la actualidad los servicios de emergencias extrahospitalarios para valorar el ictus, se compone de tres sencillos ítems (paresia facial, caída de miembro superior y lenguaje anormal). Estos factores son los que tienen mayor peso diagnóstico en la escala NIHSS, de donde están extraídos, y aplicados al cribado de la sospecha de cuadro cerebrovascular agudo tienen un cociente de probabilidad positivo entre 5 y 14 (es decir, eleva, sustancialmente, la probabilidad de ictus o AIT) y un cociente de probabilidad negativo en torno a 0,40 (es decir, la ausencia de esos signos hace muy improbable dicho diagnóstico).[8]

En el estudio LAPPS,[4] mediante la evaluación por parte de los servicios médicos extrahospitalarios de la claudicación del brazo, la fuerza de la mano y la existencia de paresia facial, en llamadas por cuadros neurológicos agudos, se obtuvo para el diagnóstico final de cuadro cerebrovascular una sensibilidad del 91 % y una especificidad del 97 %; esto es, un cociente de probabilidad positivo (CP+) de 31 (IC 95 % = 13-75) y un cociente de probabilidad negativo (CP-) de 0,09 (IC 95 % = 0,03-0,27). Así, dada una probabilidad pretest de AIT del 2 %, en caso de valoración positiva por parte de los servicios de urgencias extrahospitalarios, la probabilidad de AIT asciende al 40 %. Es decir, que de cada cien supuestos AIT trasladados a la unidad de urgencias, unos sesenta serían falsos positivos, cifra que coincide con la observada en el reciente trabajo de Prabhakaran, mediante registro prospectivo de AIT en una unidad de urgencias hospitalaria de Chicago.[7]

La evaluación neurológica especializada, utilizando meramente historia clínica y exploración (hecha por neurólogos), sobre esa población de AIT filtrados previamente, renta en el diagnóstico final de AIT un CP+ de 21 (IC 95 % = 10-42) y un CP- de 0,09 (IC 95 % = 0,02-0,39). Dado que en esta población la probabilidad pretest es ya de un 40 %, en caso de evaluación positiva por parte del neurólogo, la probabilidad postest de AIT se coloca en el 93 %; y, en caso de que al neurólogo no le parezca que se trate de un AIT, la probabilidad del mismo cae al 6 %; esto demuestra el valor de la evaluación especializada de estos cuadros cerebrovasculares.

2.2   *Fiabilidad y concordancia en el diagnóstico del AIT*

A pesar de la importancia clínica del correcto diagnóstico del AIT, no es muy alta la fiabilidad, incluso entre neurólogos expertos, a la hora de su valoración mediante la historia clínica, habiéndose observado en un estudio un coeficiente kappa de 0,11.[9] Algo mejor es la concordancia en un estudio español, en el que diez neurólogos con diverso grado de experiencia (residentes, *staff junior* y *staff senior*) evalúan un centenar de historias clínicas de modo enmascarado e independiente, obteniendo para el diagnóstico del AIT un índice kappa de 0,52 (IC 95 % = 0,49-0,55).[10]

Si se emplea un protocolo estandarizado de diagnóstico, la concordancia interobservador mejora, obviamente, en el diagnóstico del AIT (kappa = 0,65)[11] y si se hace una puesta en común entre varios neurólogos, discutiendo el caso, la variabilidad es ya mínima. En el estudio ACAS,[12] mediante un algoritmo diagnóstico, tanto neurólogos «a la cabecera del enfermo» como un panel de expertos obtuvieron un acuerdo en el diagnóstico combinado de ictus-AIT del 80 %, con kappa = 0,60 (IC 95 % = 0,52-0,68).

2.3   *La nueva definición de AIT. Repercusión en la epidemiología*

Los AIT son episodios breves de disfunción neurológica, consecuencia de isquemia cerebral focal, y que no se asocian con infarto cerebral permanente. La inmensa mayoría de los estudios epidemiológicos y, por tanto, las tasas disponibles de incidencia y prevalencia de AIT se basan en una definición operativa, establecida de modo arbitrario a mediados de la década de los sesenta, que incluía aquellos eventos isquémicos cerebrales focales con síntomas que duraban < 24 horas.[13]

Una nueva definición propuesta por varios grupos (ver capítulo 2) define, de manera también arbitraria, al AIT como «breve episodio de disfunción neurológica causada por isquemia focal cerebral o retiniana, con síntomas clínicos que, típicamente duran menos de una hora y que no presentan evidencia de infarto agudo». Esta nueva definición aún no ha calado en el diseño y realización de estudios epidemiológicos,[14] aunque sí lo ha hecho en diversos ensayos clínicos, como el WARSS, RESPECT, PROFESS y CLOSURE 1, entre otros. Un poderoso fundamento para el cambio de definición es la constatación de que un 30 % de pacientes con AIT en la primera hora y casi el 60 % en las primeras veinticuatro horas tienen en realidad una lesión isquémica demostrada con secuencias de RM difusión (DW) y que, con frecuencia, ésta evoluciona a infarto cerebral.[15]

¿Cómo puede afectar el cambio de definición y concepto del AIT a los resultados de los estudios epidemiológicos? Es difícil de saber. Un estudio norteamericano[14] estimó que la revisión de los casos de una cohorte incidente de AIT, excluyendo aquellos casos con anomalías agudas en la RM, podía conllevar una reducción en torno al 30 % en la tasa de incidencia de AIT y un incremento en la tasa de incidencia de ictus en torno al 7 %.

De acuerdo con el panel de expertos de la Academia Americana de Neurología, en una reciente conferencia de consenso a propósito de la nueva definición de AIT,[1] es poco probable que varíen mucho las tasas de incidencia y prevalencia de AIT e ictus tras adoptar esta nueva definición; pero, en general, serán poco comparables con estudios antiguos. En cualquier caso, se anima a los investigadores en neuroepidemiología a incluir en sus estudios datos sobre tiempo y duración del episodio de AIT, así como los datos de neuroimagen.

3   Epidemiología descriptiva: incidencia del AIT

3.1   *Consideraciones metodológicas*

Ya se ha insistido en las dificultades de los estudios de incidencia de AIT relacionadas con la definición del mismo, así como con los sesgos de selección, debidos al desconocimien-

<table>
<tr><td>Definiciones estandarizadas</td></tr>
<tr><td>– Definición de ictus/AIT de la OMS[a]
– Primer evento cerebrovascular (first-ever-stroke)</td></tr>
<tr><td>Métodos estandarizados</td></tr>
<tr><td>– Estudio de base poblacional, completo, basado en múltiples fuentes (algunas se pueden solapar)
– Diseño prospectivo; idealmente, con búsqueda de casos «en caliente»
– Población grande, bien definida, estable
– Método fiable de estimación del denominador</td></tr>
<tr><td>Presentación de los datos</td></tr>
<tr><td>– Deben cubrir años naturales completos
– Presentación en agrupamientos no mayores de cinco años
– Los datos de hombres y mujeres deberían poderse presentar por separado
– Incluir edades ≥ 85 años en lo posible
– Emplear en las publicaciones grupos etarios de media en media década (por ejemplo, de 55 a 64 años)
– Los grupos etarios de cinco años no publicados deberían quedar disponibles para su comparación con otros estudios
– Deben presentarse las tasas de incidencia con sus intervalos de confianza al 95 %</td></tr>
</table>

Tabla 1. Criterios de estudio «ideal» de incidencia de ictus.
[a]OMS: Organización Mundial de la Salud. Consideraciones sobre la definición de AIT: ver texto.
Modificada de Malgrem[17] y Sudlow & Warlow.[18]

to de la población y a la escasa frecuentación que hacen los pacientes a los servicios de urgencias hospitalarios. Sin embargo, también puede haber problemas de validez en relación a la metodología empleada, pues los estudios epidemiológicos de base poblacional están sujetos a grandes posibilidades de sesgos y errores.[16]

Para la lectura crítica de trabajos sobre incidencia de ictus es importante tener presentes una serie de criterios de «estudio ideal» de ictus, elaborados por Malgrem, Sudlow y Warlow,[17,18] respecto a la estandarización, para este tipo de estudios, de una serie de definiciones, metodología y diseño (prospectivo, base poblacional) y modo de presentación de los datos (véase la tabla 1). Alguna reciente y exhaustiva revisión de la epidemiología del ictus ya tiene en cuenta y prioriza los estudios que cumplen esas recomendaciones de «estudios ideales».[19,20]

De todas formas, al contrario que los estudios sobre epidemiología del ictus, los que tratan específicamente de la epidemiología del AIT son muy escasos.

3.2 *Estudios de incidencia de AIT internacionales*

A partir de diversos estudios de países occidentales se puede estimar que la incidencia del AIT estaría comprendida entre los 0,37 y 1,1 por 1.000 habitantes y año. En Estados Unidos se realizó entre los años 1992 y 2000 un gran registro de los casos de AIT atendidos en los departamentos de urgencias, a nivel nacional, con casi tres millones de casos, lo que permitió estimar una incidencia del AIT en ese país del 1,1 por 1.000.[21] En otro estudio norteamericano, en el norte de Kentucky, de base poblacional, se registraron los casos incidentes de AIT entre los años 1993 y 1994, obteniéndose una tasa de incidencia de AIT ajustada por raza, edad y sexo de 0,83 por 1.000.[22]

En Europa, el estudio vascular de Oxford determinó, entre los años 2002 y 2004 una incidencia global de AIT de 0,66 por 1.000 personas/año.[23] En Holanda, con la cohorte Rotterdam (1990-1993) se observó hasta el año 2005 una tasa de incidencia entre 3,8 y 4,7 casos por 1.000 habitantes/año.[24] Un reciente estudio portugués muestra una tasa de incidencia de AIT por 1.000 habitantes/año en medio rural de 0,96 y, en medio urbano, 0,61.[25] En cuanto a la Europa del Este, un estudio poblacional de incidencia de AIT en el óblast (región de Novosibirsk), la tercera ciudad más grande de Rusia, obtuvo una tasa de 0,16 casos por 1.000 habitantes/año en el período de 1987-1988, y una tasa de 0,29 entre 1996-1997.[26]

En países orientales la literatura sobre incidencia de ictus es también muy escasa. Destacan dos estudios de cohortes de Japón. En el primero de ellos, en la comunidad de Hisayama, se siguió durante veinte años a sujetos mayores de cuarenta años y se estableció una tasa de incidencia media anual de 0,56 casos por 1.000 habitantes;[27] en el segundo de ellos, se siguió otra cohorte de mayores de cuarenta años durante once años, en dos ciudades del Japón occidental, obteniéndose las mayores tasas de incidencia observadas: 3,20 por 1000 habitantes/año en la ciudad de Daisen y 3,15 en la ciudad de Ama.[28]

De la misma manera que la incidencia de ictus, la del AIT aumenta de modo exponencial con la edad en todos los estudios, independientemente de la raza y el sexo de los sujetos, llegando a observarse en recientes estudios del Reino Unido tasas de 6,41 casos por 1.000 personas de edad igual o superior a los ochenta y cinco años.[23] Lejos de declinar o estabilizarse, es previsible que la incidencia del AIT continúe aumentando debido al envejecimiento poblacional y, probablemente, a la concienciación de la población sobre el problema que representa y que favorece la búsqueda de ayuda médica.[23]

3.3 *Estudios de incidencia de AIT nacionales*

Hasta fechas recientes no han existido estudios de ámbito nacional sobre la incidencia del AIT. Se dispone de una serie de estudios, de enorme mérito, realizados generalmente en núcleos poblacionales no muy grandes por grupos de investigadores locales, con diferencias metodológicas sustanciales, que los hacen poco comparables, además de su dispersión temporal.

Respecto a datos procedentes de fuentes administrativas, disponemos de información sobre AIT proveniente de la Encuesta Nacional de Morbilidad Hospitalaria,[29] pero sólo a partir del año 2003, en que se desagregó el código CIE-9 MC «430-438.VII. Enfermedades cerebrovasculares», contabilizando de modo independiente el código «435. Isquemia cerebral transitoria». En la actualidad, mes de mayo del año 2009, los últimos datos disponibles son los de 2007 (véase la figura 1). En los años contabilizados, se producen anualmen-

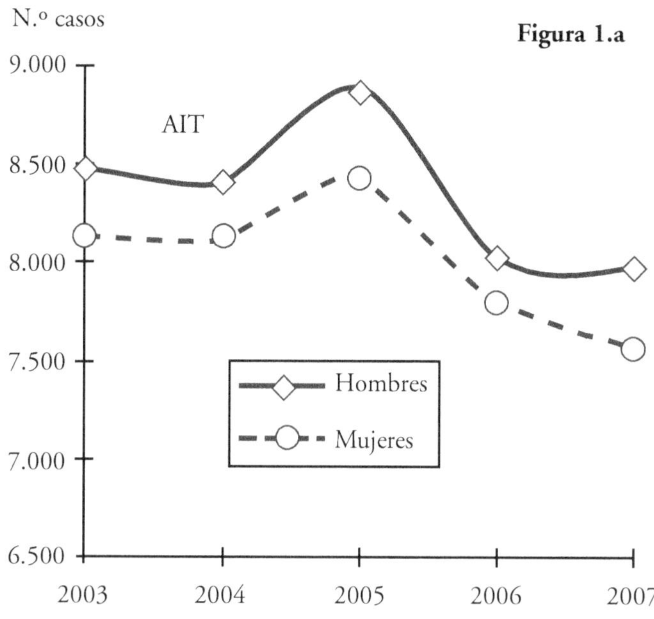

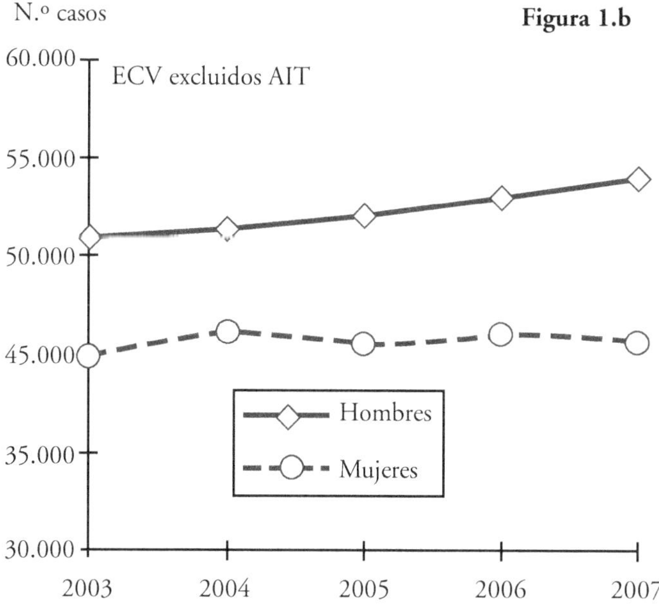

Figura 1. Número de altas hospitalarias en España por AIT (figura 1.a) y por el resto de enfermedades cerebrovasculares (figura 1.b), según sexo. Encuesta Nacional de Morbilidad Hospitalaria. Fuente, INE 2009[30]

te entre 15.000 y 16.000 altas hospitalarias por AIT en nuestro país. Un análisis de los mismos, teniendo presente que se trata de datos crudos, muestra un incremento sostenido del número de altas hospitalarias por AIT hasta 2005. Así, en el año 2007 se produce un descenso con respecto al año 2006 del 0,6 % para hombres y del 3 % para las mujeres. En el mismo período (2006-2007) se produce un incremento en las altas hospitalarias por ictus (excluidos los AIT) en varones (3,9 %) y en mujeres (0,13 %). En conjunto, con estos datos, los AIT supondrían aproximadamente el 13 % de las altas hospitalarias por enfermedad cerebrovascular. Aunque estas cifras tienen escaso valor epidemiológico por tratarse de datos crudos y estar sujetas a multitud de sesgos, pueden sin embargo ofrecernos un panorama nacional de la frecuencia de ésta y otras enfermedades. Recientemente se ha publicado un estudio, basado también en sistemas de registro hospitalario, que muestra una tendencia creciente de la incidencia hospitalaria de AIT desde 1998 hasta 2003.[30] Con el refinamiento de la metodología de la codificación y sistemática de registro, no obstante, podría constituirse en el futuro en una herramienta útil para el seguimiento epidemiológico de la enfermedad cerebrovascular,[31] sin necesidad de renunciar a los estudios clásicos de base poblacional, que son los que se comentan a continuación.

Durante los años 1985 y 1986 se realizó un estudio en un medio rural de Girona, donde los médicos de atención primaria recogieron los primeros episodios de AIT. En este trabajo se obtuvo una tasa de incidencia de 0,64 casos por 1.000 habitantes/año.[32] A lo largo de 1989 (desde el 1 de enero hasta el 31 de diciembre) se realizó en tres pueblos del área de Alcoy (Beniarres, Lorcha y Planes) un estudio epidemiológico con metodología puerta a puerta,[33] en el que un encuestador con entrenamiento en enfermedades neurológicas detectaba el caso y dos neurólogos independientes revisaban el diagnóstico. Se obtuvo una tasa cruda anual de incidencia por 1.000 habitantes de AIT de 2,8 (IC 95 % = 0,73-4,9) que, ajustada a la población estándar europea de aquella época, resultaba en 1,2/1.000. Con una población a estudio más grande, 146.716 sujetos (censo de 1991), y durante un período de seguimiento de dos años (16 de febrero de 1992 a 15 de febrero de 1994) se realizó otro estudio de incidencia en la provincia de Segovia,[34] en el que se valoraban AIT e ictus con secuela mínima. Adherido a los criterios metodológicos de estudio «ideal» de incidencia de ictus,[17,18] obtuvo para el AIT unas tasas crudas de incidencia por 1.000 habitantes/año de 0,35 (IC 95 % = 0,28-0,42) que, ajustadas a la población estándar europea de 1991, resultaban en 0,21 (IC 0,5 % = 0,12-0,30).

Fruto del esfuerzo del Proyecto Ictus, iniciativa del Grupo de Estudio de Enfermedades Cerebrovasculares de la Sociedad Española de Neurología, se puso en marcha en 2006 el estudio IBERICTUS. Se trata de una investigación de incidencia de ictus y AIT de base poblacional, en la que podemos diferenciar una población a estudio estable, bien definida y de amplio denominador: todos los casos incidentes de primer episodio de enfermedad cerebrovascular aguda diagnosticada entre los residentes mayores de diecisiete años (sin techo de edad) censados en diversas áreas de estudio entre el 1 de enero y el 31 de Diciembre de 2006: Lugo, Segovia, Talavera de la Reina, Mallorca y Almería (total denominador 1.440.997 habitantes; mínimo denominador por área, 100.000 habitantes). Se pretendía así obtener, de modo concurrente, información sobre un grupo de poblaciones representativas, a su vez, de gran parte de poblaciones españolas: norte y sur; centro; este y oeste; así como zonas insulares, con medios tanto rurales como urbanos. Las fuentes de datos fueron múltiples y complementarias: archivos hospitalarios (CMBD, informes de alta), registros de urgencias, atención primaria y redes de médicos centinela del área, con códigos diagnósticos 430-39 y 674,0 (CIE9) y registros de mortalidad poblacionales; todas estas fuentes fueron verificadas por el equipo investigador. Se utilizaron definiciones estandarizadas: categorización diagnóstica (MONICA-OMS), clasificaciones patológicas (isquémicos, hemorrágicos), topográfica y etiológica; y la presentación de datos se realizó en grupos etarios adecuados, por sexo y totales. Se han publicado ya dos trabajos con la metodología detallada y los resultados de un estudio piloto.[35,36] Todos los casos clasificados como AIT en el estudio IBERICTUS cuentan con estudio de neuroimagen mediante TAC craneal.

En la LIX Reunión Anual de la SEN se pudieron presentar resultados crudos preliminares de este importante estudio.[37] Se ha obtenido una tasa cruda de AIT por 1.000 habitantes/año de 0,37 que, estandarizada a la población europea, resulta en 0,34 (IC 95 % = 0,31-0,37). En la figura 2 se exponen las cifras correspondientes a las tasas crudas específicas del AIT en España en 2006, en casos por 100.000 habitantes/año, con los datos globales de toda la población estudiada en el estudio IBERCITUS, por edad y sexo. Se puede

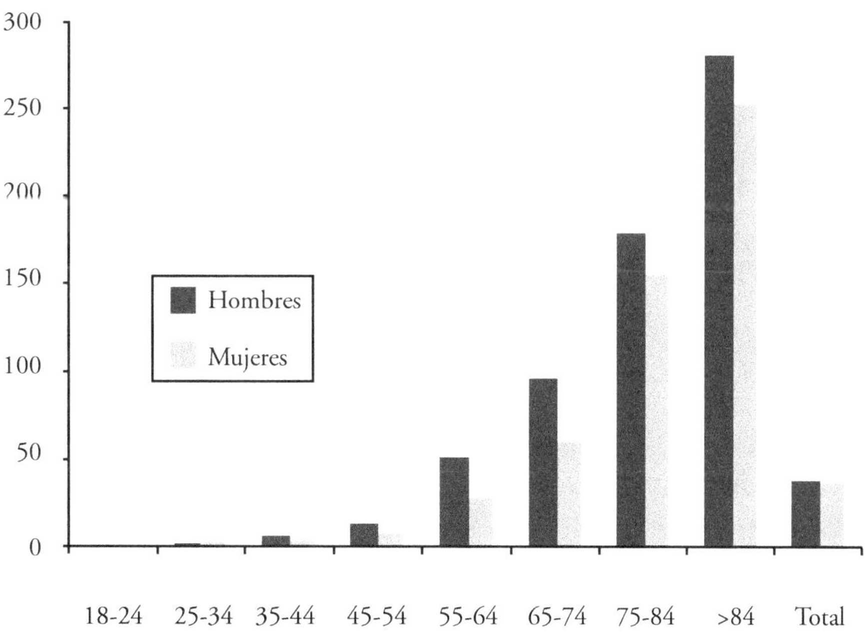

Figura 2. Tasas crudas específicas del AIT en España en 2006, en casos por 100.000 habitantes-año, con los datos globales de toda la población estudiada en el estudio IBERICTUS,[37] por edad y sexo.

Población	Tasa cruda	Tasa ajustada	(IC 95 %)
Segovia	37,25	28,74	20,53-36,95
Talavera	29,02	23,61	15,94-31,28
Lugo	50,69	35,12	29,47-40,76
Mallorca	26,58	29,59	25,15-34,02
Almería	50,53	60,38	49,15-71,60
Total IBERICTUS	36,71	33,76	30,88-36,55

Tabla 2. Tasas crudas y estandarizadas a la población europea (por 100.000 habitantes/año) de la incidencia del AIT en España en 2006, por poblaciones de estudio; Estudio IBERICTUS, datos preliminares.

observar el incremento exponencial de la incidencia conforme aumenta la edad de los grupos etarios y cabe señalar que, para todos esos grupos, la incidencia de AIT es mayor en los hombres que en las mujeres, hecho que se repite en la gran mayoría de los estudios de incidencia de AIT, tanto nacionales como extranjeros, como ya se ha comentado. Llama la atención la gran incidencia de AIT en la zona de Almería (0,60 casos por 1.000 habitantes/año, con IC 95 % = 0,49-0,71), con diferencias estadísticamente significativas respecto de las demás zonas (véase la tabla 2). Respecto a la tasa de letalidad o mortalidad hospitalaria, de los 530 casos de AIT registrados en este estudio, tan sólo uno falleció durante su estancia hospitalaria.

En la actualidad se están terminando de recoger los datos de mortalidad y se está realizando el análisis del estudio, que incluye multitud de variables demográficas, clínicas, clasificaciones topográficas, etiológicas, y pronósticas. En un futuro próximo podremos saber más de la epidemiología de la incidencia del AIT en nuestro país gracias al IBERICTUS.

4   Epidemiología descriptiva: prevalencia del AIT

4.1   *Consideraciones metodológicas*

Las medidas de prevalencia se centran en el estatus de enfermedad, definiendo la proporción de una población que está afectada por una enfermedad en un momento dado; los estudios de prevalencia, transversales, facilitan la estimación de la carga sociosanitaria que suponen los supervivientes a la enfermedad cerebrovascular. La prevalencia va a depender, fundamentalmente, de dos factores para una población dada: la incidencia y la supervivencia.

En general, existen muy pocos estudios de prevalencia de AIT, muchos menos que de incidencia. Puede que esto tenga sentido, dado que una de las utilidades principales de los estudios de prevalencia es poder valorar la carga sociosanitaria de una determinada enfermedad, sobre todo en lo relativo a las secuelas y al grado de dependencia. En ese sentido, por su propia definición, el AIT no arrastra dependencia alguna, más allá de su asociación, en relación con la edad, con cierto número de enfermedades crónicas o consumo de fármacos.[38] Por otra parte, la metodología de un estudio transversal, preferiblemente puerta a puerta, es compleja, requiere de un numeroso equipo de colaboradores, la ejecución y análisis puede dilatarse en el tiempo y son muchas las amenazas y posibilidades de pérdidas (no reclutamiento), sobre todo cuando la población diana está compuesta por personas mayores.[16]

Los estudios que se van a citar a continuación, con datos de prevalencia poblacional de AIT, salvo alguna excepción, provienen de estudios de prevalencia más globales, de enfermedad cardio y cerebrovascular, en los que, por fortuna, en su diseño se contempló la posibilidad de diferenciar el AIT del resto de los cuadros cerebrovasculares.

4.2   Estudios de prevalencia de AIT internacionales

Son escasos, como ya se ha comentado, y heterogéneos, tanto por la población estudiada como por la técnica de muestreo, cribado (cuestionario, examen físico y/o neurológico) rangos de edad diferentes, dispersión temporal, ámbitos locales generalmente y técnicas de análisis. Esto los hace poco comparables.

Una serie de estudios son destacables,[28,39-45] con cifras de prevalencia de AIT tan bajas como el 0,37 % de dos ciudades de Japón y tan altas como el 6,3 % de una zona deprimida de Illinois (EEUU), con cifras intermedias, como la prevalencia de AIT del 5,1 % observada en el estudio Rotterdam (véase la tabla 3).

Autor, año (ref.)	Localización estudio	N	Edad sujetos (años)	Prevalencia global (%)
Ostfeld 1973[39]	Illinois (EEUU)	2.772	65-74	6,3
Urakami 1987[28]	Daisen (Ama, Japón)	5.857	> 40	0,36
Fratiglioni 1989[40]	Florencia (Italia)	8.626	40-65	0,66
Price 1993[41]	Multicéntrico (EEUU)	5.201	> 64	1,6-4,1
Bots 1997[44]	Rotterdam (Holanda)	7.983	> 55	1,9-5,1
Prencipe 1997[43]	Roma (Italia)	1.032	> 64	2,7
Toole 1996*[42]	Estudio ARIC, multicéntrico (EEUU)	12.205	45-64	0,4
Orlandi 2003[45]	Pisa (Italia)	2.360	> 64	5,6

*Tabla 3. Estudios de prevalencia (casos por 100 habitantes) de AIT internacionales. Datos resumidos. AIT: ataque isquémico transitorio. * Los datos corresponden al período de estudio 1987-1989.*

En estos estudios se aprecia cómo, prácticamente, en todos los grupos de edad la prevalencia de AIT es mayor en los hombres que en las mujeres, excepto en el estudio norteamericano ARTIC,[42] en que esta proporción se invierte. Respecto a la raza, no hay datos concluyentes sobre diferencias en cuanto a la frecuencia de supervivientes a un AIT, aunque en el importante estudio del condado de Evans, en Georgia (EEUU), realizado en 2.530 sujetos entre los años 1967-1969, se observaron importantes diferencias en la frecuencia de AIT en varones de raza blanca (3,0 %) respecto a los de raza negra (1,2 %), pero también en las mujeres blancas respecto de las negras (1,82 % *versus* 0,86 %).[46]

4.3   *Estudios de prevalencia de AIT nacionales*

Al igual que ocurre con los estudios internacionales, los realizados en nuestro país también son escasos y tienen problemas metodológicos similares que dificultan su comparabilidad. Excepto el estudio de Alcoy,[33] que incluye población a partir de los veinte años de edad, los otros tres estudios principales publicados hasta la fecha investigan poblaciones ancianas[47-49] y ofrecen unas prevalencias de AIT en dicha población en torno al 1,5 % (véase la tabla 4). Suele observarse, también, una mayor incidencia de AIT en los hombres respecto a las mujeres, así como un claro incremento con la edad, con cierta estabilización entre los 80-85 años, quizá en relación con asimetrías en la ratio hombre/mujer por mortalidad asociada a un efecto cohorte por nuestra Guerra Civil. Esta distribución se ilustra muy bien en la figura 3, correspondiente al estudio NEDICES, con el mayor denominador poblacional.[50]

El NEDICES es el último trabajo publicado sobre prevalencia de enfermedad cerebrovascular en nuestro país. Se trata de un estudio clásico de cohortes, prospectivo y cerrado,

Autor, año, referencia	Localidad	Período de estudio	Población estudiada	Edad (años)	Prevalencia (%)	
					Hombres	Mujeres
López-Pousa, 1995[48]	Girona	1990	1.414	> 69	1,4	0,4
Matías-Guiu, 1994[33]	Alcoy (Alicante)	1992	2.709	> 20	1,3	1,3
Bermejo, 1997[47]	Arévalo (Ávila), Madrid	1990	397	> 64	3,6	1
Díaz Guzmán, 2008[49]	Arévalo (Ávila), Getafe (Madrid), Madrid	1994	5.278	> 64	1,4	1,3

Tabla 4. Estudios de prevalencia de AIT nacionales. Datos resumidos.

Prevalencia
(%)

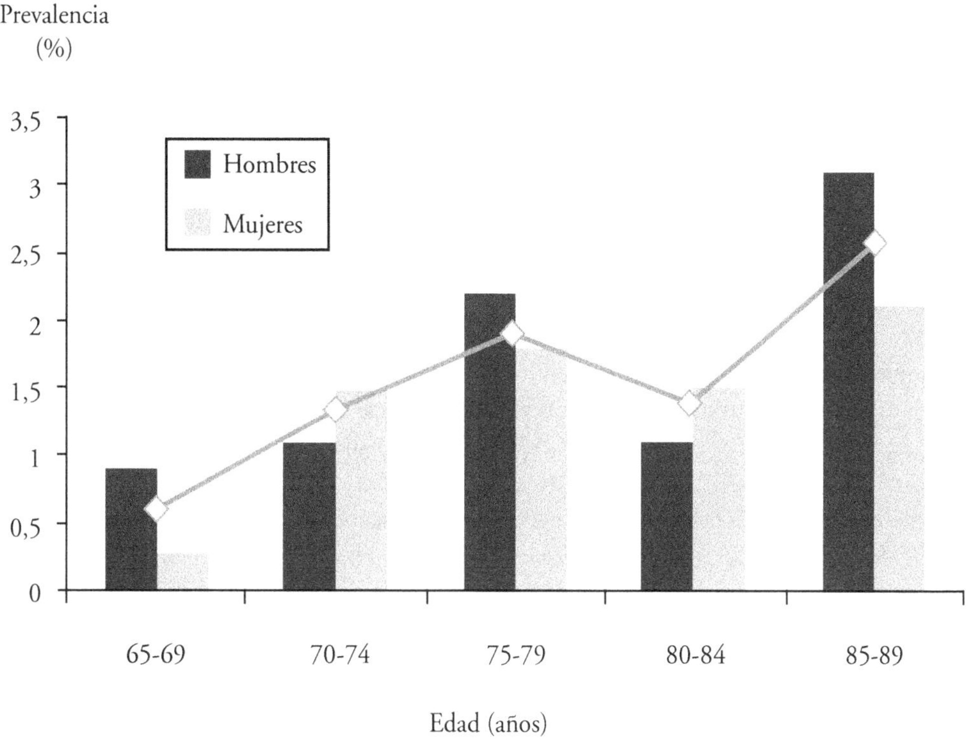

Figura 3. Tasas de prevalencia de AIT (en porcentaje) distribuidas por edad y sexo (datos globales del estudio NEDICES, 1994).[49]

limitado a la población de sesenta y cinco años o mayor, escogida *ab initio*, en tres zonas del centro de España, dos urbanas y una rural: barrio de Lista (centro de Madrid), barrio de Margaritas (Getafe, en la periferia de Madrid) y treinta y ocho aldeas de la zona rural de Arévalo (Ávila). Se realizó muestreo aleatorio en la primera zona y se incluyó a toda la población censal (a 31 de diciembre de 1993) en las otras dos zonas. Esta cohorte anciana constó de 5.278 participantes y el primer corte comprendió dos fases (cribado y diagnóstico experto) en las que se evaluaba la salud de los participantes, así como diversas enfermedades crónicas, además de las neurológicas asociadas al envejecimiento. Tuvo una adecuada participación, con una mengua antes del cribado de sólo el 10 % de la población elegible. Los diversos cuestionarios empleados y la metodología del trabajo de campo se detallan en algunos trabajos ya publicados.[51] La tasa cruda de prevalencia edad-específica (en tanto por ciento poblacional) fue de 1,3 para el AIT (IC: 1,1-1,7) y las tasas de prevalencia ajustadas, con el estándar de la población europea, fueron de 1,3 % para el AIT (IC: 1,0-1,6).[49] En la actualidad se están depurando los datos obtenidos en un segundo corte u ola (1 de mayo de 1997), lo que permitirá recalcular la prevalencia a esa fecha, así como la incidencia poblacional en la cohorte.

4.4   *Estudios poblacionales de prevalencia de AIT en pacientes que han sufrido un ictus*

En función del tipo de definición de AIT, los subtipos de ictus analizados y, sobre todo, el ámbito del estudio, la prevalencia de AIT previo al ictus puede oscilar entre el 7 % de algún estudio de base poblacional, como el *Oxfordshire Community Stroke Project,*[52] el 8,7 % del *Northern Manhattan Stroke Study,*[53] hasta el 40 % observado en registros hospitalarios, como el *Lausanne Stroke Registry.*[54] El porcentaje aumenta casi al 50 % de prevalencia de AIT previo si se tiene en cuenta sólo el subtipo de ictus aterotrombótico, como se ha puesto de manifiesto en el *Harvard Stroke Registry*[55] y en el banco de datos del NINDS (National Institute of Neurological Disorders).[56] En otros dos estudios poblacionales, el *Oxford Vascular Study* y el *Oxfordshire Community Stroke Project,*[57] se ha podido establecer con bastante fiabilidad que del total de AIT prevalentes (o precedentes) al ictus establecido, un 17 % ocurrían el mismo día del ictus, el 9 % en el día previo y otro 45 % en algún momento de la semana que precedía al ictus. Estos datos poblacionales se han corroborado en otro tipo de estudios, como dos grandes ensayos clínicos de prevención de ictus, el *UK TIA Aspirin Trial* y el *European Carotid Surgery Trial,* y dan idea de la fuerte y consistente asociación del AIT con el hecho de sufrir un ictus isquémico.

4.5   *Morbimortalidad del AIT*

Existe también una gran heterogeneidad en cuanto al tipo de estudios que abordan las consecuencias de haber sufrido un AIT, según el ámbito y la metodología empleada; la mayoría de ellos se centran en el riesgo de sufrir un ictus a continuación, pero la verdad es que las consecuencias del AIT pueden ser más variadas.[58]

Es difícil encontrar en la literatura datos sobre la mortalidad a corto plazo del AIT («letalidad hospitalaria») y, probablemente, ésta sea muy escasa, dada la naturaleza del evento y la corta estancia media que suele llevar aparejada su atención en el hospital. Sin embargo, existen tres buenos estudios de cohortes sobre la mortalidad a largo plazo del AIT. En la cohorte de Soderham[59] la mortalidad global fue de 24,7 % a los tres años; en la cohorte de Perugia[60] la mortalidad global fue de 28,6 % a los cinco años, ascendiendo al 49,5 % a los diez años; y en la cohorte de Oxford[52] la mortalidad global a los cinco años fue del 31,3 %. Estas cifras incluyen, sin diferencias significativas entre ellas, las muertes por causas cerebrovasculares, cardiovasculares, así como las no vasculares.

Respecto al riesgo precoz de sufrir un ictus tras un AIT o ictus leve, también existe variabilidad en los estudios, desde el 11 % a los siete días observado en los estudios poblacionales, hasta el 3 % en la primera semana de los estudios hospitalarios. En las investigaciones de seguimiento prolongado (hasta diez años), se aprecia una progresiva disminución en el riesgo de sufrir otro ictus, mientras que el riesgo coronario es más constante, estimándose en aproximadamente el 2 % anual.[61] Respecto al riesgo de demencia, con datos del estudio Rotterdam[24] se ha observado casi 3,5 veces más riesgo de desarrollar demencia entre dos y cinco años después del AIT, respecto del resto de la población «no cerebrovascular».

Estos aspectos relativos a la morbimortalidad –sobre todo, la polivascular–, al pronóstico, así como a la capacidad de predecir la recurrencia se desarrollan en más profundidad en los capítulos 8 y 9 de esta monografía.

5 Epidemiología analítica: factores de riesgo (FR) del AIT

Existen muy pocos estudios en la literatura que aborden específicamente ese problema; se suele asumir, dado el *continuum* fisiopatológico y pronóstico entre el AIT y el ictus isquémico, que comparten los mismos factores de riesgo, siendo muy potentes la edad y la coexistencia de enfermedad arteriosclerótica coronaria o carotídea, incluso subclínica.[53] Merece la pena, sin embargo, destacar un estudio de base poblacional, del condado de Rochester (EEUU),[62] en el que sí que se analiza una serie de FR vascular respecto a la población control e, incluso, se compara su reparto en pacientes con AIT y pacientes con ictus. Los riesgos asociados para esos FR, medidos mediante *odds* ratios (OR) son, respectivamente para el AIT y el ictus, de: enfermedad coronaria, 1,6 y 2,0; valvulopatía mitral: 2,2 y 0,4; fibrilación auricular crónica: 2,8 y 3,4; fibrilación auricular paroxística: 1,6 y 1,0; hipertensión arterial: 1,8 y 1,8; diabetes mellitus: 1,5 y 1,5; tabaquismo: 2,3 y 1,5. Los intervalos de confianza de las asociaciones de los FR se solapan entre el AIT y el ictus, excepto para la valvulopatía mitral, que se asocia cinco veces más al ictus que al AIT.

Como es lógico, además de la edad, ciertos FR asociados al AIT (hipertensión, diabetes) también se han implicado en la recurrencia de eventos y forman parte de las escalas pronósticas, como la ABCD2. Por supuesto, hay que suponer que el adecuado control y manejo de dichos FR podría reducir, sustancialmente, este tipo de cuadros cerebrovasculares, tanto en prevención primaria como en secundaria. Desgraciadamente, en la población no terminan de calar estos mensajes y la tasa de cumplimiento terapéutico, tanto en prevención primaria como en secundaria, sigue siendo muy pobre, como se ha puesto de manifiesto en el estudio REACH.[63] Estos aspectos son abordados en mayor profundidad en los capítulos 5 y 8 de este tratado.

6 Conclusiones

La precisión diagnóstica y el grado de concordancia a la hora de valorar el AIT son aceptables, pero mejorables. Los errores a la hora de desestimar el diagnóstico pueden ser fatales, dado el riesgo de recurrencia del AIT; mientras que los errores asociados al falso positivo pueden desembocar en iatrogenia y consumo de recursos. Es necesario que el clínico comprenda el marco probabilístico con el que se diagnostica clínicamente el AIT.

La incidencia de los episodios de AIT en la población podría situarse en los países occidentales en torno a 0,3-0,4 casos por 1.000 habitantes/año. En cuanto a la prevalencia, se estimaría en torno a 1-1,5 casos por 100 habitantes ancianos. La carga sociosanitaria en cuanto a dependencia no es grande, pero sí por lo que se refiere a consumo de recursos, sobre todo teniendo en cuenta la comorbilidad y posibilidad de recurrencia a corto y a largo plazo.

Son necesarias más investigaciones, sobre todo de ámbito epidemiológico-poblacional, que permitan comprender la frecuencia, los factores de riesgo, conocidos y emergentes, así como el comportamiento pronóstico de los pacientes que sufren AIT.

BIBLIOGRAFÍA

1. Easton JD, Saver JL, Albers GW *et al.* Definition and evaluation of transient ischemic attack. A scientific statement for healthcare professionals from the American Heart Association/American Stroke Association Stroke Council; Council on Cardiovascular Surgery and Anesthesia; Council on Cardiovascular Radiology and Intervention; Council on Cardiovascular Nursing; and the Interdisciplinary Council on Peripheral Vascular Disease. Stroke 2009; 40: 2276-293.

2. Ebrahim S, Harwood R. Diagnosis. En: Ebrahim S, Harwood R, eds. Stroke. Epidemiology, evidence, and clinical practice, 2nd ed. Oxford University Press 1999; 59-94.

3. Goldstein LB, Simel DL. Is this patient having a stroke? JAMA 2005; 293: 2391-402.

4. Kidwell CS, Starkman S, Eckstein M *et al.* Identifying stroke in the field. Stroke 2000; 31: 71-6.

5. Norris JW, Hachinski VC. Misdiagnosis of stroke. Lancet 1982; 1: 328-31.

6. Hand PJ, Kwan J, Lindley RI *et al.* Distinguishing between stroke and mimic at the bedside. The brain attack study. Stroke 2006; 37: 769-75.

7. Prabhakaran S, Silver A, Warrior L *et al.* Misdiagnosis of transient ischemic attacks in the emergency room. Cerebrovasc Dis 2008; 26: 630-35.

8. Kothari RU, Pancioli A, Liu T *et al.* Cincinnati prehospital stroke scale: reproducibility and validity. Ann Emerg Med 1999; 33: 373-78.

9. Shinar D, Gross CR, Mohr JP *et al.* Interobserver variability in the assessment of neurological history and examination in the stroke Data Bank. Arch Neurol 1985; 42: 557-65.

10. Díaz Guzmán J, Bermejo Pareja F, Fernández C *et al.* Variabilidad interobservador en el diagnóstico del ictus. Neurología 1999; 14: 210-17.

11. Easton JD, Albers GW, Caplan LR *et al.* Reconsideration of TIA terminology and definitions. Neurology 2004; 62 (suppl 6): S29-S34.

12. Karanjia PN, Nelson JJ, Lefkowitz DS *et al.* Validation of the ACAS TIA/stroke algorithm. Neurology 1997; 48: 346-51.

13. Mohr JP. Historical perspective. Neurology 2004; 62 (suppl 6): S3-S6.

14. Ovbiagele B, Kidwell CS, Saver JL. Epidemiological impact in the United States of a tissue-based definition of transient ischemic attack. Stroke 2003; 34: 919-24.

15. Shah SH, Saver JL, Kidwell CS *et al.* A multicenter pooled, patient-level data analysis of diffusion-weighted MRI in TIA patients. Stroke 2007; 38: 463.

16. Anderson DW, Rocca WA, Rosario JA. Pitfalls in neuroepidemiolic research. Neuroepidemiology 1998; 17: 55-62.

17. Malgrem R, Warlow C, Bamford J *et al.* Geographical and secular trends in stroke incidence. Lancet 1987; 2: 1197-198.

18. Sudlow CLM, Warlow CP. Comparing stroke incidence worldwide: what makes studies comparable? Stroke 1996; 27: 550-58.

19. Feigin VL, Lawes CMM, Bennett DA *et al.* Stroke epidemiology: a review of population-based studies of incidence, prevalence, and case-fatality in the late 20th century. Lancet Neurology 2003; 2: 43-53.

20. Truelsen T, Piechowski-Józwiak, Bonita R *et al.* Stroke incidence and prevalence in Europe: a review of avalaible data. Eur J Neurol 2006; 13: 581-98.

21. Edlow JA, Kim S, Pelletier AJ *et al.* National study on emergency department visits for transient ischemic attack, 1992-2001. Acad Emerg Med 2006; 13: 666-72.

22. Kleindorfer D, Panagos P, Pancioli A *et al.* Incidence and short-term prognosis of transient ischemic attack in a population-based study. Stroke 2005; 36: 720-23.

23. Rothwell PM, Warlow CP. Timing of TIAs preceding stroke: time window for prevention is very short. Neurology 2005; 64: 817-20.

24. Bos MJ, van Rijn MJE, Witteman JCM *et al.* Incidence and prognosis of transient neurological attacks. JAMA 2007; 298: 2877-885.

25. Correia M, Silva MR, Magalhaes R *et al.* Transient ischemic attacks in rural and urban northern Portugal: incidence and short-term prognosis. Stroke 2006; 37: 50-5.

26. Feigin VL, Shishkin SV, Tzirkin GM *et al.* A population-based study of transient ischemic attack incidence in Novosibirsk, Russia 1987-1988 and 1996-1997. Stroke 2000; 51: 9-13.

27. Ueda K, Kiyohara Y, Hasuo Y *et al.* Transient cerebral ischemic attacks in a Japanese community, Hiyasama, Japan. Stroke 1987; 18: 844-48.

28. Urakami K, Igo M, Takahashi K. An epidemiologic study of cerebrovascular disease in western Japan: with special reference to transient ischemic attacks. Stroke 1987; 18: 396-401.

29. Instituto nacional de Estadística. Disponible en URL: http://www.ine.es. Consultado a 15 mayo de 2009.

30. Alvaroa LC, López-Arbeloab P, Cozarc R. Hospitalizaciones por accidentes cerebrovasculares agudos y ataques isquémicos transitorios en España: estabilidad temporal y heterogeneidad espacial en el período 1998-2003. Rev Cal Asist 2009; 24: 16-23.

31. Rodríguez-Artalejo F, Guayar-Castillón P, Villar F. Análisis crítico y propuestas de mejora de los sistemas de información sobre enfermedades cardiovasculares en España. Med Clin (Barc) 2008; 131: 302-11.

32. López-Pousa S, Vilalta J, Llinás J. Incidencia de la enfermedad vascular cerebral en España: estudio en un área rural de Gerona. Rev Neurol (Barc) 1995; 23: 1074-080.

33. Matías Guiu J, Olira A, Falip R *et al.* Ocurrence of transient ischemic attacks in Alcoy: descriptive epidemiology. Neuroepidemiology 1994; 13: 34-9.

34. Pérez Sempere A, Duarte J, Cabezas C *et al.* Incidence of transient ischemic attacks and minor ischemic strokes in Segovia, Spain. Stroke 1996; 27: 667-71.

35. Díaz-Guzmán J, Ejido-Herrero J, Gabriel-Sánchez R *et al.*, en representación del Proyecto Ictus del Grupo de Estudio de Enfermedades Cebrovasculares de la SEN. Incidencia del ictus en España. Bases metodológicas del estudio IBERICTUS. Rev Neurol 2008; 47: 617-23.

36. Díaz-Guzmán J, Ejido-Herrero J, Fuentes B *et al.*, en representación del Proyecto Ictus del Grupo de Estudio de Enfermedades Cebrovasculares de la SEN. Incidencia del ictus en España: Estudio IBERICTUS. Datos del estudio piloto. Rev Neurol 2008; 47: 617-23.

37. Díaz-Guzmán J, Egido J, Abilleira S *et al.* en representación del Proyecto Ictus del Grupo de Estudio de Enfermedades Cebrovasculares de la SEN. Neurología 2007; 22: 605.

38. Societal effects and other factors affecting health care for the elderly. Report of the Council on Scientific Affairs. AMA Council on Scientific Affairs. Arch Intern Med 1990; 150: 1184-189.

39. Ostfeld AM, Shelleke RB, Klawans HL. Transient ischemic attacks and risk of stroke in an elderly poor population. Stroke 1973; 4: 980-86.

40. Fratiglioni L, Arfaioli C, Nencini P *et al.* Transient ischemic attacks in the community: occurrence and clinical characteristics. Neuroepidemiology. 1989; 8: 87-96.

41. Price TR, Psaty B, O'Leary D *et al.* Assessment of cerebrovascular disease in the Cardiovascular Health Study. Ann Epidemiol 1993; 3: 504-07.

42. Toole JF, Lefkowitz DS, Chambless LE *et al.* Self-reported transient ischemic attack and stroke symptoms: methods and baseline prevalence. The ARIC Study 1987-1989. Am J Epidemiol 1996; 144: 849-56.

43. Prencipe M, Ferretti C, Casini AR *et al.* Stroke, disability, and dementia: results of a population survey. Stroke 1997; 28: 531-36.

44. Bots ML, Van Der Wilk EC, Koudstaal PJ *et al.* Transient neurological attacks in the general population: prevalence, risk factors and clinical relevance. Stroke 1997; 28: 763-68.

45. Orlandi G, Gelli A, Panucchi S *et al.* Prevalence of stroke and transient ischaemic attack in the elderly population o fan Italian rural community. Eur J Epidemiol 2003; 18: 879-82.

46. Karp HR, Heyman A, Heyden S *et al.* Transient cerebral ischemia: prevalence and prognosis in a biracial rural community. JAMA 1973; 225: 125-28.

47. Bermejo F, Vega S, Morales J *et al.* Prevalence of stroke in two samples (rural and urban) of old people in Spain. A pilot door-to-door study carried out by health professionals. Neurología 1997; 4: 157-61.

48. López-Pousa S, Vilalta J, Llinás J. Prevalencia de la enfermedad vascular cerebral en España: estudio en un área rural de Gerona. Rev Neurol (Barc) 1995; 23: 1081-086.

49. Díaz-Guzmán J, Bermejo-Pareja F, Benito-León J *et al.* Neurological Disorders in Central Spain (NEDICES) Study Group. Prevalence of stroke and transient ischemic attack in three elderly populations of central Spain. Neuroepidemiology 2008; 30: 247-53.

50. Del Barrio JL, De Pedro-Cuesta J, Boix R *et al.* Dementia, stroke and Parkinson's disease in spanish populations: a review of door-to-door prevalence surveys. Neuroepidemiology 2005; 24: 179-88.

51. Morales JM, Bermejo FP, Benito-León J *et al.* Methods and demographic findings of the baseline survey of the NEDICES cohort: a door-to-door survey of neurological disorders in three communities from central Spain. Public Health 2004; 118: 426-33.

52. Dennis M, Bamford J, Sandercock P *et al.* Prognosis of transient ischemic attacks in the Oxfordshire Community Stroke Project. Stroke 1990; 21: 848-53.

53. Sacco RL. Risk factors for TIA and TIA as a risk factor for stroke. Neurology 2004; 62 (suppl 6): S7-S11.

54. Bogousslavsky J, Van Melle G, Regli F. The Lausanne stroke registry: analysis of 1.000 consecutive patients with first stroke. Stroke 1988; 19: 1083-092.

55. Mohr JP, Caplan LR, Melski JW *et al.* The Harvard cooperative stroke registry: a prospective registry. Neurology 1978; 28: 754-62.

56. Sacco RL, Ellenberg JH, Mohr JP *et al.* Infarcts of undetermined cause: the NINCDS Stroke Data Bank. Ann Neurol 1989; 25: 382-90.

57. Rothwell PM, Coull AJ, Giles MF *et al.*, for the Oxford vascular study. Change in stroke incidence, mortality, case-fatality, severity, and risk factors in Oxfordshire, UK from 1981 to 2004 (Oxford Vascular Study). Lancet 2004; 363: 1925-933.

58. Pendlebury ST, Rothwell PM. Risk of recurrent stroke, other vascular events and dementia alter transient ischemic attack and stroke. Cerebrovasc Dis 2009; 27 (suppl 3): S1-S11.

59. Terent A. Survival after stroke and transient ischemic attacks during the 1970's and 1980's. Stroke 1990; 21: 848-53.

60. Ricci S, Cantisani AT, Righetti E *et al.* Long-term follow-up of TIAs: the SEPIVAC Study. Neuroepidemiology 1998; 17: 31-54.

61. Touzé E, Varenne O, Chatellier G *et al.* Risk of myocardial infarction and vascular death after transient ischemic attack and ischemic stroke: a systematic review and meta-analysis. Stroke 2005; 36: 2748-755.

62. Whisnant JP, Brown RD, Petty GW *et al.* Comparison of population based models of risk factors for TIA and ischemic stroke. Neurology 1999; 53: 532-36.

63. Mostaza JM, Martín-Jadraque R, Vicente I *et al.* Patients at high risk of cerebrovascular disease: the REACH study. Cerebrovasc Dis 2009; 27 (suppl 1): 77-81.

Capítulo 2. Definiciones de AIT, clasificación y manifestaciones clínicas

A. Arboix Damunt

Unidad de Enfermedades Vasculares Cerebrales
Servicio de Neurología
Hospital Universitari del Sagrat Cor
Universitat de Barcelona
Barcelona

Dirección para correspondencia
Hospital Universitari del Sagrat Cor
Dr. A. Arboix Damunt
aarboix@hscor.com

1   Introducción

Los ataques o accidentes isquémicos transitorios (AIT) constituyen la expresión clínica de la isquemia cerebral transitoria y son conceptos opuestos, aunque con frecuencia previos, al infarto cerebral, que es la expresión clínica de la isquemia cerebral definitiva e irreversible.

2   Concepto

El AIT se define, actualmente, como un breve episodio de disfunción neurológica causado por isquemia focal cerebral, medular o retiniana, de comienzo brusco, que da lugar a trastornos neurológicos subjetivos u objetivos, de duración habitualmente inferior a una hora (aunque, generalmente, suelen durar unos pocos minutos) y sin evidencia de infarto cerebral agudo en las técnicas de neuroimagen. Los AIT retinianos se manifiestan, clínicamente, como una amaurosis fugaz y suelen tener una duración menor, habitualmente, de unos pocos segundos.[1]

La American Heart Association/American Stroke Association Stroke Council (AHA) en el año 2009 ha revisado la definición de los AIT, rmarcando la necesidad de confirmar ausencia de tejido isquémico afectado y poniendo en duda el tiempo de duración de una hora de la focalidad neurológica, habida cuenta que en dicho período de tiempo también puede haber infarto cerebral, evidenciado mediante las modernas técnicas de neuroimagen. Por lo tanto, los AIT deben ser considerados como episodios transitorios de disfunción neurológica focal cerebral, espinal o retiniana de naturaleza isquémica pero sin evidencia de infarto agudo; sin tener en cuenta, por lo tanto, el requerimiento arbitrario de la duración de la sintomatología. En contraposición, el infarto del sistema nervioso cerebral requiere la necesaria presencia de infarto cerebral. Por lo tanto, esta nueva definición de AIT se basa en la ausencia de tejido cerebral infartado, de forma similar a la diferenciación en cardiología entre la angina y el infarto de miocardio.[2]

Los AIT equivalen al *angor pectoris* de la cardiopatía isquémica y constituyen una verdadera urgencia médica y neurológica, puesto que se ha demostrado que el 10-20 % de los pacientes con un AIT sufrirán un ictus a los tres meses y la mitad de ellos en los dos primeros días. La frecuencia se incrementa, aproximadamente, al 30 % a los cinco años, aunque el riesgo es especialmente significativo durante el primer mes.[1,2]

La presencia de un AIT no sólo se ha asociado con un mayor riesgo de ictus. Así, un 2,9 % de pacientes tendrán un evento cardíaco en los siguientes tres meses, mientras que el índice de mortalidad después de ese período se sitúa entre el 2,6 y 5,2 %, siendo la tasa combinada de AIT, infarto cerebral y muerte del 25 % a los noventa días.[1-4]

Cabe remarcar, también, que el riesgo es mayor en los AIT carotídeos en comparación con los vertebrobasilares; además, entre los AIT carotídeos dicho riesgo se acentúa si el paciente ha presentado varios episodios de AIT y si existe una estenosis carotídea mayor del 70 %.[1]

El reconocimiento de la importancia y significación clínica de los AIT es reciente y se puede considerar que constituye uno de los más importantes avances en las enfermedades vasculares cerebrales de las últimas décadas.

3   Historia

Los AIT fueron mencionados por Hipócrates en su aforismo número 42 en el siglo V antes de Jesucristo, pero no es hasta el año 1958 en que Miller Fisher acuña su nombre actual. Posteriormente, en 1975, Millikan estableció su primera definición. Según dicho autor, los AIT se definirían como un déficit neurológico focal de instauración aguda y de presumible origen isquémico limitado a un territorio cerebral o retiniano y de duración inferior a veinticuatro horas.[1]

Esta definición sería adoptada por la NIH en el mismo año 1975 y fue utilizada hasta 2004. En aquella época, era escaso el uso de técnicas diagnósticas de neuroimagen, pero se observaron dos eventualidades clínicas: *a)* la presencia de pacientes con AIT, pero que tenían en la tomografía computerizada (TC) cerebral una lesión isquémica, proponiendo el término de «infarto cerebral con síntomas transitorios»;[5] *b)* la evidencia de que si un síntoma o signo deficitario duraba más de una hora, sólo tenía el 14 % de probabilidades de resolverse antes de las veinticuatro horas; es decir, de ser un verdadero AIT según la definición entonces utilizada.

Con el progresivo desarrollo de las técnicas de neuroimagen –especialmente, la resonancia magnética (RM) y, más específicamente, las secuencias de difusión– se ha podido comprobar que hasta un 67 % de los pacientes catalogados de AIT, según la definición clásica de duración de la clínica neurológica inferior a las veinticuatro horas, tienen lesiones agudas compatibles con un infarto cerebral.

Asimismo, la definición de veinticuatro horas de duración máxima de un AIT podía ser un motivo potencial de retraso de la terapia trombolítica.

Por tanto, se evidenció la necesidad de redefinir el concepto de AIT. Con esta finalidad se creó el TIA Working Group, que propuso una nueva definición en la que fundamentalmente se cambiaban dos criterios: se sustituía el hasta entonces razonable pero arbitrario plazo de veinticuatro horas de duración de la clínica neurológica por una duración «habitualmente inferior a una hora» y se incluía el criterio de «ausencia de evidencia de infarto cerebral agudo», resultando con ello el nuevo concepto y la definición actual de AIT.[6,7] Sin embargo, la duración habitualmente inferior a una hora, de forma similar a la duración inferior a las veinticuatro horas de la primera definición, tampoco distingue de forma definitiva a los pacientes con o sin infarto cerebral.

Será en la definición actual de la AHA cuando, por vez primera, la duración de los AIT no es un criterio definitivo, ya que solamente es válida la ausencia de infarto tisular encefálico objetivado en las técnicas de neuroimagen.[2]

Cabe remarcar que en España el primer estudio sobre AIT publicado en una revista internacional fue efectuado por Martí-Vilalta *et al.* en el año 1979.[8]

4 Factores de riesgo vascular cerebral

En líneas generales, la frecuencia de la mayoría de factores de riesgo vascular cerebral es semejante en los AIT y en los infartos cerebrales. En orden decreciente de frecuencia los más habituales serían: la hipertensión arterial, la diabetes mellitus, la dislipemia, la cardiopatía isquémica y el tabaquismo.[1-3]

Sin embargo, en algunos estudios se demuestra que pueden existir algunas diferencias, con una frecuencia significativamente superior de fibrilación auricular e infarto cerebral previo y una frecuencia significativamente inferior en la ingesta de acenocumarínicos en los pacientes con infarto cerebral en comparación con los AIT (véase la tabla 1).[9] Ello podría explicarse porque los émbolos asociados a la fibrilación auricular suelen ser de mayor tamaño, causan infartos cerebrales más extensos y ocasionan una mayor focalidad neurológica, así como una mayor mortalidad, y, por tanto, tienen menos probabilidad de manifestarse clínicamente en forma de AIT.[9]

El tratamiento anticoagulante con acenocumarol actúa previniendo o minimizando la trombosis en presencia de éstasis sanguínea y reduce la formación y propagación de un trombo, lo que comporta una mayor probabilidad en caso de ictus, de presentar una isquemia cerebral menos intensa o inclusive un AIT.[9]

En el registro de ictus del Hospital del Sagrat Cor, la presencia de AIT fue un factor de riesgo vascular cerebral que se relacionaba de forma independiente con los infartos trombóticos (OR = 1,61). Los AIT no se relacionaron de forma independiente con ningún otro subtipo de infarto cerebral.[10]

Variable, número (%)	AIT n = 239	Infarto cerebral n = 1.473	P valor
Edad media (años)	71,2 ± 11,7	72,9 ± 12,4	NS
Sexo masculino	117 (49)	761 (51,7)	NS
Hipertensión arterial	121 (50,6)	768 (52,1)	NS
Diabetes mellitus	48 (20,1)	768 (52,1)	NS
Enfermedad valvular cardíaca	16 (6,7)	77 (5,2)	NS
Cardiopatía isquémica	29 (12,1)	196 (13,3)	NS
Fibrilación auricular	46 (19,2)	404 (27,4)	0,0077
Insuficiencia cardíaca congestiva	8 (3,3)	84 (5,7)	NS
AIT previo	39 (16,3)	183 (12,4)	0,0964
Infarto cerebral previo	25 (10,5)	241 (16,4)	0,0195
Hemorragia cerebral previa	0	12 (0,8)	NS
Cefalea	1 (0,4)	19 (1,3)	NS
EPOC	9 (3,8)	88 (6)	NS
Enfermedad vascular periférica	19 (7,9)	114 (7,7)	NS
Lúes	0	6 (0,4)	NS
Obesidad	5 (2,1)	59 (4,0)	NS
Abuso de alcohol (> 80 g/día)	6 (2,5)	41 (2,8)	NS
Anticonceptivos orales	1 (0,4)	8 (0,5)	NS
Anticoagulantes orales	6 (2,5)	14 (1)	0,0373
Hepatopatía crónica	1 (0,4)	19 (1,3)	NS
Tabaquismo (> 20 cigarrillos/día)	28 (11,7)	170 (11,5)	NS
Dislipemia	50 (20,9)	247 (16,8)	NS

Tabla 1. Factores de riesgo cerebrovascular en pacientes con ataques isquémicos transitorios. Resultados del análisis comparativo entre 239 pacientes con AIT y 1.473 pacientes con infarto cerebral.[8]

5 Clínica

Las manifestaciones clínicas de los AIT son muy variables, siendo diferentes si la isquemia cerebral transitoria tiene lugar en el territorio arterial carotídeo o en el territorio arterial vertebrobasilar.

Aunque la duración habitual de los AIT suele ser de entre cinco y quince minutos, existen estudios que refieren una mayor duración en los AIT carotídeos en comparación con los AIT de territorio cerebral posterior, con un promedio de duración en los primeros de catorce minutos y en los vertebrobasilares de ocho minutos.[1] En los AIT de la circulación retiniana, la *amaurosis fugax* o ceguera monocular transitoria, su duración habitual, en cambio, es solamente de diez segundos.[1]

5.1 *AIT carotídeo*

Puede manifestarse con los siguientes síntomas, aisladamente o en combinación entre ellos:[1]

- *trastornos motores:* parálisis o paresia de uno o ambos miembros del mismo lado del cuerpo, con frecuente participación del rostro;
- *trastornos sensitivos:* disminución de la sensibilidad o parestesias en forma de hormigueo o entumecimiento, afectando a una o a ambas extremidades del mismo lado del cuerpo y, en ocasiones, a la cara y la lengua;
- *trastornos del lenguaje:* alteración en la pronunciación de las palabras (disartria), en la evocación de las mismas (afasia) o dificultad en la comprensión del lenguaje hablado o escrito o en la realización del cálculo;
- *trastornos visuales:* ceguera unilateral transitoria *(amaurosis fugax)*, ambliopía unilateral o hemianopsia homónima.

5.2 *AIT vertebrobasilar*

Puede manifestarse con los siguientes síntomas, aisladamente o en combinación entre ellos:[1]

- *trastornos motores:* parálisis o paresia en uno más miembros, en cualquier combinación, pudiendo cambiar a veces de un lado a otro del cuerpo en los distintos episodios;
- *trastornos sensitivos:* disminución de la sensibilidad o parestesias, en uno o más miembros, en cualquier combinación, afectando habitualmente a la cara, la boca y la lengua;
- *trastornos visuales:* ceguera bilateral transitoria, ambliopía bilateral o hemianopsia homónima;
- *trastornos posturales y del equilibrio: drop attacks* (episodios de caída), ataxia o inestabilidad no asociadas a vértigo;
- *trastornos nucleares:* diplopía, disartria, disfagia o vértigo, no aisladamente sino asociados a los otros trastornos (motores, sensitivos, visuales y del equilibrio).

5.3 *AIT en los diferentes subtipos etiológicos*

De forma similar a lo observado en los infartos cerebrales, es recomendable la clasificación de los AIT en sus diferentes subtipos etiológicos (véase la tabla 2). Ello es importante por-

AIT aterotrombótico. Aterosclerosis de arteria grande
AIT por *ateromatosis* compleja de cayado aórtico o bien atribuible a una localización *carotídea* o *vertebrobasilar* en el que se cumple alguno de los dos criterios siguientes: – *Aterosclerosis con estenosis*: estenosis mayor o igual al 50 % del diámetro luminal u oclusión de la arteria extracraneal correspondiente o de la arteria intracraneal de gran calibre (cerebral media, cerebral posterior o tronco basilar), en ausencia de otra etiología. – *Aterosclerosis sin estenosis*: presencia de placas o de estenosis inferior al 50 % en la arteria cerebral media, cerebral posterior o basilar, en ausencia de otra etiología y en presencia de, al menos, dos de los siguientes factores de riesgo vascular cerebral: edad mayor de cincuenta años; hipertensión arterial; diabetes mellitus; tabaquismo o hipercolesterolemia.
AIT Cardioembólico
AIT en el que se evidencia, en ausencia de otra etiología, alguna de las siguientes cardiopatías embolígenas: presencia de un trombo o de un tumor intracardíaco, estenosis mitral reumática, prótesis aórtica o mitral, endocarditis, fibrilación auricular, enfermedad del nodo sinusal, aneurisma ventricular izquierdo o acinesia después de un infarto agudo de miocardio, infarto agudo de miocardio (menos de tres meses) o presencia de hipocinesia cardíaca global o discinesia.
AIT por enfermedad oclusiva de pequeño vaso arterial. AIT lacunar
AIT por afectación de una arteria perforante cerebral que, habitualmente, ocasiona clínicamente un síndrome lacunar (hemiparesia motora pura, síndrome sensitivo puro, síndrome sensitivo-motriz, hemiparesia-ataxia y disartria-mano torpe) en un paciente con antecedente personal de hipertensión arterial u otros factores de riesgo cerebrovascular, en ausencia de otra etiología.
AIT de causa inhabitual
AIT atribuible al territorio carotídeo o vertebrobasilar en un paciente en el que se ha descartado el origen aterotrombótico, cardioembólico o lacunar. Se suele producir por enfermedades sistémicas (conectivopatía, infección, neoplasia, síndrome mieloproliferativo, alteraciones metabólicas, de la coagulación…) o por otras enfermedades como: disección arterial, displasia fibromuscular, aneurisma sacular, malformación arteriovenosa, trombosis venosa cerebral, angeítis, migraña, etcétera.
AIT de origen indeterminado
AIT atribuible al territorio carotídeo o vertebrobasilar en el que, tras un exhaustivo estudio diagnóstico, han sido descartados los subtipos aterotrombótico, cardioembólico, lacunar y de causa inhabitual o bien coexistía más de una posible etiología. Dentro de esta etiología indeterminada se podrían plantear estas subdivisiones: estudio incompleto, más de una etiología y etiología desconocida.

Tabla 2. Clasificación de los AIT en sus diferentes subtipos etiológicos [adaptada del Barcelona Stroke Registry *y del comité* ad hoc *del Grupo de Estudio de Enfermedades Cerebrovasculares de la Sociedad Española de Neurología]. Previamente deberá realizarse: anamnesis y exploración física; estudio de neuroimagen; ecocardiograma; doppler transcraneal y de troncos supraórticos; estudio de hemostasia y angiografía cerebral, si fuese preciso.*

que tanto la frecuencia de AIT, como la clínica y los factores de riesgo vascular cerebral difieren en función de cada subtipo etiológico.[11,12]

En los pacientes que ya han sufrido un infarto cerebral, la existencia de AIT previos es variable según el tipo de infarto: 38 % en los infartos aterotrombóticos de la arteria cerebral media (véase la figura 1); 17,5 % en los infartos lacunares; 8 % en los infartos cardioembólicos.[1] En un estudio reciente, sin embargo, la mayor frecuencia de AIT correspondía a los infartos de origen indeterminado.[12]

En otro estudio se observó la siguiente frecuencia de AIT en los diferentes tipos de infarto cerebral, en orden decreciente de frecuencia: infartos aterotrombóticos, 15,5 % (véase la figura 2); infartos esenciales, 12 %; infartos lacunares, 11,5 %; infartos cardioembólicos, 11 %, e infartos de causa inhabitual, 8 % (véase la figura 3).[13]

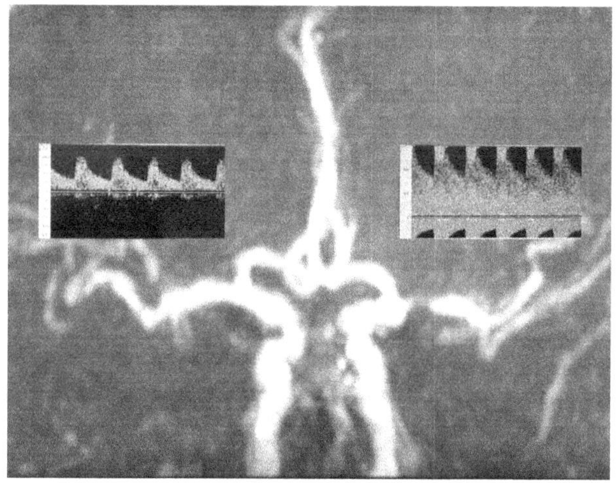

Figura 1. Paciente que presentó un AIT carotídeo izquierdo. El doppler transcraneal y la angiografía por resonancia magnética muestran una estenosis de la arteria cerebral media izquierda (cortesía del doctor E. Palomeras).[2]

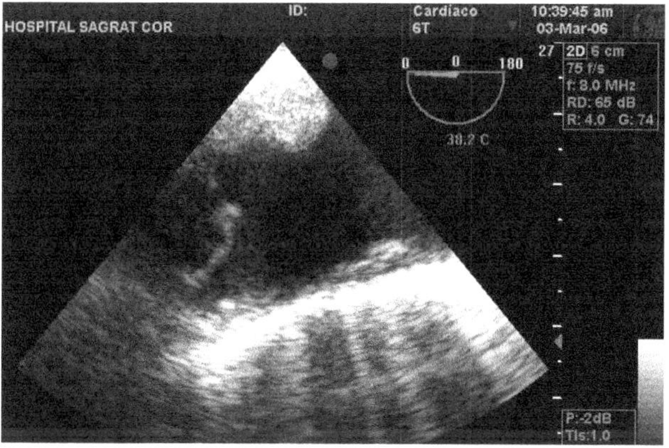

Figura 2. La ateromatosis compleja de cayado aórtico es una causa posible de AIT.

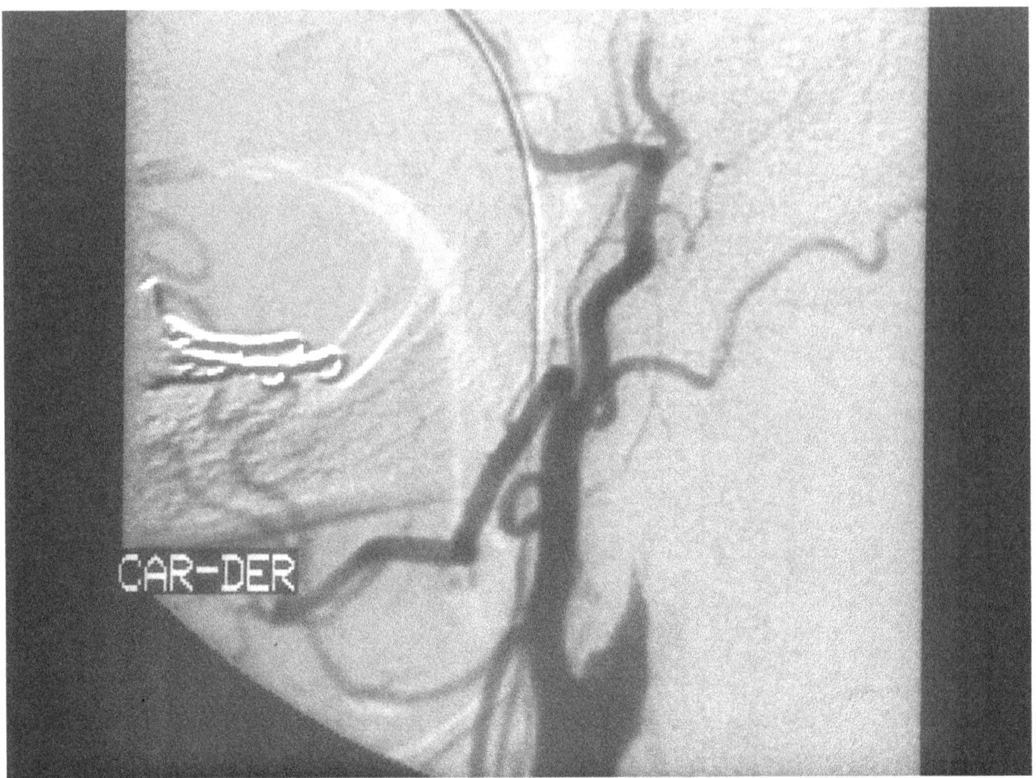

Figura 3. La disección arterial constituye una causa inhabitual de isquemia cerebral transitoria.

5.4 AIT en los infartos lacunares

Los AIT secundarios a aterotrombosis o cardioembolismo poseen unas características clínicas diferentes en comparación con los AIT lacunares, ya que los primeros presentan una mayor duración, un menor número de episodios y un tiempo de latencia más alejado del infarto cerebral definitivo que los secundarios a lipohialinosis o microateromatosis, que, de forma característica, suelen ser más breves, más numerosos y más próximos en el tiempo al infarto lacunar[14] (véase la tabla 3).

En ocasiones, los AIT en forma de episodios de hemiparesia sin síntomas corticales, repetidos en breve espacio de tiempo y previos al infarto cerebral, que es de tipo lacunar en el 50 % de casos, constituyen el llamado síndrome de alarma capsular.[1,15]

5.5 Síntomas que no son AIT

Una serie de **síntomas**, cuando se presentan de forma aislada, **no** deben considerarse como **expresión de AIT**, aunque su duración sea breve, es decir, inferior a veinticuatro horas.

Clínica	IL (%)	IACM (%)	p
Frecuencia	17	38	0,01
AIT > 1	47	27	0,05
Duración < 5 m	12	42	0,01
Latencia último AIT > 1 mes	5	48	0,01
Latencia primer AIT > 1 mes	31	64	0,02

Tabla 3. Diferencias clínicas entre AIT previos a los infartos lacunares (IL) y AIT previos a los infartos de la arteria cerebral media (IACM).[13]

Ello es debido a que estos síntomas son, habitualmente, expresión de otra enfermedad o proceso neurológico diferente de la enfermedad vascular cerebral transitoria.[1,16] Son los siguientes:

- Alteración de la conciencia.
- Confusión.
- Amnesia.
- Crisis motoras tónicas o clónicas.
- Déficit sensitivo o motor con evolución progresiva.
- Debilidad generalizada.
- Trastorno visual asociado a alteración de la conciencia.
- Síntomas focales asociados con cefalea migrañosa.
- Vértigo aislado con o sin náuseas y vómitos.
- Diplopía.
- Escotomas centelleantes.
- Disfagia.
- Disartria.
- Incontinencia vesical o rectal.

6 Diagnóstico

El AIT es **un síndrome clínico** que tiene múltiples causas y, por tanto, no es una entidad patológica. Ante un paciente que presenta los síntomas anteriormente expuestos, de modo único o repetitivo y, que por su forma de comienzo, duración y resolución, se llegue a la conclusión de que se trata de un **ataque isquémico transitorio**, el clínico debe realizar los siguientes pasos:

1. En primer lugar, si el episodio de AIT ha sucedido en el curso del **primer mes** que precede a la consulta médica, en un paciente independiente para las actividades de

la vida diaria, sin comorbilidad significativa y buen nivel cognitivo, debe considerarse una verdadera urgencia médica y, por tanto, el paciente debe ingresar en un hospital para su estudio precoz diagnóstico y terapeútico.[17-21]

El porqué de la urgencia y del tiempo de latencia considerado es debido a los siguientes hechos:

- Es el período de máximo riesgo para un infarto cerebral.
- Se debe confirmar la verdadera naturaleza isquémica del proceso, descartando otras entidades como por ejemplo un tumor, un hematoma o una malformación vascular, entre otras.
- Si realmente es un episodio isquémico, desconocemos su etiología que debe estudiarse y tratarse adecuadamente.
- Si la etiología es cardioembólica debe iniciarse tratamiento anticoagulante. Si la naturaleza es atrotrombótica existe la posibilidad de indicarse tratamiento quirúrgico o terapia endovascular.

La **historia clínica** constituye el elemento inicial y fundamental del diagnóstico en los AIT, ya que en ella se basa la orientación diagnóstica inicial en el 91 % de casos. Sólo en el 9 % de los casos el médico puede observar directamente la clínica del AIT.[1] El **examen neurológico** será completamente normal si han transcurrido los sesenta minutos, situación que confirmaría el carácter transitorio del déficit. La **neuroimagen** se indica para descartar la presencia de isquemia cerebral definitiva o de otras entidades que pueden simular un AIT[21] y los exámenes complementarios neurovasculares, cardiológicos y de laboratorio permitirán efectuar el diagnóstico etiológico definitivo, necesario para indicar la pauta de tratamiento más adecuada.[23]
2. En los pacientes dependientes para las actividades de la vida diaria, con comorbilidad significativa y/o deterioro cognitivo podrá efectuarse el estudio utilizando los circuitos ordinarios de atención neurológica ambulatoria.[17]

7   Diagnóstico diferencial

Aproximadamente el 10 % de los casos de pacientes que presentan una clínica compatible con un AIT o un infarto cerebral están ocasionados por otras entidades que lo simulan.[22] Por lo tanto, ante todo paciente con un episodio de déficit focal transitorio compatible con un AIT, debe realizarse el diagnóstico diferencial con estos procesos intracraneales o sistémicos, parecidos a un AIT. Entre ellos tenemos:

- Hipoglucemia o hiperglucemia.
- Infarto cerebral.
- Hematoma subdural o hematoma extradural.
- Hemorragia intracerebral.

- Malformación arteriovenosa.
- Aneurisma arterial.
- Encefalopatía hipertensiva.
- Migraña acompañada.
- Esclerosis múltiple.
- Procesos expansivos: tumor cerebral, metástasis, absceso.
- Crisis epiléptica parcial o focal.
- Efectos adversos farmacológicos.
- Sintomatología vasovagal.
- Parálisis de Todd o déficit poscrisis.
- Miastenia *gravis.*
- Mononeuritis.
- Parálisis periódica.
- Síndrome de Menière.
- Amnesia global transitoria.
- Fenómenos sensitivos asociados a hiperventilación.

En los pacientes con AIT referibles a la circulación retiniana y que ocasionan una ceguera monocular transitoria o *amaurosis fugax*, el diagnóstico diferencial debe realizarse con los siguientes procesos:[1]

- Glaucoma.
- Papiledema.
- Arteritis de la temporal.
- Oclusión de la arteria central de la retina.
- Neuritis retrobulbar.
- Migraña.
- Policitemia.
- Intoxicación por ergóticos o quinina.
- Hemorragia vítrea.
- Desprendimiento de retina.

8 La paradoja del mejor pronóstico funcional de los infartos no lacunares con AIT previos: el fenómeno de la tolerancia isquémica

Los AIT son un factor de riesgo para el infarto cerebral. Sin embargo, existen estudios que demuestran que la presencia de AIT se asocia a una mayor recuperación espontánea precoz de la focalidad neurológica en los infartos cerebrales no lacunares.[13] Así pues, se observó una mayor frecuencia de regresión espontánea total de la sintomatología neurológica al alta hospitalaria en los infartos cerebrales con AIT (23,1 %) frente a los infartos cerebrales sin AIT (18,3 %) ($p = 0,06$). Esta mayor regresión espontánea total de la sintoma-

Modelos de regresión logística	β	SE (β)	Odds ratio (95% CI)
Datos demográficos y factores de riesgo*			
AIT	0,451	0,208	1,57 (1,04-2,36)
Hipertensión arterial	−0,321	0,158	0,73 (0,53-0,99)
Sexo femenino	−0,414	0,157	0,66 (0,49-0,90)
Infarto cerebral previo	−0,550	0,237	0,58 (0,36-0,92)
Datos demográficos, factores de riesgo y variables clínicas[†]			
AIT	0,461	0,215	1,59 (1,04-2,42)
Sexo femenino	−0,407	0,160	0,67 (0,49-0,91)
Síntomas sensitivos	−0,473	0,176	0,62 (0,44-0,88)
Infarto cerebral previo	−0,592	0,243	0,55 (0,34-0,89)
Hemianopsia homónima	−0,815	0,241	0,44 (0,28-0,71)
Alteración del nivel de conciencia	−1,060	0,255	0,35 (0,21-0,57)
Déficit de curso progresivo	−1,311	0,471	0,27 (0,11-0,68)
Datos demográficos, factores de riesgo, variables clínicas y datos de neuroimagen[‡]			
AIT	0,446	0,219	1,56 (1,02-2,40)
Sexo femenino	−0,365	0,163	0,69 (0,50-0,95)
Síntomas sensitivos	−0,398	0,178	0,67 (0,47- 0,95)
Infarto cerebral previo	−0,612	0,247	0,54 (0,33-0,88)
Hemianopsia homónima	−0,833	0,243	0,43 (0,27-0,70)
Infarto de la arteria cerebral media	−0,922	0,165	0,40 (0,29-0,55)
Alteración del nivel de conciencia	−1,022	0,258	0,36 (0,22-0,60)
Déficit de curso progresivo	−1,374	0,474	0,25 (0,10-0,64)
Datos demográficos, factores de riesgo, variables clínicas, datos de neuroimagen y complicaciones médicas[‡‡]			
AIT	0,503	0,223	1,65 (1,07-2,56)
Sexo femenino	−0,373	0,165	0,69 (0,50-0,95)
Infarto cerebral previo	−0,584	0,247	0,56 (0,34-0,91)
Alteración del nivel de conciencia	−0,786	0,258	0,46 (0,27-0,76)
Hemianopsia homónima	−0,813	0,243	0,44 (0,28-0,71)
Infarto de la arteria cerebral media	−0,841	0,165	0,43 (0,31-0,60)
Infección urinaria	−1,043	0,438	0,35 (0,03-0,47)
Déficit de curso progresivo	−1,370	0,475	0,25 (0,10-0,64)
Complicaciones cardíacas	−1,682	0,733	0,19 (0,04-0,78)
Complicaciones respiratorias[16]	−2,165	0,719	0,11 (0,03-0,47)

*Tabla 4. Valor de las diferentes variables predictoras independentemente relacionadas con la recuperación espontánea hospitalaria en los pacientes con infartos cerebrales no lacunares. Relevancia de la presencia de AIT.[12] *β = −1,309, SE (β) = 0,129, bondad de ajuste χ^2 = 3,498; df = 7; P = 0,835. Área bajo la curva*

ROC = 0,605; sensibilidad: 21 %; especificidad: 88 %; correctamente clasificados: 58 %. Valor predictor (+) = 58 %; valor predictor (–) = 58%. [†]β = -0,879; SE (β) = 0,134; bondad de ajuste χ^2 = 4,927; df = 6; P = 0,553. Área bajo la curva ROC = 0,699; sensibilidad: 25 %; especificidad: 92 %; correctamente clasificados: 62 %. Valor predictor (+) = 70 %; valor predictor (–) = 60 %. [‡]β = –0,473, SE (β) = 0,151; bondad de ajuste χ^2 = 9,824; df = 8; P = 0,278. Área bajo la curva ROC = 0,773; sensibilidad: 28 %; especificidad: 92 %; correctamente clasificados: 68 %. Valor Predictor (+) = 68 %; valor predictor (–) = 68 %. [‡‡]β = –0,488, SE (β) = 0,147; bondad de ajuste χ^2 = 5,316; df = 8, P = 0,723. Área bajo la curva ROC = 0,757; sensibilidad: 29 %, especificidad: 93 %; correctamente clasificados 67 %. Valor Predictor (+) = 72 %; valor predictor (–) = 66 %.

tología neurológica al alta hospitalaria se confirmaba en los infartos aterotrombóticos con AIT (20 % frente al 14 % sin AIT; $p < 0,05$), en los infartos cardioembólicos con AIT (17,5 % frente al 12,7 % sin AIT; $p < 0,05$) y en los infartos de causa indeterminada con AIT (33 % frente al 21 % sin AIT ($p < 0,05$).[12]

Globalmente analizados, ello acontecía en el 21,7 % de los infartos no lacunares con AIT frente al 15 % sin AIT ($p < 0,03$). En cambio, no se observaron diferencias entre los infartos lacunares con AIT (27,3 %) y los IL sin AIT (27 %) (NS). La presencia de AIT constituyó, asimismo, un factor predictor independiente de recuperación espontánea al alta hospitalaria[13] (véase la tabla 4).

Por lo tanto, esta mayor recuperación espontánea precoz de los infartos cerebrales no lacunares con AIT previos sugiere la posibilidad de que los AIT induzcan en el cerebro un mecanismo similar al de la tolerancia isquémica,[24,25] incrementando la resistencia a los eventos isquémicos ulteriores. Dicha protección cerebral mediante un mecanismo de tolerancia isquémica se ha demostrado en modelos experimentales.[25,26]

BIBLIOGRAFÍA

1. Martí-Vilalta JL, Martí-Fàbregas J, Gil-Peralta A. Ataques isquémicos transitorios. En: Martí-Vilalta JL (Ed). Enfermedades vasculares cerebrales, 2.ª edición. Prous Science SA, Barcelona 2004; 249-60.

2. Easton JD, Saver JL, Albers GW *et al.* Definition and evaluation of transient ischemic attack. A scientific statement for healthcare professionals from the American Heart Association/American Stroke Association Stroke Council; Council on Cardiovascular Surgery and Anesthesia; Council on Cardiovascular Radiology and Intervention; Council on Cardiovascular Nursing; and the Interdiscipli-nary Council on Peripheral Vascular Disease. Stroke 2009; 40: 2276-293.

3. Palomeras E. Métodos diagnósticos en el ataque isquémico transitorio. En: Métodos diagnósticos en las enfermedades vasculares cerebrales (2.ª edición). Arboix A (ed). Ergon. Madrid 2006; 457-69.

4. Kleindorfer D, Panagos P, Pancioli A *et al.* Incidence and short-term prognosis of transient ischemic attack in a population-based study. Stroke 2005; 36: 720-24.

5. Waxman SG, Toole JF. Temporal profile resembling TIA in the setting of cerebral infarction. Stroke 1983; 14: 433-37.

6. Albers GW, Caplan LR, Easton JD *et al.* Transient ischemic attack, proposal for a new definition. N Engl J Med 2002; 347: 1713-716.

7. Easton JD, Albers GW, Caplan LR *et al.* for the TIA Working Group. Reconsideration of TIA terminology and definitions. Neurology 2004; 62 (suppl 6): S29-S34.

8. Martí-Vilalta JL, López-Pousa S, Grau JM *et al.* Transient ischemic attacks. Retrospective study of 150 cases of ischemic infarct in the territory of the middle cerebral artery. Stroke 1979; 10: 259-62.

9. Arboix A, Solà E, Castillo M *et al.* Comparación del perfil de factores de riesgo cerebrovascular entre accidentes isquémicos transitorios e infartos cerebrales. Med Clin (Barc) 2003; 121: 292-94.

10. Arboix A, Morcillo C, García-Erols L *et al.* Different vascular risk factor profiles in ischemic stroke subtypes: a study from the Sagrat Cor Hospital of Barcelona Stroke Registry. Acta Neurol Scand 2000; 102: 264-70.

11. Purroy F, Montaner J, Rovira A *et al.* Higher risk of further vascular events among transient ischemic attack patients with diffusion-weighted imaging acute ischemic lesions. Stroke 2004; 35: 2313-319.

12. Purroy F, Montaner J, Molina C *et al.* Patterns and predictors of early risk of recurrence after transient ischemic attack with respect to etiologic subtypes. Stroke 2007; 38: 3225-329.

13. Arboix A, Cabeza N, García-Eroles L *et al.* Relevance of transient ischemic attack to early neurological recovery after non-lacunar ischemic stroke. Cerebrovasc Dis 2004; 18: 304-11.

14. Arboix A, Martí-Vilalta JL. Transient ischemic attacks in lacunar infarcts. Cerebrovasc Dis 1991; 1: 20-4.

15. Donnan GA, Davis SM, Hill MD *et al.* Patients with transient ischemic attack or minor stroke should be admitted to hospital. Stroke 2006; 37: 1137-138.

16. Weimar C, Kraywinkel K, Rödl J *et al.* Etiology, duration and prognosis of transient ischemic attacks. An analysis from the German Stroke Data Bank. Arch Neurol 2002; 59: 1584-588.

17. Ictus. Guia de Pràctica Clínica 2005. Pla Director de la Malaltia Vascular Cerebral. Departament de Salut, Generalitat de Catalunya. 1.ª edición. Barcelona, octubre de 2005.

18. Daffertshofer M, Mielke O, Pullwitt A *et al.* Transient ischemic attacks are more than ministrokes. Stroke 2004; 35: 2453-458.

19. Flemming KD, Brown RD, Petty GW *et al.* Evaluation and management of transient ischemic attack and minor cerebral infarction. Mayo Clin Proc 2004; 79: 1071-086.

20. Hill MD, Yiannakoulias N, Jeerakathil T *et al.* The high risk of stroke immediately after transient ischemic attack. A population based study. Neurology 2004; 62: 2015-020.

21. Lovett JK, Dennis MS, Sandercock PAG *et al.* Very early risk of stroke after a first transient ischemic attack. Stroke 2003; 34: e138-e142.

22. García-Moncó JC, Marrodan A, Foncea Beti N *et al.* Stroke and transient ischemic attack-mimicking conditions: a prospective analysis of risk factors and clinical profiles at a general hospital. Neurología 2002; 17: 355-60.

23. Álvarez-Sabín J, Mostacero E, Molina C *et al.* En representación del Comité *ad hoc* del Grupo de Estudio de Enfermedades Cerebrovasculares de la SEN. Guía para la utilización de los métodos y técnicas diagnósticas en el ictus. Neurología 2002; 17 (supl 3): 13-29.

24. Moncayo J, de Freitas GR, Bogousslavsky J *et al.* Do transient ischemic attacks have a neuroprotective effect? Neurology 2000; 54: 2089-094.

25. Kirino T. Ischemic tolerance. J Cereb Blood Flow Metab 2002; 22: 1283-296.

26. Castillo J, Moro MA, Blanco M *et al.* The release of tumor necrosis factor-alpha is associated with ischemic tolerance in human stroke. Ann Neurol 2003; 54: 811-19.

Capítulo 3. Manejo del AIT a la llegada a urgencias

J. MARTÍ-FÀBREGAS, R. DELGADO-MEDEROS

Unitat de Malalties Vasculars Cerebrals
Servicio de Neurología
Hospital de la Santa Creu i Sant Pau
Barcelona

Dirección para correspondencia
Hospital de la Santa Creu i Sant Pau
Dr. J. Martí Fàbregas
jmarti@santpau.cat

1   Introducción

El ataque isquémico transitorio (AIT) es una de las urgencias neurológicas más comunes y, al mismo tiempo, uno de los mayores retos a los que se enfrentan, a diario, los neurólogos y médicos de urgencias. Los pacientes con diagnóstico de AIT tienen un riesgo elevado a corto y largo plazo de presentar un infarto cerebral u otros eventos vasculares. Entre un 15 y un 25 % de los infartos cerebrales son precedidos por un AIT.[1] Se estima que alrededor del 10 % de los pacientes dados de alta del servicio de urgencias con diagnóstico de AIT sufren un infarto cerebral en los siguientes noventa días.[2] Este riesgo se incrementa hasta el 20 % en pacientes con enfermedad ateromatosa sintomática extracraneal.[3] Aproximadamente, la mitad de las recurrencias ocurren en las primeras cuarenta y ocho horas posteriores al evento.[2] Por tanto, en contraposición al carácter de «benignidad» que, frecuentemente, se le atribuye, el AIT debe entenderse como una urgencia médica que ofrece una oportunidad ideal para la prevención precoz del infarto cerebral. En este sentido, de modo similar a lo establecido para el tratamiento del ictus isquémico agudo, en el manejo del AIT también es aplicable el concepto de ventana temporal para asegurar una mayor eficacia de las estrategias de prevención vascular.[1] Así, se ha demostrado que el inicio precoz del tratamiento antiagregante disminuye el riesgo de recurrencia de eventos vasculares.[4-8] También el beneficio de la endarterectomía en pacientes con una estenosis carotídea grave sintomática es tiempo-dependiente, alcanzando la máxima eficacia cuando se realiza durante las primeras dos semanas tras el evento.[9] Por ello, la posibilidad de acceder a un diagnóstico y tratamiento rápido desde la consulta en urgencias se considera fundamental.

Tradicionalmente, se ha definido al AIT como un episodio de isquemia cerebral focal o retiniana de duración inferior a veinticuatro horas. Sin embargo, existe evidencia de que la mayoría de los AIT se resuelven dentro de los primeros sesenta minutos.[10] Por otro lado, se sabe que una proporción importante de estos episodios transitorios se asocian a lesiones cerebrales establecidas en los estudios de neuroimagen.[11] Por ello, se ha propuesto una nueva definición en la que se establece una duración de los síntomas inferior a una hora y se incluye la ausencia de evidencia radiológica de lesión cerebral aguda.[12] En la era del tratamiento trombolítico, esta nueva definición temporal ayuda a evitar una actitud demasiado expectante por parte del neurólogo de urgencias, ya que el criterio de veinticuatro horas puede hacer pensar que está justificado esperar unas horas a la eventual resolución de los síntomas, en vez de iniciar una terapia agresiva precoz. De hecho, la probabilidad de que los síntomas se resuelvan de forma completa a las veinticuatro horas de su inicio es menor del 5 % cuando la clínica ha durado más de una hora.[13] Para enfatizar que lo importante es definir el estado del parénquima cerebral más que la duración de los síntomas, las guías de la American Stroke Association, recién publicadas,[14] han eliminado la duración del episodio y proponen la siguiente nueva definición de AIT: un episodio transitorio de disfunción neurológica causado por una isquemia focal cerebral, medular o retiniana, sin infarto agudo. Para aquellos pacientes con síntomas de duración relativamente breve (los que persisten varias horas pero menos de un día) en los que no se ha realizado un estudio diagnóstico suficiente, podría ser difícil diferenciar entre AIT e infarto. Para estos sujetos, sería razonable emplear el término de síndrome neurovascular agudo por analogía con la cardiopatía isquémica.

Más allá de su definición temporal, la correcta atención del AIT en la práctica clínica presenta otra serie de dificultades. El carácter transitorio del AIT hace que, frecuentemente, pase inadvertido o sea subestimado por los pacientes e, incluso, por los propios facultativos de los servicios de urgencias, lo cual impide un estudio y tratamiento urgente y adecuado. Por otro lado, el diagnóstico de AIT no es siempre sencillo, dada su amplia variabilidad clínica de presentación y la existencia de numerosas entidades que pueden simular un AIT. Aún lo dificulta más el hecho de que en el momento en que los pacientes son evaluados, generalmente, están asintomáticos y la exploración neurológica es normal, por lo que el diagnóstico depende exclusivamente del interrogatorio.

Es importante tener en cuenta la repercusión del diagnóstico que se realiza en urgencias. Por un lado, un diagnóstico correcto de AIT permite la puesta en marcha de un estudio etiológico orientado, así como la aplicación de medidas preventivas de forma precoz. En cambio, un diagnóstico incorrecto de AIT provoca ingresos innecesarios y expone al paciente a pruebas y tratamientos costosos e injustificados. Por tanto, la intervención del neurólogo en la valoración inicial del AIT es fundamental.

En resumen, las preguntas a contestar ante un paciente con AIT son la siguientes:[15] 1) ¿se trata de un AIT?; 2) ¿qué factores de riesgo existen?; 3) ¿cuál es la topografía?; 4) ¿cuál es el mecanismo más probable?; 5) ¿cuánto riesgo existe de que se produzcan nuevos episodios vasculares o la muerte?, y 6) ¿cuál es el tratamiento más apropiado?

2   Manejo diagnóstico

2.1   Evaluación clínica

El diagnóstico del AIT es puramente clínico. Los exámenes complementarios son útiles para descartar otras causas y para determinar el mecanismo fisiopatológico responsable del mismo. Es muy poco frecuente que seamos testigos del episodio, por lo que es fundamental dedicar todo el tiempo necesario para elaborar una anamnesis detallada.

En la historia clínica se deben especificar los factores de riesgo y los antecedentes vasculares. En el interrogatorio se debe determinar el perfil temporal del evento, siendo generalmente de inicio súbito y de duración breve. Debe prestarse especial atención a la presencia de síntomas de más de sesenta minutos de duración, a los síntomas motores y a la afasia, ya que estos factores se asocian a un mayor riesgo de infarto cerebral.[16] Las manifestaciones clínicas dependen del territorio vascular afectado: aproximadamente, el 80 % de los AIT corresponden al territorio carotídeo y el 20 % restante a la circulación vertebrobasilar.

Por otro lado, existen una serie de características clínicas que pueden ayudar a identificar la etiología y el mecanismo fisiopatológico del AIT. La presencia de síntomas breves, recurrentes y estereotipados sugiere patología estenótica extracraneal o intracraneal, especialmente en el territorio carotídeo. Cuando estos episodios cursan en forma de síndrome lacunar debe hacernos pensar en enfermedad lacunar o de pequeño vaso (como en el síndrome de alarma capsular), aunque siempre después de haber descartado la aterosclerosis extra o intracraneal. La existencia de múltiples episodios con síntomas sugestivos de afectación de distintos territorios vasculares orienta hacia un mecanismo cardioembólico. La combinación de síntomas oculares *(amaurosis fugax)* y síntomas hemisféricos en el hemicuerpo contralateral es, altamente, sugestiva de estenosis carotídea. También la aparición de manifestaciones coincidiendo con los cambios posturales, principalmente en forma sacudidas involuntarias, irregulares y repetitivas de una extremidad *(limb-shaking)* orienta hacia isquemia por mecanismo hemodinámico en presencia de una lesión carotídea significativa o grave. El fenómeno del fotoestrés (deslumbramiento persistente tras la exposición a la luz) también sugiere un mecanismo hemodinámico. Los síntomas de territorio vértebro-basilar desencadenados por el movimiento braquial pueden sugerir el síndrome del robo de la subclavia. Es importante tener en cuenta la presencia de otras manifestaciones acompañantes que pueden sugerir causas menos frecuentes, como la cefalea en la disección arterial o en la arteritis de células gigantes; o bien la fiebre, en la endocarditis infecciosa.

Por definición, el examen neurológico debe ser normal en pacientes que han presentado un AIT, pero existen algunos elementos en la exploración cuya presencia puede orientar al clínico con respecto a la etiología del AIT. Por ejemplo, el síndrome de Horner ocurre, principalmente, en la disección carotídea; mientras que el embolismo retiniano se asocia, con mayor frecuencia, a la estenosis carotídea. La exploración siempre debe incluir un examen físico general, en el que debe prestarse especial atención al examen cardiovascular. La auscultación cardíaca permite determinar si existe fibrilación auricular o soplo sugestivo de valvulopatía. La auscultación carotídea puede revelar soplos sugestivos de estenosis carotídea, aunque éste es un signo de poca especificidad y sensibilidad. La disminución y asimetría de los pulsos periféricos puede sugerir ateroesclerosis generalizada o patología aórtica, mientras que la induración y dolor al tacto de la arteria temporal superficial indica arteritis de células gigantes.

2.2 Diagnóstico diferencial

Existe una gran variedad de entidades que pueden manifestarse como síntomas neurológicos transitorios y que, por tanto, el clínico debe considerar antes de establecer el diagnóstico de AIT. Se ha descrito que un 30-60 % de los diagnósticos de AIT realizados por médicos de atención primaria y médicos de urgencia corresponden a otros trastornos de origen no vascular.[17-19] Entre los síntomas no focales que, con mayor frecuencia, son etiquetados incorrectamente como AIT, destacan aquellos relacionados con la disminución del nivel de conciencia, alteración de funciones cognitivas y trastornos del equilibrio. Por otro lado, como norma general, conviene recordar que existen algunas manifestaciones focales que, cuando se presentan de forma aislada, no son diagnósticas de AIT, tales como el vértigo, la diplopía, la disartria o la disfagia.

El aura migrañosa es probablemente uno de los principales diagnósticos diferenciales en pacientes con sospecha de AIT. El perfil temporal es la principal característica que permite distinguir ambas entidades (instauración y remisión progresiva en la migraña). Otros elementos son la presencia de otros síntomas (cefalea, náuseas, vómitos, sonofobia y fotofobia), los antecedentes de migraña y la ausencia de factores de riesgo vascular.

Las crisis epilépticas parciales se manifiestan, habitualmente, con síntomas breves, transitorios y «positivos»; pero, en ocasiones, es difícil diferenciarlos de los síntomas «negativos» del AIT, por la anamnesis. Mayor dificultad plantea el diagnóstico diferencial entre las crisis parciales motoras y el fenómeno de *limb-shaking* en los pacientes con patología estenooclusiva grave. Tanto la amnesia global transitoria como el síncope son, frecuentemente, etiquetados de forma errónea como AIT, a pesar de su forma de presentación característica y de la ausencia de síntomas neurológicos focales.

Asimismo, existen procesos intracraneales (hemorragias, tumores, malformaciones vasculares, lesiones desmielinizantes) y trastornos generales (alteraciones plasmáticas de iones o de glucemia) que pueden manifestarse con episodios clínicamente compatibles con un AIT. La intervención del neurólogo en la valoración del AIT es fundamental tanto en su fase inicial de diagnóstico diferencial con otros procesos, como en la planificación del diagnóstico etiológico.

2.3 Diagnóstico etiológico en urgencias

La evaluación urgente del AIT debe ir dirigida, en primer lugar, a la exclusión de otras entidades clínicas que puedan simularlo y, una vez confirmado el diagnóstico, a la identifi-

Examen de laboratorio – Hemograma – Bioquímica: glucemia, creatinina, urea, electrolitos – Estudio básico de coagulación – Velocidad de sedimentación globular o proteína C reactiva
Electrocardiograma
Radiografía de tórax
Neuroimagen: TC simple o RM craneal que incluya secuencia de difusión, si está disponible
Estudio neurosonológico: doppler o dúplex de troncos supraaórticos y transcraneal
Ecocardiograma transtorácico/transesofágico en situaciones con sospecha de cardiopatía embolígena de alto riesgo

Tabla 1. Estudio complementario básico del AIT en urgencias.

cación de su etiología. El riesgo de recurrencia vascular en pacientes con un AIT depende de la causa responsable de la isquemia cerebral. Por ello, el estudio deberá ser realizado lo más rápidamente posible, con el objetivo de instaurar el tratamiento óptimo de forma precoz y dar un pronóstico evolutivo a corto y a largo plazo.

En todo paciente con sospecha de AIT, la batería de pruebas complementarias en urgencias siempre debe incluir un estudio analítico, una prueba de neuroimagen, una exploración neurovascular intra y extracraneal y una evaluación cardíaca. Es importante tener en cuenta que, en un mismo paciente, pueden coexistir varios mecanismos etiopatogénicos. Así, se ha observado que un 25 % de pacientes con una fibrilación auricular presenta, además, una estenosis carotídea significativa, por lo que está justificado realizar un estudio completo incluso en pacientes con causas potenciales de ictus ya conocidas.[20] La tabla 1 muestra un esquema de las exploraciones complementarias que es preciso realizar en urgencias.

2.3.1 *Exámenes de laboratorio*

Se ha de realizar de forma rutinaria un estudio analítico básico que incluya: hemograma, bioquímica, velocidad de sedimentación globular (VSG) y/o proteína C reactiva (PCR) y pruebas de coagulación, con el objetivo de descartar alteraciones metabólicas o hematológicas que puedan simular un AIT, así como para determinar factores de riesgo potenciales. Como ya se comentó previamente, la hipoglucemia o hiperglucemia y la hiponatremia son ejemplos de alteraciones que pueden provocar síntomas neurológicos focales. La presencia de trombocitosis, policitemia o un aumento del tiempo de protrombina sugiere la presencia de una enfermedad hematológica o coagulopatía como posible causa del AIT. La elevación de la velocidad de sedimentación globular puede ser indicativa de la presencia de una arteritis de células gigantes o de endocarditis infecciosa. La determinación de la proteína C reactiva (PCR) de alta sensibilidad durante las primeras veinticuatro horas del inicio del episodio es útil para predecir, de forma precoz, el riesgo de recurrencia de isquemia cerebral y de sufrir un nuevo episodio vascular.[3]

2.3.2 Neuroimagen

Es el elemento esencial en la evaluación urgente del AIT. Por su amplia disponibilidad, la tomografía computerizada (TC) craneal simple sigue siendo la técnica de primera elección en todo paciente con AIT en la mayoría de los hospitales. Esta exploración debe realizarse lo antes posible y siempre dentro de las primeras veinticuatro horas del episodio. La TC permite descartar la hemorragia u otras lesiones estructurales de origen no vascular como causantes del cuadro, tales como las neoplasias del sistema nervioso, tanto primarias como metastásicas (véase la figura 1).[21] Hasta un 30 % de los pacientes con síntomas compatibles con un AIT presentan lesiones isquémicas agudas en la TC y esto se ha correlacionado con un aumento del riesgo de padecer un nuevo ictus u otro evento vascular a corto y largo plazo.[22,23] La TC también puede identificar infartos crónicos, cuya presencia permi-

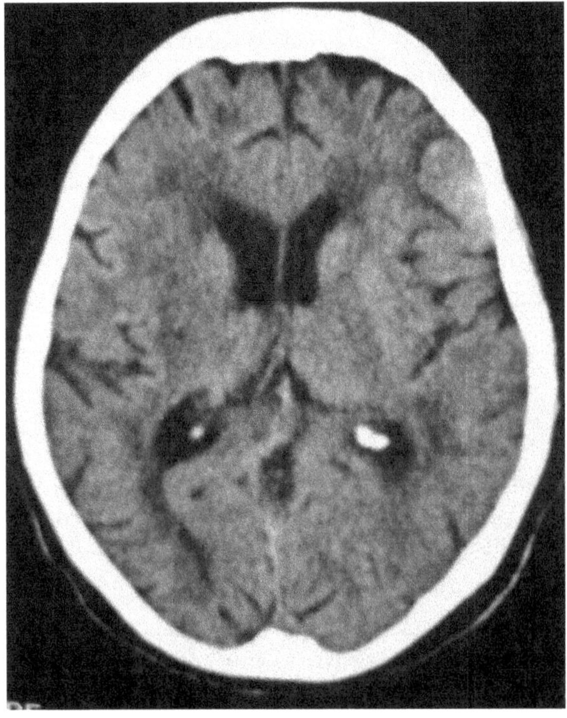

Figura 1. Tomografía computerizada craneal de una paciente con afasia de diez minutos de duración que muestra la presencia de un meningioma frontal izquierdo.

te apoyar el diagnóstico de AIT y sus características topográficas pueden ayudar a establecer la etiología del ictus actual.

En los últimos años, la resonancia magnética (RM) craneal se ha impuesto como la técnica con mayor sensibilidad para la detección de la isquemia cerebral, en especial las nuevas secuencias de difusión (DWI). Entre un 16 % y un 67 % de los pacientes que han sufrido un AIT presentan lesiones en DWI, siendo su detección más frecuente cuanto mayor es la duración de los síntomas y, sobre todo, cuando se trata de déficits motores o de afasia (véase la figura 2).[16,24] Recientemente se ha observado que la secuencia de perfusión (PWI) puede detectar una lesión con hipoperfusión hasta en un 16 % de los casos en que el estudio de DWI es normal, aumentando así la capacidad diagnóstica de la RM.[25]

La distribución de las lesiones en DWI puede orientar hacia el mecanismo etiopatogénico responsable del AIT. Por ejemplo, la presencia de múltiples lesiones en DWI en varios territorios vasculares sugiere, generalmente, un mecanismo cardioembólico, mientras que la distribución de múltiples lesiones en un territorio frontera sugiere un mecanismo hemodinámico en presencia de una estenosis extra o intracraneal significativa.[26] Por otro lado, se ha demostrado que la presencia de lesiones en DWI se asocia a un mayor riesgo de recurrencia de ictus isquémico y de otros eventos vasculares.[27,28] En resumen, las ventajas de la RM multimodal frente a la TC radican en su mayor capacidad para confirmar el origen isquémico del evento, orientar hacia su mecanismo etiopatogénico y aportar una valiosa información pronóstica. Por ello, estudios recientes señalan que la RM multimodal debe ser el estudio de elección para la evaluación de pacientes con AIT si está disponible.[11,27,29]

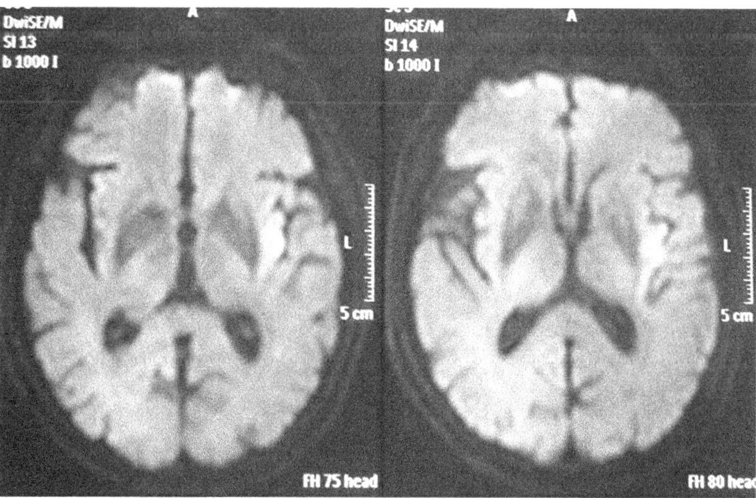

Figura 2. Resonancia magnética cerebral realizada en un paciente a las cinco horas de haber presentado un episodio de afasia motora y paresia braquial derecha de cuarenta y cinco minutos de duración. La secuencia de difusión muestra una pequeña lesión isquémica aguda a nivel de la ínsula izquierda.

2.3.3 Estudio neurovascular

En el estudio etiológico del AIT se debe realizar de forma sistemática y sin demora un estudio neurovascular, debido a la elevada tasa de recurrencia precoz en aquellos pacientes con patología aterosclerótica de gran vaso. En urgencias, el estudio ultrasonográfico es la técnica inicial de elección, por su amplia disponibilidad, bajo coste, rapidez y carácter no invasivo, alcanzando valores de sensibilidad y especificidad comparables a la angiografía por TC o RM. El estudio de troncos supraaórticos con dúplex color, que combina el uso de la ecografía en modo B y el doppler pulsado, ha sustituido en los últimos años al estudio de doppler ciego convencional. La imagen ecográfica de alta resolución permite la visualización y caracterización de la morfología de la placa de ateroma, en relación con su grado de estabilidad, mientras que con el doppler color se estudian las velocidades de flujo que permiten identificar y cuantificar la estenosis. El estudio de troncos supraaórticos siempre debe complementarse con el doppler transcraneal (DTC) o dúplex transcraneal para definir la repercusión intracraneal de una estenosis u oclusión carotídea, presencia de microembolismos y detectar una oclusión o estenosis intracraneal. Sus principales limitaciones son: la ausencia de una adecuada ventana temporal para los ultrasonidos (hasta un 10 % de los casos para el DTC, mayor para el dúplex transcraneal), solucionable con el uso de ecopotenciadores, y la exigencia de un entrenamiento y experiencia por parte del explorador para su fiabilidad diagnóstica. Los nuevos aparatos permiten una gran accesibilidad, así como la posibilidad de utilizarlos a la cabecera del enfermo. El uso combinado del estudio ultrasonográfico extracraneal e intracraneal ha demostrado ser una exploración esencial en la evaluación urgente del AIT, por ser capaz de identificar a aquellos pacientes con un mayor riesgo en el seguimiento precoz y ayudar en la selección de tratamientos específicos, principalmente, la endarterectomía carotídea.[30]

2.3.4 Evaluación cardíaca

Se debe realizar un electrocardiograma (ECG) a todos los pacientes con AIT para detectar arritmias cardíacas, principalmente fibrilación (FA) o flutter auricular, y para valorar signos sugestivos de cardiopatía estructural. Sin embargo, el estudio ECG estándar tiene una escasa sensibilidad para la detección de arritmias paroxísticas. La monitorización cardíaca continua en una unidad de ictus, o en su defecto la realización de ECG seriados durante las primeras setenta y dos horas, aumentan la tasa de detección de FA entre un 7 y un 12,5 %,[31-33] por lo que se ha sugerido que deben formar parte del estudio habitual del paciente con AIT.

El estudio ecocardiográfico transtorácico o transesofágico urgente estará indicado en aquellos casos en los que exista sospecha de una cardiopatía embolígena de alto riesgo (endocarditis, trombosis protésica, infarto agudo de miocardio, trombo o tumor intracardíaco).

3 Manejo terapéutico

3.1 Medidas generales

Las medidas terapéuticas de soporte que habitualmente se adoptan en pacientes con ictus isquémicos deben aplicarse también a los pacientes con AIT, con el objetivo de mantener un estado metabólico óptimo del tejido isquémico.[15,34,35] Esto incluye:

- Instaurar oxigenoterapia en caso de detectar que la saturación de oxígeno por pulsioximetría es inferior a 92 %.
- Administrar antitérmicos a los pacientes con temperatura corporal superior a 37,5 °C. Habitualmente, es suficiente la administración de paracetamol por vía oral o parenteral y el metimazol como alternativa. Evidentemente, deberá investigarse la causa de la hipertermia y tratarla si es posible.
- Debe controlarse la presión arterial a intervalos frecuentes, ya que tanto la hipertensión como la hipotensión extremas pueden ser perjudiciales para la perfusión del tejido cerebral. La prevención secundaria de presión arterial incluye un objetivo inferior o igual a 140/90 mmHg, pero no disponemos de estudios que nos indiquen el momento en que debe conseguirse, así como los fármacos que estarían indicados para este fin. En fase aguda, suele aconsejarse no administrar hipotensores si la presión no supera 220/120 mmHg, aunque otros autores defienden una actitud más activa y no permiten cifras por encima de 180/110 mmHg. Por encima de estos valores, el tratamiento de elección sería la administración intravenosa de labetalol, urapidilo o nitroprusiato sódico. Además debe recordarse que los pacientes con hipertensión crónica toleran peor los descensos bruscos de presión arterial. Si el paciente tiene enfermedad estenótico-oclusiva debe prestarse especial atención a no provocar descensos bruscos de presión que podrían precipitar la isquemia hemodinámica. A partir del tercer día es aconsejable la reducción progresiva de las cifras de presión arterial y a partir de la séptima jornada el objetivo ya es reducir la presión a cifras por debajo de 140/90 mmHg con cualquier régimen antihipertensivo oral, aunque se prefiere que incluya un inhibidor del enzima convertidor de la angiotensina.

  La hipotensión arterial puede sugerir la etiología (disección aórtica, insuficiencia cardíaca de bajo gasto, arritmia cardíaca) o el mecanismo (por ejemplo hipoperfusión distal a una estenosis carotídea) y debe, por tanto, ser investigada y tratada, especialmente si las cifras son inferiores a 90/60 mmHg. Existen estudios no controlados que defienden el tratamiento vasopresor en los pacientes con alarma capsular o pontina.
- La hiperglucemia tiene un efecto perjudicial en la fase aguda de la isquemia y el objetivo es tratar a todo paciente con cifras superiores a 150 mg/dl, aunque no se ha demostrado que esto sea beneficioso. Usualmente se recurre a la insulina rápida subcutánea, aunque algunos autores preconizan la administración de insulina en bomba

de infusión intravenosa. Evidentemente, debe descartarse una hipoglucemia como causa del supuesto AIT.

– Otras medidas. Habitualmente se administra protección gástrica oral o intravenosa con un inhibidor de la bomba de protones. Si el paciente recibe tratamiento con clopidogrel debe evitarse el tratamiento concomitante con omeprazol debido a que la interacción entre ambos puede disminuir o anular el efecto antiagregante. A pesar de que el paciente está asintomático, si es previsible que vaya a quedar encamado en el área de urgencias, se recomienda iniciar una pauta de heparina a dosis profiláctica. A diferencia de los pacientes con ictus, el paciente puede ser nutrido con dieta oral adaptada a sus necesidades, por lo que en general tampoco es necesaria la sueroterapia de hidratación. Como un objetivo de prevención secundaria, pero también por la posibilidad de que los efectos pleiotrópicos de las estatinas sean beneficiosos ya desde la fase aguda, se aconseja iniciar un tratamiento con estatina independientemente de que el paciente sea o no dislipémico, especialmente si la etiología es arterial. Desde el estudio SPARCL[36] se aconseja que sea atorvastatina a la dosis de 80 mg al día.

3.2   *Tratamiento antitrombótico*

Como antes se ha mencionado, en urgencias es posible hacer un diagnóstico de probabilidad sobre la etiología del AIT con los datos de la anamnesis, exploración física y exploraciones complementarias. El tratamiento debe instaurarse cuanto antes y depende de este diagnóstico de probabilidad. Algunas de las recomendaciones provienen de estudios en los que los pacientes padecían infarto cerebral, pero los resultados se extrapolan a los pacientes con AIT. Además, cuando no existe evidencia suficiente para hacer una recomendación, los autores de este capítulo aportan lo que se hace en su centro.

3.2.1   *AIT cardioembólico*

Se aconseja administrar heparina sódica en bomba de infusión continua a dosis anticoagulantes desde el diagnóstico de AIT, ya que a diferencia del infarto cerebral no existe el temor a la transformación hemorrágica.[34,35] A las seis horas del inicio de la bomba debe monitorizarse determinando el tiempo de cefalina, haciendo las correcciones oportunas si el paciente resulta estar hiper o hipodescoagulado. No se considera adecuado iniciar anticoagulación en pacientes con endocarditis por el riesgo de hemorragia cerebral. Si la presión arterial no está controlada a valores inferiores a 180/110 mmHg, no debe iniciarse la anticoagulación. Si una vez iniciada la infusión se detecta hipertensión arterial debe interrumpirse la infusión, tratar la hipertensión y reiniciar la infusión una vez controlada la hipertensión. Si por algún motivo no se inicia tratamiento anticoagulante, debe administrarse tratamiento antiagregante. En caso de contraindicación a heparina sódica, puede obtenerse la anticoagulación con heparina de bajo peso molecular.

Una vez finalizado el estudio etiológico, el tratamiento de elección consiste en la administración indefinida de anticoagulantes orales.[37]

3.2.2 AIT aterotrombótico, lacunar o de causa desconocida

El tratamiento de elección es antiagregante y la aspirina es el antiagregante de elección[4,5,38] que suele usarse a una dosis de 300 mg/d. Aunque no realizados en fase aguda, estudios recientes han demostrado que la asociación de aspirina con dipiridamol (a dosis de 200 mg/ 12 horas) es más eficaz que aspirina aislada,[39] por lo que se recomienda esta combinación como régimen antiagregante de primera elección. Debe destacarse que hasta en un tercio de los pacientes, el dipiridamol debe suspenderse por cefalea y que la diarrea es también un efecto secundario frecuente. Si el paciente no tolera la aspirina o ha presentado el AIT actual cuando ya la estaba tomando, la alternativa a la aspirina es el clopidogrel,[40] que debe administrarse como dosis de carga de 300 mg y seguir con una dosis de 75 mg al día. Un estudio reciente[41] demostró que el beneficio y el riesgo de clopidogrel frente a la combinación de aspirina y dipiridamol son equivalentes, aunque los pacientes no se incluyeron en la fase aguda. A pesar de que la combinación de aspirina y clopidogrel no es apropiada a largo plazo, debido a las complicaciones hemorrágicas,[42] un estudio reciente[7] sugirió que la asociación de aspirina y clopidogrel en la fase aguda podría tener una eficacia superior a la aspirina sola, pero el estudio finalizó prematuramente por un ritmo lento de inclusión de pacientes, por lo que el perfil de beneficio y riesgo de esta asociación no está demostrado.

3.2.3 AIT o infarto de causa inhabitual

En estos casos inusuales, deberá administrarse el tratamiento específico de la causa, además del tratamiento antitrombótico más apropiado. Se administrará heparina sódica a dosis anticoagulantes en bomba de infusión a los pacientes con sospecha o evidencia de disección arterial, de trombosis venosa cerebral o de estado protrombótico.

3.2.4 Situaciones especiales

- AIT de repetición de causa aterotrombótica: podemos recurrir a una de las siguientes alternativas, sin que ninguna de ellas sea superior ni mutuamente excluyentes: cambiar de antiagregante, aumentar la dosis de antiagregante, asociar antiagregantes, antiacoagular o asociar anticoagulantes y antiagregantes. Debe descartarse que el mecanismo sea por hipoperfusión y, si fuera así, optimizar el estado hemodinámico.
- AIT en paciente candidato a endarterectomía o angioplastia con stent: antes, durante y después del tratamiento revascularizador se recomienda tratamiento antiagregante. En caso de angioplastia con stent, debe administrarse doble antiagregación con

aspirina y clopidogrel desde tres días antes del procedimiento hasta tres meses después, en que se suspenderá uno de los dos antiagregantes.

– AIT en paciente anticoagulado: debe determinarse urgentemente la INR, suspender el anticoagulante oral y pasar a heparina sódica a dosis totales. En portadores de prótesis metálicas debe realizarse una ecocardiografía transesofágica urgente. Posteriormente se continuará con el tratamiento anticoagulante oral con nuevos intervalos terapéuticos de INR, en función de la INR obtenida en el momento del AIT: *a)* si la INR era inferior al intervalo diana deseado, se mantendrá este intervalo y se realizarán controles más frecuentes; *b)* si el paciente estaba correctamente anticoagulado, se aumentará la intensidad diana del INR y se descartarán etiologías alternativas. Si tras esta intensificación, el paciente presenta una recurrencia puede valorarse el hecho de añadir antiagregación y replantearse la etiología.

– Infarto cerebral después del AIT: aquellos pacientes que han presentado un AIT y en los que se presenta una clínica persistente focal que reúne criterios para tratamiento trombolítico, podrán tratarse con los criterios habituales, independientemente del tiempo transcurrido entre ambos. El déficit persistente debe tener una duración superior a sesenta minutos, tiempo a partir del cual es inusual que el déficit acabe siendo totalmente reversible sin tratamiento.

4   Destino del paciente

A pesar de la evidencia incuestionable de que el AIT comporta una situación de riesgo y que ésta requiere una intervención inmediata, no existe consenso sobre la necesidad de ingreso hospitalario. Las ventajas de una hospitalización breve se fundamentan en la mayor rapidez del proceso diagnóstico, un acceso más rápido al tratamiento trombolítico u otras terapias específicas en aquellos pacientes que recurran de forma precoz y una intervención veloz en el proceso de modificación de factores de riesgo vascular. Entre las desventajas se incluye una peor relación coste-efectividad y las complicaciones y molestias propias de un ingreso hospitalario. Se ha sugerido que la aplicación generalizada de una estrategia de manejo ambulatorio precoz (primeras 24-48 horas) en unidades especializadas para pacientes con AIT ofrece una mejor relación coste-efectividad que la hospitalización. Esta estrategia se ha relacionado con una menor incidencia de nuevos ictus y otros eventos vasculares en el seguimiento, en comparación con el hipotético riesgo inicial basado en escalas.[6,7]

Aún no existe información suficiente para seleccionar con seguridad los pacientes con alto riesgo que se pueden beneficiar en mayor medida del ingreso hospitalario. En general se debe considerar el ingreso hospitalario en los pacientes con un AIT que son evaluados en urgencias dentro de las primeras 24-48 horas desde el evento, sobre todo cuando la infraestructura ambulatoria no garantiza la atención precoz.[43] Además, se recomienda el manejo intrahospitalario en las siguientes situaciones: duración de los síntomas superior a una hora, AIT *crescendo* (múltiples episodios recurrentes de AIT durante horas o días), estenosis carotídea sintomática superior al 50 % y cuando existe necesidad de anticoagulación.

BIBLIOGRAFÍA

1. Rothwell PM, Warlow CP. Timing of TIAs preceding stroke: time window for prevention is very short. Neurology 2005; 64: 817-20.

2. Johnston SC, Gress DR *et al.* Short-term prognosis after emergency department diagnosis of TIA. JAMA 2000; 284: 2901-906.

3. Purroy F, Montaner J *et al.* Patterns and predictors of early risk of recurrence after transient ischemic attack with respect to etiologic subtypes. Stroke 2007; 38: 3225-229.

4. The International Stroke Trial (IST): a randomised trial of aspirin, subcutaneous heparin, both or neither among 19.435 patients with acute ischaemic stroke. International Stroke Trial Collaborative Group. Lancet 1997; 349: 1569-581.

5. CAST: randomised placebo-controlled trial of early aspirin use in 20.000 patients with acute ischaemic stroke. Chinese Acute Stroke Trial (CAST) Collaborative Group. Lancet 1997; 349: 1641-649.

6. Lavallee PC, Meseguer E *et al.* A transient ischaemic attack clinic with round the clock access (SOS-TIA): feasibility and effects. The Lancet Neurology 2007; 6: 953-60.

7. Kennedy J, Hill MD *et al.* Fast assessment of stroke and trasnsient ischaemic attack to prevent early recurrence (FASTER): a randomised controlled pilot trial. Lancet Neurol 2007; 6: 961-69.

8. Rothwell PM, Giles MF *et al.* Effect of urgent treatment of transient ischaemic attack and minor stroke on early recurrent stroke (EXPRESS study): a prospective population based sequential comparison. The Lancet 2007; 370: 1432-442.

9. Rothwell PM, Eliasziw M, Gutnikov SA *et al.* Endarterectomy for symptomatic carotid stenosis in relation to clinical subgroups and timing of surgery. Lancet 2004; 363: 915-24.

10. Weisberg LA. Clinical characteristics of transient ischemic attacks in black patients. Neurology 1991; 41: 1410-414.

11. Kidwell CS, Alger JR, Di Salle F *et al.* Diffusion MRI in patients with transient ischemic attacks. Stroke 1999; 30: 1174-180.

12. Albers GW, Caplan LR, Easton JD *et al.* TIA Working Group. Transient ischemic attack-proposal for a new definition. N Engl J Med. 2002; 347:1713-716.

13. Levy DE. How transient are transient ischemic attacks? Neurology 1988; 38: 674-77.

14. Easton JD, Saver JL, Albers GW, Alberts MJ, Chaturvedi S, Feldmann E, Hatsukami TS, Higashida RT, Johnston SC, Kidwell CS, Lutsep HL, Miller E, Sacco RL. Definition and evaluation of transient ischemic attack. A scientific statement for healthcare professionals from the American Heart Association/ American Stroke Association Stroke Council; Council On Cardiovascular Surgery And Anesthesia; Council On Cardiovascular Radiology And Intervention; Council On Cardiovascular Nursing; and The Interdisciplinary Council On Peripheral Vascular Disease. Stroke 2009.

15. Tejada J, Maestre J, Larracoechea J *et al.* por el comité *ad hoc* del Grupo de Estudio de Enfermedades Cerebrovasculares de la SEN. Guía de actuación clínica en el ataque isquémico transitorio. En Díez-Tejedor E (ed): Guía para el diagnóstico y tratamiento del ictus. Proas Science, Barcelona 2006: 65-95.

16. Redgrave JNE, Coutts SB, Schulz UG *et al.* Systematic review of associations between the presence of acute ischemic lesions on diffusion-weighted imaging and clinical predictors of early stroke risk after transient ischemic attack. Stroke 2007; 38: 1482-488.

17. Ferro JM, Falcão I, Rodrigues G *et al.* Diagnosis of transient ischemic attack by the non neurologist. A validation study. Stroke 1996; 27: 2225-229.

18. Jempere AP, Duarte J, Cabazas C *et al.* Incidence of transient ischemic attacks and minor ischemic strokes in Segovia, Spain. Stroke 1996; 27: 667-71.

19. Prabhakaran S, Silver AJ, Warrior L *et al.* Misdiagnosis of transient ischemic attacks in the emergency room. Cerebrovasc Dis 2008; 26: 630-35.

20. Chang YJ, Ryu SJ, Lin SK. Carotid artery stenosis in ischemic stroke patients with non valvular atrial fibrillation. Cerebrovasc Dis 2002; 13: 16-20.

21. García-Moncó JC, Marrodán A, Foncea Beti N *et al.* Stroke and transient ischemic attack-mimicking conditions: a prospective analysis of risk factors and clinical profiles at a general hospital. Neurología 2002; 17: 355-60.

22. Douglas VC, Johnston CM, Elkins J *et al.* Head computed tomography findings predict short-term stroke risk after transient ischemic attack. Stroke 2003; 34: 2894-898.

23. Evans GW, Howard G, Murros KE *et al.* Cerebral infarction verified by cranial computed tomography and prognosis for survival following transient ischemic attack. Stroke 1991; 22: 431-36.

24. Crisóstomo RA, García MM, Tong DC. Detection of diffusion-weighted MRI abnormalities in patients with transient ischemic attack: correlation with clinical characteristics. Stroke 2003; 34: 932-37.

25. Mlynash M, Olivot JM, Tong DC *et al.* Yield of combined perfusion and diffusion MR imaging in hemispheric TIA. Neurology 2009; 72: 1127-133.

26. Gass A, Ay H, Szabo K *et al.* Diffusion-weighted MRI for the «small stuff»: the details of acute cerebral ischaemia. Lancet Neurol 2004; 3: 39-45.

27. Purroy F, Montaner J, Rovira A *et al.* Higher risk of further vascular events among transient ischemic attack patients with diffusion-weighted imaging acute ischemic lesions. Stroke 2004; 35: 2313-319.

28. Calvet D, Touzé E, Oppenheim C *et al.* DWI lesions and TIA etiology improve the pre-diction of stroke after TIA. Stroke 2009; 40: 187-92.

29. Saver JL, Kidwell C. Neuroimaging in TIAs. Neurology 2004; 62: S22-S25.

30. Purroy F, Montaner J, Delgado P *et al.* Usefulness of urgent combined carotid/transcranial ultrasound testing in early prognosis of TIA patients. Med Clin 2006; 126: 647-50.

31. Silva Y, Puigdemont M, Castellanos M *et al.* Semi-intensive monitoring in acute stroke and long-term outcome. Cerebrovasc Dis 2005; 19: 23-30.

32. Vivanco Hidalgo RM, Rodríguez Campello A, Ois Santiago A *et al.* Cardiac monitoring in stroke units: importance of diagnosing atrial fibrillation in acute ischemic stroke. Rev Esp Cardiol 2009; 62: 564-67.

33. Douen AG, Pageau N, Medic S. Serial electrocardiographic assessments significantly improve detection of atrial fibrillation 2,6-fold in patients with acute stroke. Stroke 2008; 39: 480-82.

34. Guidelines for management of ischaemic stroke and transient ischaemic attack 2008. Cerebrovasc Dis 2008; 25: 457-507.

35. Adams HP Jr, del Zoppo G, Alberts MJ *et al.* Guidelines for the early management of adults with ischemic stroke: A guideline from The American Heart Association/American Stroke Association Stroke Council, Clinical Cardiology Council, Cardiovascular Radiology And Intervention Council, and the atherosclerotic peripheral vascular disease and quality of care outcomes in research interdisciplinary working groups: the American Academy of Neurology affirms the value of this guideline as an educational tool for neurologists. Circulation 2007; 115: e478-534.

36. Amarenco P, Bogousslavsky J, Callahan A 3rd *et al.* High-dose atorvastatin after stroke or transient ischemic attack. N Engl J Med 2006; 355: 549-59.

37. Hart RG, Pearce LA, Aguilar MI. Meta-analysis: Antithrombotic therapy to prevent stroke in patients who have non valvular atrial fibrillation. Ann Intern Med 2007; 146: 857-67.

38. Chen ZM, Sandercock P, Pan HC *et al.* Indications for early aspirin use in acute ischemic stroke: A combined analysis of 40.000 randomized patients from the chinese acute stroke trial and the international stroke trial. On behalf of the cast and ist collaborative groups. Stroke 2000; 31: 1240-249.

39. Halkes PH, van Gijn J, Kappelle LJ *et al.* Aspirin plus dipyridamole *versus* aspirin alone after cerebral ischaemia of arterial origin (ESPRIT): Randomised controlled trial. Lancet 2006; 367: 1665-673.

40. CAPRIE steering committee. A randomised, blinded, trial of clopidogrel *versus* aspirin in patients at risk of ischaemic events (CAPRIE). Lancet 1996; 348: 1329-339.

41. Sacco RL, Diener HC, Yusuf S *et al.* Aspirin and extended-release dipyridamole *versus* clopidogrel for recurrent stroke. N Engl J Med 2008; 359: 1238-251.

42. Diener HC, Bogousslavsky J, Brass LM *et al.* Aspirin and clopidogrel compared with clopidogrel alone after recent ischaemic stroke or transient ischaemic attack in high-risk patients (MATCH): randomised, double-blind, placebo-controlled trial. Lancet 2004; 364: 331-37.

43. Albucher JF, Martel P, Mas JL. Clinical practice guidelines: diagnosis and immediate management of transient ischemic attacks in adults. Cerebrovasc Dis 2005; 20: 220-25.

Capítulo 4. Clínicas de AIT, diagnóstico etiológico y diagnóstico diferencial

L. Benavente Fernández, S. Calleja Puerta

Servicio de Neurología
Hospital Universitario Central de Asturias
Oviedo

Dirección para correspondencia
Hospital Universitario Central de Asturias
Dr. S. Calleja Puerta
scallejap@gmail.com

1   Introducción

La aproximación nihilista que, durante muchos años, lastró las posibilidades de tratamiento y recuperación de los pacientes con ictus ha marcado también la historia del ataque isquémico transitorio (AIT). Hoy, cada vez más, merced a los numerosos datos epidemiológicos disponibles, a la posibilidad de realizar investigaciones fisiopatológicas precisas y al abanico terapéutico que de dichas investigaciones se deriva, el AIT adquiere la consideración que se merece y recibe el tratamiento de urgencia médica.

Este nuevo escenario plantea también problemas nuevos. Por un lado es prioritario establecer un diagnóstico etiológico preciso en un tiempo breve, a fin de definir el tratamiento más adecuado y evitar así las recidivas isquémicas, un significativo porcentaje de las cuales acontece durante los días que siguen al primer episodio de AIT. Por otro lado, y debido a su propia idiosincrasia de fenómeno clínico transitorio, el diagnóstico de AIT ofrece complicaciones notables, debiendo considerarse en su diagnóstico diferencial un amplio abanico de entidades clínicas. En tercer lugar, si bien las diferentes sociedades científicas coinciden en recomendar una pronta valoración de los pacientes con AIT, no se ha consensuado un modelo de atención universalmente aceptado. En los últimos años, el mayor avance metodológico en este sentido ha sido la creación de las denominadas unidades de AIT, que han comenzado, recientemente, a demostrar su eficacia. Concebidas como modelos organizativos novedosos que garantizan un diagnóstico rápido y la instauración precoz de medidas de prevención dirigidas a la causa del AIT, deben adaptarse a las peculiaridades de cada hospital o servicio de salud, pero ofrecen buenas perspectivas para el manejo de estos pacientes.

2 Diagnóstico etiológico del AIT

Dado que todo aquello que puede conducir al desencadenamiento de un ictus es también capaz de provocar un AIT, la investigación etiológica de ambas entidades difiere en pequeña medida. Al igual que ocurre con los ictus establecidos, existen AIT asociados a mecanismos aterotrombóticos, secundarios a patología de pequeño vaso, cardioembólicos y relacionados con causas inhabituales. Los factores de riesgo vascular presentes en los pacientes con ictus no parecen diferir significativamente de los que presentan los pacientes con AIT.[1,2] Algunos investigadores[3] han intentado aclarar si la duración del AIT puede asociarse con una mayor probabilidad a un subtipo etiológico, sin encontrar tampoco diferencias sólidas ni reproducibles.

Como es bien sabido, el AIT brinda una oportunidad muchas veces única para adelantarse a un ictus establecido y sus secuelas, al permitir la identificación del paciente en riesgo y la instauración de un tratamiento preventivo adecuado. En este sentido, la investigación etiológica adquiere una importancia central: se ha demostrado que los pacientes con AIT secundario a arteriosclerosis de gran vaso (tanto extracraneal como intracraneal) presentan los más altos índices de recurrencia, por lo que se hace imprescindible una extensa investigación etiológica que permita su tipificación precisa y precoz, así como un manejo adecuado acorde con sus resultados.[4]

La clasificación TOAST[5] ha sido, desde su creación, la más empleada para la clasificación etiológica de los ictus y puede ser, asimismo, aplicada a la tipificación de los AIT. Así, se clasifican los AIT como cardioembólicos, secundarios a enfermedad de pequeño vaso, secundarios a arteriosclerosis de gran vaso, relacionados con otras causas o indeterminados (entendiéndose como tales aquéllos en los que se identifica más de una causa, en que el estudio etiológico no es completo o cuando, siendo completo, no se identifica causa alguna, lo que ocurre en hasta un 25-39 % de los ictus isquémicos).[6] Se han publicado clasificaciones más simples, basadas en hallazgos clínicos, como la desarrollada por el *Oxfordshire Community Stroke Project* para los ictus,[7] pero con escasa utilidad para los AIT. Se han propuesto asimismo clasificaciones clínicas sencillas, específicas para los AIT, que pretenden establecer dos subgrupos: AIT lacunares y AIT no lacunares o corticales,[8] cuyas limitaciones son notorias al ser incapaces de distinguir los AIT cardioembólicos de los secundarios a arteriosclerosis de gran vaso.

La debilidad de las clasificaciones basadas exclusivamente en datos clínicos para la tipificación del AIT reside en la ausencia de datos exploratorios objetivos, con lo que la clasificación clínica debe pivotar, fundamentalmente, sobre el relato del paciente y los testigos del evento. El diagnóstico de enfermedad de pequeño vaso se hace especialmente difícil en este contexto,[9] ya que la ausencia de evidencia clínica de disfunción cortical no elimina la posibilidad de dicha disfunción en un paciente que no ha podido ser explorado adecuadamente en el momento de sus síntomas.

Así pues, se impone un estudio diagnóstico exhaustivo que, como en cualquier ictus, debe basarse en la historia clínica, la exploración física (que, como se ha comentado, ya se habrá normalizado en la mayoría de los casos en el momento de la evaluación del paciente) y en los estudios complementarios precoces. De modo resumido, el diagnóstico se basa en los siguientes pasos:

1. Debe examinarse la presencia de los principales factores de riesgo cardiovascular, considerando la historia de tabaquismo, hipertensión arterial, diabetes, hiperlipidemia, obesidad, práctica habitual de ejercicio físico, patología coronaria, arritmias, claudicación intermitente, tromboflebitis o antecedentes vasculares en la familia. En el caso de las mujeres, también debe preguntarse por la historia de abortos espontáneos o la toma de anticonceptivos orales.

2. Hay unos análisis básicos a realizar a todos los pacientes, que incluyen un hemograma, una coagulación básica, la glucemia, ionograma, funciones renal y hepática, perfil lipídico, sideremia, proteínas, función tiroidea y vitaminas. Si el paciente es menor de cincuenta y cinco años y no tiene gran carga aterosclerótica conviene, también, determinar las serologías sanguíneas de virus neurotropos, lúes, Brucella y Lyme según la geografía, así como realizar un estudio inmunológico y, eventualmente, de trombofilia diferido. Este estudio de hipercoagulabilidad también estaría indicado en casos de historia familiar de trombofilia, sospecha de causa neoplásica, pacientes con trombosis venosa profunda, embolias pulmonares o aquéllos con embolias cerebrales recurrentes en caso de fibrilación auricular correctamente anticoagulada.

3. En todos los pacientes se debe practicar un electrocardiograma de doce derivaciones y valorar la realización de holter para aumentar el rendimiento diagnóstico de cara a una posible fibrilación auricular paroxística no detectada en el estudio electrocardiográfico basal.

4. Es sencillo incluir una radiografía de tórax e indispensable el chequeo ultrasonográfico tanto de las arterias cervicales, como de las intracraneales.

5. Es necesario realizar un estudio de neuroimagen parenquimatosa cerebral que al menos incluya una TAC craneal.

6. En caso de sospechar una endocarditis, se tomarán hemocultivos y se realizará un ecocardiograma.

7. Cuando se sospecha una disección aórtica o carotídea, se realizará un angio-TC o angio-RM según la disponibilidad del centro.

8. Si la sospecha es de disección intracraneal, se precisa una neuroimagen con secuencia angiográfica y RM con secuencia axial de saturación grasa para detectar el hematoma de pared.

9. La ecocardiografía también se hace indispensable cuando se sospechan trombos intracardíacos, patología valvular, aquinesias ventriculares, anomalías de pared interauricular o para valorar el arco aórtico, cuyas placas de ateroma pueden ser en algunos casos origen de una embolia arterio-arterial.

3 Diagnóstico diferencial del AIT

El diagnóstico del AIT es un auténtico desafío para el médico debido a su dependencia, casi total, de la correcta interpretación de la historia clínica y a la ausencia de hallazgos objetivos en la mayoría de los pacientes. Estos obstáculos conducen a una concordancia diagnóstica entre observadores escasa, incluso cuando éstos son neurólogos expertos.[10] La trascendencia de un diagnóstico certero de AIT es indudable, ya que puede conducir a una dramática reducción del riesgo de ictus. En contraposición, un diagnóstico incorrecto puede exponer al paciente a pruebas o tratamientos innecesarios y, potencialmente, peligrosos, como la arteriografía o los tratamientos antitrombóticos.

Múltiples afecciones, entre ellas los trastornos tóxico-metabólicos, algunas crisis comiciales, el aura migrañosa, las neuropatías periféricas o ciertos trastornos psiquiátricos, pueden compartir síntomas o incluso ser semiológicamente superponibles al AIT.[11,12] No obstante, hay algunos síntomas característicos que suelen correlacionarse típicamente con la etiología vascular, tales como los trastornos campimétricos, los trastornos del lenguaje, la paresia facial y la hemiparesia.[13] Asimismo, la escala ABCD2 (que valora la edad, la presión arterial, la clínica, la duración de los síntomas y la presencia de diabetes) parece tener también una buena correlación con la etiología vascular cuando se obtienen puntuaciones elevadas.[14] Los síntomas visuales transitorios y los síntomas sensitivos conllevan un escaso riesgo de ictus subsiguiente, pero un riesgo elevado de nuevos eventos transitorios recurrentes, lo que sugiere que pueden tratarse más de equivalentes migrañosos que de AIT.[15] La forma de presentación de los síntomas también puede ser orientativa: así, la instauración gradual a lo largo de minutos, o incluso más paulatina suele asociarse a episodios no isquémicos, siendo los AIT típicamente abruptos en cuanto a su forma de inicio.

En otras ocasiones, los hallazgos de laboratorio o la neuroimagen aclaran el diagnóstico. Así, la resonancia magnética con secuencias de difusión puede aportar evidencias objetivas de isquemia cerebral en una buena proporción de los pacientes con AIT.[16]

Las entidades clínicas que, con mayor frecuencia, plantean errores diagnósticos son las crisis comiciales (5-17 %). Las dudas diagnósticas se suscitan sobre todo en los pacientes que experimentan una parálisis de Todd tras la crisis, aunque también pueden surgir dudas en sujetos con semiología sensitiva o alteraciones de la motórica ocular. En ocasiones la neuroimagen ofrece resultados inesperados en estos pacientes, al mostrar masas tumorales primarias o mestastásicas (1-15 %). En estos casos, sin embargo, lo más frecuente es que los pacientes vengan experimentando sutiles signos neurológicos precediendo a la crisis.[17]

Otro pequeño grupo de pacientes que pueden experimentar sintomatología evocadora de AIT son los que sufren neuropatías periféricas, vértigo, encefalitis, encefalopatías tóxico-metabólicas, infecciones sistémicas, hematomas subdurales, síncopes, auras migrañosas, síntomas psicosomáticos u otros. El descenso del nivel de conciencia acompañante es el signo que, estadísticamente, parece más asociado a otro diagnóstico diferente al isquémico, pues es más típico de los estados poscríticos, las infecciones o las encefalopatías tóxico-metabólicas.

El trastorno metabólico que, con más frecuencia, puede plantear la necesidad de un diagnóstico diferencial con un AIT es la hipoglucemia. Es bien conocido que en su contexto pueden producirse síntomas neurológicos deficitarios focales que se resuelven al corregir el defecto metabólico o unas horas más tarde.[18] Asimismo, la hiperglucemia con estado hiperosmolar también puede cursar con déficits focales neurológicos simulando un AIT, aunque frecuentemente se asocia a crisis epilépticas. Otras causas de encefalopatía tóxico-metabólica bastante común son los trastornos hidroelectrolíticos, la encefalopatía hepática, la intoxicación etílica o la abstinencia de alcohol.[19]

Una entidad frecuentemente referida como causante de síntomas compatibles con AIT es el hematoma subdural, si bien el mecanismo fisiopatológico por el que se produce dicha semiología no es bien conocido. Se han propuesto hipótesis tales como la compresión transitoria de un vaso en la vecindad del hematoma, el incremento transitorio del edema local con efectos asimismo compresivos, la existencia de actividad crítica con déficit postictales o incluso el desencadenamiento de una depresión cortical propagada.[20]

Menos frecuente es que el ataque isquémico transitorio se presente con una semiología de apariencia no isquémica. La presencia de factores de riesgo cardiovascular y el inicio brusco de los síntomas debe ponernos sobre la pista de un episodio isquémico. Trastornos del movimiento de presentación aguda, como hemibalismos, coreas o discinesias unilaterales pueden ser resultado de la isquemia aguda de los ganglios basales o sus conexiones.[21] Asimismo, pueden existir estados confusionales, de agitación o *delirium* consecutivos a lesiones isquémicas de estructuras de la corteza límbica, de los lóbulos temporales, regiones orbitofrontales o de la encrucijada posterior del hemisferio derecho.[22]

En cualquier caso, la certeza diagnóstica está muy estrechamente vinculada a la experiencia del médico que formula el diagnóstico. Y si esta aseveración es real en relación con la enfermedad cerebrovascular en sentido amplio, probablemente lo sea más en una entidad con síntomas fugaces como el AIT, en el que la exploración rara vez aporta datos útiles (ya que suele realizarse cuando los síntomas ya han revertido). Así, en el estudio SOS-TIA, de todos los pacientes que fueron enviados a la unidad de AIT por un médico general, el diagnóstico de AIT pudo ser corroborado por el neurólogo experto en patología vascular en un 65 % de los casos, formulándose un diagnóstico final de *AIT posible* en un 13 % adicional y demostrando, así, un error diagnóstico del 35 %, por parte de los médicos generales, y una duda diagnóstica del 13 %, por parte de los expertos en neurovascular. Esta tendencia al sobrediagnóstico del AIT se ha corroborado también en otras series de pacientes.

4 Unidades de AIT

El hecho probado de que más del 25 % de los ictus vengan precedidos por uno o varios AIT,[23] brinda una extraordinaria oportunidad para evitar el ictus establecido y las consecuencias devastadoras o incluso fatales que puede acarrear desde el doble punto de vista personal y social.

Los síntomas del AIT son frecuentemente ignorados por los pacientes y sus familiares o no son reconocidos por los médicos, lo que retrasa el estudio diagnóstico y la instauración de un tratamiento adecuado. Incluso tras el diagnóstico de AIT, la corta duración de los síntomas y la recuperación clínica completa que lo caracteriza ha llevado tradicionalmente a un manejo no urgente, en el contexto de una consulta externa de neurología, en la que es necesario asumir unos tiempos de espera prolongados, tanto para la valoración especializada como para la realización de las imprescindibles pruebas complementarias.[24,25] Esto supone, en el mejor de los casos, una demora mínima de una o dos semanas y, en muchos sistemas sanitarios, de varios meses. Teniendo en cuenta que el riesgo de ictus después de sufrir un AIT asciende hasta un 20 % en noventa días, pero llega al 15 % en la primera quincena,[26,27,28] los sistemas habituales de manejo del AIT resultan a todas luces ineficaces.

La instauración de un tratamiento adecuado, que debe ser determinado tras una investigación exhaustiva de la etiología del AIT, redunda en una reducción del riesgo de ictus recurrente en un 80-90 %.[29] La precocidad de dicha instauración condicionará la posibilidad de obtener tales beneficios. Lamentablemente, no se han llevado a cabo grandes ensayos aleatorios en el caso del AIT que permitan respaldar estas afirmaciones con altos niveles de evidencia, lo que sin duda contribuye a la variabilidad observada en el manejo de esta entidad.

4.1 Modelos de unidades de AIT

A la luz del alto riesgo de recurrencia temprana de ictus que entraña el AIT, en los últimos años se han intentado establecer diferentes estrategias para mejorar el manejo de esta entidad, incidiendo en la necesaria inmediatez del estudio etiológico. Así, diferentes guías de práctica clínica han propuesto que el AIT sea atendido en un entorno de alta resolución,[30,31,32] si bien dejan abierto el modelo organizativo a seguir en cada centro o sistema sanitario. Las nuevas guías americanas, de inminente publicación, inciden una vez más en la necesidad de que los pacientes con AIT sean evaluados lo más pronto posible tras el evento (recomendación de clase I, nivel de evidencia B).[33] No existen, sin embargo estudios aleatorios que marquen un protocolo universal en el desarrollo de la atención adecuada del AIT. El escenario puede ser muy diferente en los distintos países e, incluso, de una región a otra se observan diferencias derivadas de la atomización de los sistemas de salud. Como aproximación organizativa novedosa para dar respuesta a la mencionada necesidad de inmediatez, han surgido en los últimos años las denominadas unidades de AIT (en inglés, *TIA Clinics*). Se trata de unidades o clínicas especializadas preparadas para una rápida evaluación diagnóstica de los pacientes con AIT, seguida de la instauración de un tratamiento preventivo apropiado.

4.1.1 El estudio EXPRESS

Una de las realidades sanitarias mejor evaluadas en cuanto al manejo del AIT e ictus menor y donde las unidades de AIT han alcanzado un mayor desarrollo es la del Reino Unido. En ese país, la atención a los pacientes con enfermedad cerebrovascular no tributarios de ingreso hospitalario (marcado éste por la severidad de la afectación clínica) recae, principalmente, sobre los médicos de atención primaria. Pese a las recomendaciones de las guías de práctica clínica,[34] que abogan por la atención especializada, ésta suele llegar con un retraso superior a dos semanas. En un intento de subsanar estas deficiencias se han desarrollado varias estrategias de intervención, cobrando especial relevancia las experiencias y modelos organizativos diseñados y, posteriormente, evaluados en el estudio EXPRESS.[35] En el contexto de un estudio poblacional de todos los ictus y AIT incidentes y recurrentes acontecidos en Oxfordshire *(The Oxford vascular study, OXVASC)*,[36] se llevó a cabo un riguroso estudio observacional a fin de evaluar el resultado de la introducción de un sistema de diagnóstico y tratamiento urgente de los pacientes con AIT. En una primera fase se creó una unidad de AIT que ofrecía una consulta diaria, excluyendo los días festivos, y a la que los médicos de atención primaria, previa petición de cita, remitían a sus pacientes sospechosos de padecer un AIT o un ictus menor. Allí se valoraba clínicamente al paciente, realizando una TAC y un electrocardiograma en el día o en el menor tiempo posible, y se concertaba cita para la realización, a lo largo de la semana siguiente, de una ecografía carotídea (a todos los pacientes) y de una ecocardiografía transtorácica o transesofágica (a algunos pacientes según la indicación clínica). Completado el estudio, se redactaba un informe con recomendaciones terapéuticas que se remitía por fax al médico de atención primaria, prescindiendo la unidad de AIT de dar recomendaciones directas o prescripciones al paciente.

Después de treinta meses de trabajo se inició la segunda fase del estudio, en la que se prescindía de la necesidad de la cita previa y el tratamiento era pautado e iniciado en la propia unidad, una vez confirmado el diagnóstico. Los médicos de atención primaria remitían directamente a los pacientes sospechosos a la unidad, donde se llevaba a cabo un estudio diagnóstico similar al descrito en la primera fase, remitiendo asimismo al final del proceso un informe al médico de atención primaria.

En todos los pacientes se llevó a cabo seguimiento clínico al cabo de un mes y posteriormente a los seis, doce y veinticuatro meses desde el evento inicial, recogiendo la información de eventuales recurrencias, entendiendo como tales todos aquellos nuevos déficits neurológicos bruscos en el seno de una recuperación completa o de estabilidad clínica desde el evento inicial.[37]

4.1.2 SOS-TIA

Otro de los modelos de unidad de AIT es el desarrollado en Francia bajo los auspicios del estudio SOS-TIA,[38] que se ha llevado a cabo en el área de París y su región administrativa. En este caso la unidad de AIT permanece abierta veinticuatro horas al día y siete días a la semana, ofreciendo la posibilidad de contactar con la misma mediante un teléfono gratuito. La existencia de la unidad fue publicitada mediante el envío de un folleto informativo (en el que se podía encontrar, asimismo, la definición, síntomas, riesgos, principales etiologías y tratamientos urgentes del AIT) a 15.000 profesionales de la región, incluyendo médicos generales, neurólogos, cardiólogos, oftalmólogos y médicos de los servicios de urgencias de hospitales comunitarios y docentes. Las llamadas telefónicas eran atendidas de 9:00 a 17:00 horas por una enfermera con formación específica y de 17:00 a 9:00 horas por el médico de guardia de la unidad de ictus, programándose el ingreso inmediato en la unidad de aquellos pacientes con sintomatología sugestiva de AIT. Una vez en la unidad, el sujeto era valorado por el neurólogo vascular antes de transcurrir cuatro horas, iniciándose la batería de estudios complementarios en caso de persistir la presunción diagnóstica de AIT. En todos los pacientes se obtenía un estudio de neuroimagen (RM o, en su defecto, TAC craneal), un electrocardiograma, un dúplex de troncos supraaórticos y un doppler transcraneal. El ecocardiograma transtorácico o transesofágico de urgencia se reservaba sólo para aquellos casos con elevada sospecha de riesgo cardioembólico (endocarditis, disección aórtica, estenosis mitral, infarto agudo de miocardio o trombosis de válvula cardíaca protésica). Asimismo, se realizaban análisis sanguíneos para la determinación del perfil lipídico, ionograma, glucemia y hemoglobina glicosilada, creatinina, proteína C reactiva y hemograma. Al final de la evaluación, el neurólogo contactaba con el médico que había enviado al paciente para discutir el diagnóstico y el tratamiento más apropiado, otorgándose el alta médica a continuación. En este estudio se llevó a cabo el seguimiento de los pacientes mediante consulta o contacto telefónico a los noventa días y al año, calculando el riesgo de recurrencia de ictus, infarto agudo de miocardio y muerte de causa vascular. Asimismo, se comparó el riesgo de ictus en los pacientes con AIT manejados de este modo con el riesgo estimado según el *score* ABCD2.

4.1.3   *Experiencia propia: unidad de AIT del Hospital Central de Asturias*

En nuestro medio la situación no difiere mucho de la descrita para el Reino Unido: el escaso conocimiento de los síntomas e implicaciones del AIT, tanto entre la población general como entre buena parte de los médicos de atención primaria, hace que con frecuencia estos pacientes, en el caso de que lleguen a consultar con su médico de cabecera, sean remitidos a la consulta externa del servicio de neurología, con lo que esto supone en tiempo de espera y con las consecuencias que ese retraso puede tener sobre la evolución del paciente. Estos obstáculos para una evaluación ambulatoria rápida y solvente han llevado a la recomendación por parte de algunas guías de práctica clínica, del ingreso hospitalario como mejor medio para garantizar un rápido diagnóstico etiológico y la instauración de una profilaxis adecuada.[39]

Buscando una alternativa al ingreso hospitalario que garantizase un diagnóstico etiológico completo en menos de 24-48 horas y el inicio inmediato de una profilaxis secundaria apropiada, se creó en el Hospital Universitario Central de Asturias en el verano de 2008 una unidad de AIT integrada en el área de urgencias y gestionada, conjuntamente, por el área de urgencias y el servicio de neurología. Frente a los modelos descritos de Oxford y París, nuestra unidad ofrece la ventaja de integrarse en la estructura organizativa de urgencias, aprovechando recursos preexistentes, con una inversión económica mínima, con el fin de lograr los objetivos de atención integral e inmediata, sobre la base de algunos cambios organizativos que permiten completar el trabajo diagnóstico-terapéutico en un tiempo muy escaso.

El paciente con clínica sugestiva de AIT que consulta en el servicio de urgencias por propia iniciativa o referido por su médico de atención primaria es valorado inicialmente por el neurólogo de guardia a instancias del médico de urgencias, realizándose inmediatamente una neuroimagen cerebral mediante TAC craneal, electrocardiograma, radiografía de tórax y estudios analíticos básicos (hemograma, bioquímica elemental y coagulación básica). Si se mantiene la presunción diagnóstica de AIT y no cumple criterios de ingreso hospitalario (véase la figura 1), el paciente ingresa en la unidad de AIT.

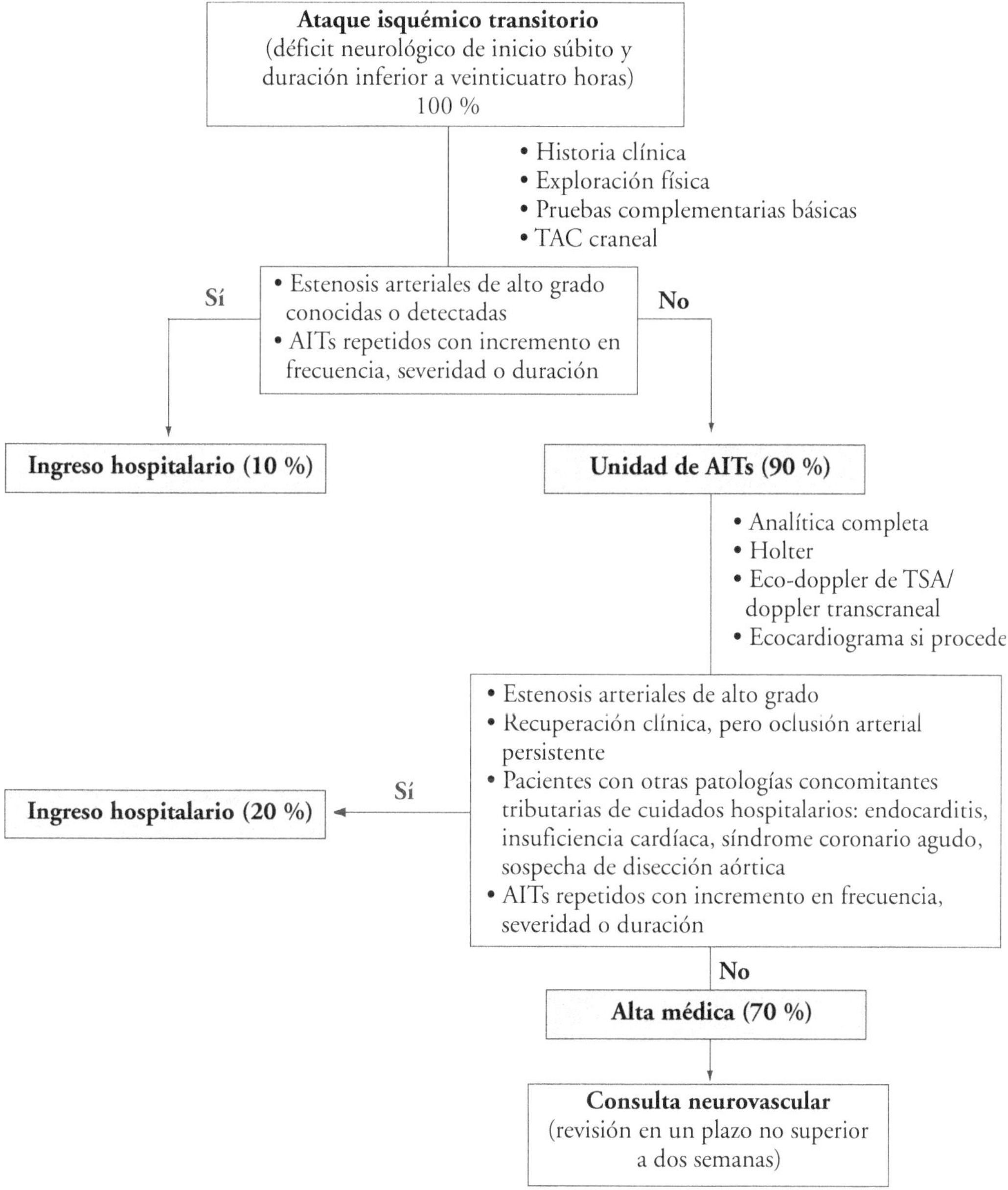

Figura 1. *Criterios de ingreso en la unidad de AIT del Hospital Universitario Central de Asturias.*

La unidad de AIT está integrada en los boxes de observación del área de urgencias y atendida por el personal de enfermería de dicho servicio. Una vez que el paciente ingresa en esta unidad se instaura tratamiento antiagregante, profilaxis con heparinas de bajo peso molecular y se evitan los tratamientos antihipertensivos, a no ser que se superen los límites habituales de 220/120 mmHg. Inmediatamente se coloca un holter-EKG a todos los pacientes, salvo que sean portadores de una arritmia cardíaca conocida, manteniéndolo durante veinticuatro horas y siendo informado a continuación por el servicio de cardiología. A la mañana siguiente se envía al laboratorio una muestra sanguínea para completar el estudio bioquímico con perfil lipídico, pruebas de función hepática, proteínas totales y proteinograma, función tiroidea, vitaminas, proteína C reactiva y homocisteína. En caso de que el paciente sea menor de cincuenta y cinco años, se amplía el análisis con la determinación de autoanticuerpos y serología sanguíneas de lúes, Borrelia, Brucella y virus neurotropos. A continuación, el neurólogo vascular valora de nuevo al paciente, llevando a cabo un dúplex de troncos supraaórticos y un doppler transcraneal. En los casos en que se considere indicado, también se realizará una ecocardiografía transtorácica o transesofágica, estudio que podría diferirse un plazo máximo de una semana en coordinación con el servicio de cardiología. Completado el estudio en un máximo de cuarenta y ocho horas, los pacientes reciben el alta médica con un informe completo y el tratamiento preventivo apropiado ya iniciado y son remitidos a revisión en consulta de neurovascular en un plazo inferior a quince días, donde se reajusta el tratamiento en caso de que en el momento del alta médica quedara pendiente de recepción el resultado de algún estudio complementario.

4.2 *Resultados de las unidades de AIT*

Los modelos de unidades de AIT EXPRESS y SOS-TIA ya han sido evaluados, demostrando unos resultados muy favorables tanto en lo relativo a su eficacia, como en cuanto a su seguridad. El estudio EXPRESS ha podido demostrar que la valoración urgente y el inicio temprano de la combinación pertinente de tratamientos preventivos reducen en un 80 % el riesgo de recurrencia temprana de ictus tras sufrir un AIT o ictus menor. En la primera fase del estudio EXPRESS el riesgo de recurrencia de ictus era muy similar al estimado en un estudio poblacional que se había realizado entre los años 1981 y 1986, evaluando las recurrencias subsiguientes al manejo tradicional del AIT por parte de los médicos de atención primaria. Los resultados cambiaron dramáticamente en la segunda fase del estudio, que conllevaba una mayor inmediatez tanto en la evaluación del paciente, como en la instauración del tratamiento preventivo (véase la figura 2). Al tratarse de un estudio clínico y no de un ensayo aleatorio, los resultados son más extrapolables a la población atendida en la práctica clínica habitual. Así, la tercera parte de los pacientes eran mayores de ochenta años y un 10 % superaban los noventa años de edad. En lo concerniente a la seguridad de este modelo de asistencia, no se registró un mayor riesgo de hemorragias asociadas al tratamiento precoz. Es, tam-

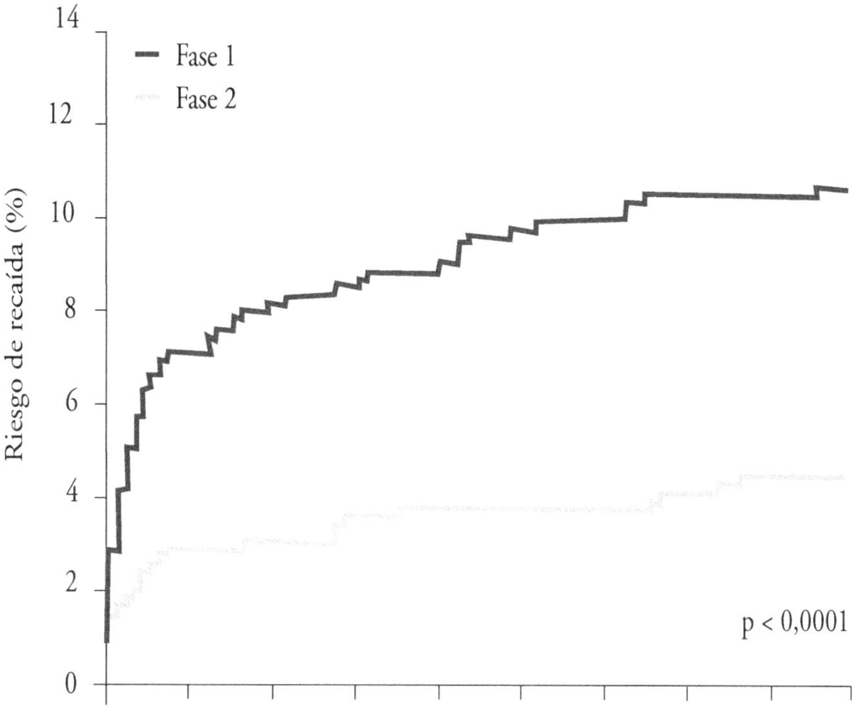

Figura 2. Diferencias entre la tasa de recurrencia de eventos isquémicos
en ambas fases del estudio EXPRESS.

bién, interesante comprobar cómo la efectividad de la revascularización carotídea en los casos indicados fue muy sustancial, al llevarse a cabo precozmente en la primera semana desde los síntomas.[40]

Con relación a la rentabilidad económica de estas novedosas aproximaciones, un análisis posterior a la publicación inicial del estudio EXPRESS refleja una reducción significativa del riesgo de ictus fatal o causante de dependencia (m-Rankin > 2). Del mismo modo se consigue una reducción de ingresos hospitalarios por ictus recurrentes, con la consiguiente menor estancia media hospitalaria y ahorro económico por cada paciente.[41] En el caso de la unidad de AIT del Hospital Universitario Central de Asturias, un análisis de los primeros seis meses de funcionamiento de la misma revela un ahorro de al menos 940 estancias hospitalarias con respecto a la situación previa (estudio del paciente mediante ingreso hospitalario).

A fin de corroborar la eficacia de las unidades de AIT con respecto al manejo tradicional, en el estudio SOS-TIA se comparó el riesgo de ictus a los noventa días de los pacientes atendidos en la unidad de AIT con el riesgo estimado a partir de la escala ABCD2, comprobando un riesgo real de un 1,2 %, muy inferior al 5,96 % estimado aplicando la escala ABCD2. Asimismo, la tasa al cabo de un año de infarto agudo de miocardio y de muerte de causa vascular es significativamente menor.

5 Conclusiones

El manejo correcto del AIT pasa por su identificación como una enfermedad cerebrovascular con un alto índice de recurrencia, lo que conlleva la necesidad de un estudio etiológico pertinente que permita la consiguiente instauración precoz de un tratamiento preventivo óptimo. Estas medidas, correctamente aplicadas, consiguen una reducción del 80 % del riesgo de ictus después de sufrir un AIT, riesgo que en su evolución natural, ascendería al 20 % al cabo de tres meses. Estos objetivos son alcanzables de manera efectiva y segura con las unidades de AIT, que permiten además el ahorro de ingresos innecesarios y disminuyen el tiempo de estancia hospitalaria. Con la presencia del neurólogo en la valoración inicial se puede evitar la errónea ocupación de estas unidades, así como detectar otros problemas potencialmente graves que necesiten atención neurológica y simulen la semiología del AIT.

BIBLIOGRAFÍA

1. Dennis MS, Bamford JM, Sandercock PA *et al.* A comparison of risk factors and prognosis for transient ischemic attacks and minor ischemic strokes: the Oxfordshire community stroke project. Stroke 1989; 20: 1494-499.
2. Whisnant JP, Brown RD, Petty GW *et al.* Comparison of population-based models of risk factors for TIA and ischemic stroke. Neurology 1999; 53: 532-36.
3. Weimar C, Kraywinkel K, Rödl J *et al.* for the German stroke data bank collaborators. Etiology, duration and prognosis of transient ischemic attacks an analysis from the German stroke data bank. Arch Neurol 2002; 59: 1584-588.
4. Purroy F, Montaner J, Molina CA *et al.* Patterns and predictors of early risk of recurrence after transient ischemic attack with respect to etiologic subtypes. Stroke 2007; 38: 3225-229.
5. Adams HP Jr, Bendixen BH, Kappelle LJ *et al.* Classification of subtype of acute ischemic stroke. Definitions for use in a multicenter clinical trial. TOAST. Trial of Org 10172 in Acute Stroke Treatment. Stroke 1993; 24: 35-41.
6. Amarenco P, Bogousslavsky J, Caplan LR *et al.* Classification of stroke subtypes. Cerebrovasc Dis 2009; 27: 493-501.

7. Bamford JM, Sandercock PAG, Dennis M *et al.* Classification and natural history of clinically identifiable subtypes of cerebral infarction. Lancet 1991; 337: 1521-526.
8. Landi G, Motto C, Cella E *et al.* Pathogenic and prognostic features of lacunar transient ischemic attack syndromes. J Neurol Neurosurg Psychiatry 1993; 56: 1265-270.
9. Sempere AP, Duarte J, Cabezas C *et al.* Etiopathogenesis of transient ischemic attacks and minor ischemic strokes: a community-based study in Segovia, Spain. Stroke 1998; 29: 40-5.
10. Kraaijeveld CL, van Gijn J, Schouten HJA *et al.* Interobserver agreement for diagnosis of transient ischemic attacks. Stroke 1984; 15: 723-25.
11. Koudstaal PJ, Van Gijn J, Staal A. Diagnosis of transient ischemic attacks: improvement of interobserver agreement by a check-list in ordinary language. Stroke 1986; 17: 723-28.
12. Prabhakaran S, Silver AJ, Warrior L *et al.* Misdiagnosis of transient ischemic attacks in the emergency room. Cerebrovasc Dis 2008; 26: 630-35.
13. Murray S, Bashir K, Lees KR *et al.* Scott Med J 2007; 52: 4-8.

14. Quinn TJ, Cameron AC, Dawson J *et al.* ABCD2 scores and prediction of non cerebrovascular diagnoses in an outpatient population: a case-control study. Stroke 2009; 40: 749-53.

15. Larsen BH, Sørensen PS, Marquardsen J. Transient ischaemic attacks in young patients: a thromboembolic or migrainous manifestation? A 10 year follow up study of 46 patients. J Neurol Neurosurg Psychiatry 1990; 53: 1029-033.

16. Kidwell CS, Alger JR, Di Salle F *et al.* Diffusion MRI in patients with transient ischemic attacks. Stroke 1999; 30: 1174-180.

17. Snyder H, Robinson K, Shah D *et al.* Signs and symptoms of patients with brain tumors presenting to the emergency department. J Emerg Med 1993; 11: 253-58.

18. Wallis WE, Donaldson I, Scout RS *et al.* Hypoglycemia masquerading as cerebrovascular disease (hypoglycaemic hemiplegia). Ann Neurol 1985; 18: 510-12.

19. Berkovic SF, Bladin PF, Darby DG. Metabolic disorders presenting as stroke. Med J Aust 1984; 140: 421-24.

20. Moster ML, Johnston DE, Reinmuth OM. Chronic subdural hematoma with transient neurological deficits: a review of 15 cases. Ann Neurol 1983; 14: 539-42.

21. Ghika J, Bogousslavsky J. Abnormal movements. En: Bogousslavsky J, Caplan LR, eds. Stroke syndromes (2nd ed). Cambridge: Cambridge University Press 2001; 162-81.

22. Brust JC, Caplan LR. Agitation and delirium. En: Bogousslavsky J, Caplan LR, eds. Stroke syndromes (2nd ed). Cambridge: Cambridge University Press 2001; 222-31.

23. Rothwell PM, Warlow CP. Timing of TIAs preceding stroke: time window for prevention is very short. Neurology 2005; 64: 517-20.

24. Johnston SC, Smith WS. Practice variability in management of transient ischemic attacks. Eur Neurol 1999; 42: 105-08.

25. Goldstein lB, Bian J, Bonito AJ *et al.* New transient ischemic attack and stroke: outpatient management by primary care physicians. Arch Intern Med 2000; 160: 2941-946.

26. Johnston SC, Gress DR, Browner WS *et al.* Short-term prognosis after emergency department diagnosis of TIA. JAMA 2000; 284: 2901-906.

27. Lovett JK, Dennis MS, Sandercock PA *et al.* Very early risk of stroke after a first transient ischemic attack. Stroke 2003; 34: e138-140.

28. Johnston SC, Rothwell PM, Nguyen-Huynh MN *et al.* Validation and refinement of scores to predict very early stroke risk after transient ischaemic attack. Lancet 2007; 369: 283-92.

29. Hackam DG, Spence JD. Combining multiple approaches for the secondary prevention of vascular events after stroke: a quantitative modeling study. Stroke 2007; 38: 1881-885.

30. The European Stroke Organization (ESO) Executive Committee and the ESO Writing Committee. Guidelines for management of ischaemic stroke and transient ischaemic attack 2008. Cerebrovasc Dis 2008; 25: 457-507.

31. Johnston SC, Nguyen-Huynh MN, Schwarz ME *et al.* National Stroke Association guidelines for the management of transient ischemic attacks. Ann Neurol 2006; 60: 301-13.

32. Sacco RL, Adams R, Albers G *et al.* American Heart Association; American Stroke Association Council on Stroke; Council on Cardio-vascular Radiology and Intervention; American Academy of Neurology. Guidelines for prevention of stroke in patients with ischemic stroke or transient ischemic attack: a statement for healthcare professionals from the American Heart Association/American Stroke Association Council on Stroke: co-sponsored by the Council on Cardiovascular Radiology and Intervention: the American Academy of Neurology affirms the value of this guideline. Stroke 2006; 37: 577-617.

33. Easton JD, Saver JL, Albers GW *et al.* Definition and evaluation of transient ischemic attack. A scientific statement for healthcare pro-

fessionals from the American Heart Association/American Stroke Association Stroke Council; Council on Cardiovascular Surgery and Anesthesia; Council on Cardiovascular Radiology and Intervention; Council on Cardiovascular Nursing; and the Interdisciplinary Council on Peripheral Vascular Disease. Stroke 2009 May 7. [Epub ahead of print]

34. Royal College of Physicians Intercollegiate Stroke Working Party. National clinical guidelines for stroke, 2nd ed. London, England: Royal College of Physicians 2004: 134.

35. Rothwell PM, Giles MF, Chandratheva A *et al.* on behalf of the early use of existing preventive strategies for stroke (EXPRESS) study. Effect of urgent treatment of transient ischaemic attack and minor stroke on early recurrent stroke (EXPRESS study): a prospective population-based sequential comparison. Lancet 2007; 370: 1432-442.

36. Rothwell PM, Coull AJ, Silver LE *et al.* Population-based study of event-rate, incidence, case fatality and mortality for all acute vascular events in all arterial territories (Oxford vascular study). Lancet 2005; 366: 1773-783.

37. Coull A, Rothwell PM. Under-estimation of the early risk of recurrence after first stroke by the use of restricted definitions. Stroke 2004; 35: 1925-929.

38. Lavallé PhC, Meseguer E, Abboud H *et al.* A transient ischaemic attack clinic with round-the-clock access (SOS-TIA): feasibility and effects. Lancet Neurol 2007; 6: 953-60.

39. http://www.princast.es/salud/pcais/pdfs/ictus.pdf

40. Rothwell PM, Eliasziw M, Gutnikov SA *et al.* for the Carotid Endarterectomy Trialists Collaboration. Effect of endarterectomy for symptomatic carotid stenosis in relation to clinical subgroups and to the timing of surgery. Lancet 2004; 363: 107-16.

41. Luengo-Fernández R, Gray AM, Rothwell PM. Effect of urgent treatment for transient ischaemic attack and minor stroke on disability and hospital costs (EXPRESS study): a prospective population-based sequential comparison. Lancet Neurol 2009; 8: 235-43.

Capítulo 5. Tratamiento médico en la prevención secundaria del AIT. ¿Prevención primaria del ictus?

A. Alonso Cánovas, J. Masjuan Vallejo

Unidad de Ictus
Servicio de Neurología
Hospital Universitario Ramón y Cajal
Madrid

Dirección para correspondencia
Hospital Universitario Ramón y Cajal
Dr. J. Masjuan Vallejo
jmasjuan.hrc@salud.madrid.org
Dra. A. Alonso Cánovas
aracelialonsocanovas@gmail.com

1   Introducción

El ataque isquémico transitorio (AIT) se define, actualmente, como una disfunción neurológica focal cerebral, retiniana o medular de origen vascular y carácter reversible que no produce un infarto establecido detectable por técnicas de neuroimagen.[1] Esta definición «tisular» enfatiza la reversibilidad del proceso isquémico y se opone al criterio pragmático temporal de veinticuatro horas (o como se propuso más recientemente, una hora),[2] puesto que entre un tercio y la mitad de estos eventos se acompañan de lesión isquémica aguda en resonancia magnética (RM) en las secuencias de difusión.[3,4]

La fisiopatología del AIT se considera diferente a la del ictus isquémico establecido. Probablemente se trate de un proceso más inestable, en el que la reversibilidad de la isquemia condiciona una mayor cantidad de tejido a riesgo. Por este motivo, el riesgo de sufrir un ictus tras un AIT es muy elevado y máximo en la etapa precoz, pudiendo variar este riesgo según diferentes series, entre un 8,4-10 %[5] en los primeros tres meses, de los que la mitad se concentran en las primeras cuarenta y ocho horas (5,5 %).[6] Entre un 15 y un 20 % de pacientes con ictus ha sufrido un AIT previamente, el 40 % en la semana previa, lo que destaca la brevedad de la ventana de prevención y la importancia del manejo del AIT como una auténtica emergencia médica de cara a disminuir este elevado riesgo de ictus precoz.

Por otro lado, este riesgo no es homogéneo y según se ha publicado en numerosos trabajos, múltiples factores clínicos lo modulan. Los síntomas sensitivos y breves con antecedentes de múltiples AIT previos se asocian a recurrencia de AIT de hasta un 40 %,[7] pero no a ictus establecido, por lo que podrían ser considerados como AIT «benignos». Por el contrario, la edad por encima de sesenta y cinco años, la presencia de diabetes, la elevación de presión arterial, la presentación con disfunción motora o del lenguaje frente a otros síntomas y el déficit prolongado (> 10 minutos) que se combinan en la escala ABCD2 se asocian a un elevado riesgo de ictus precoz.[8] Asimismo, cuando la clínica es fluctuante, recurrente o evoluciona de forma progresiva (AIT *in crescendo, capsular warning*) el riesgo de isquemia establecida, habitualmente lacunar, es muy elevado. La presencia de lesiones en difusión en fase aguda es un fuerte predictor de recurrencia de ictus y lesiones silentes en el seguimiento,[4] tanto que la AHA/ASA ha propuesto recientemente que se incluya la RM de forma rutinaria en la valoración del AIT (véase la figura 1).[1]

Sin embargo, el factor de riesgo principal y sobre el que la intervención aguda tiene un mayor impacto es la ateromatosis de grandes vasos extracraneales a la que se le atribuyen el 37 % de los ictus precoces. Sin embargo, sólo está presente en el 14 % de los pacientes con AIT. Por este motivo, el estudio no invasivo de la circulación intra y extracraneal es una de las prioridades en su evaluación inicial.

Finalmente, el AIT es un marcador de alto riesgo vascular, con aumento de la incidencia de otros eventos vasculares mayores, sobre todo coronarios,[9] y muerte vascular (riesgo

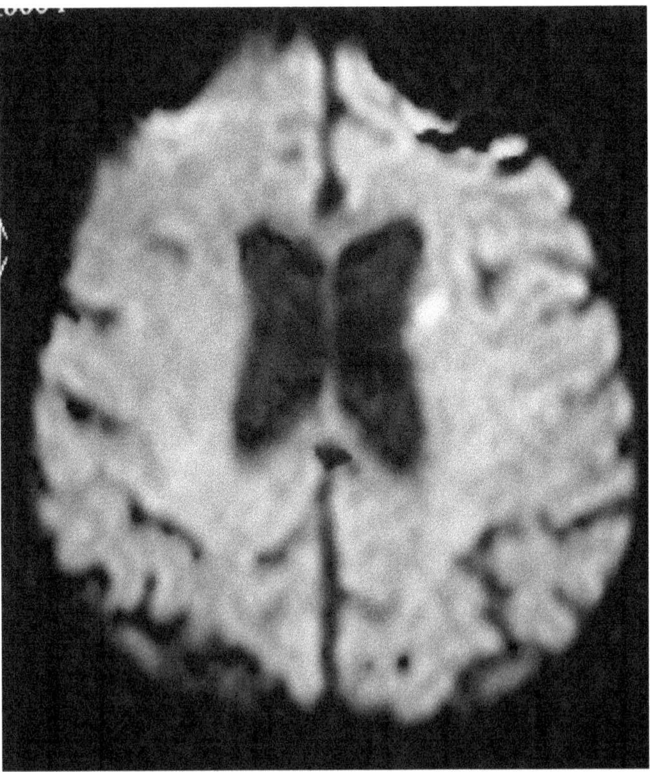

Figura 1. Lesión paraventricular izquierda en secuencia de difusión de resonancia magnética (RM) en paciente con ataque isquémico transitorio.

combinado de AIT, ictus, infarto de miocardio y muerte vascular del 25 % en tres meses),[10] lo que justifica un cribado elemental en la valoración inicial (investigación de clínica sugestiva de cardiopatía isquémica o arritmias, electrocardiograma, radiografía de tórax y, en casos seleccionados, ecocardiografía y holter de electrocardiograma).

En este capítulo se exponen las medidas terapéuticas en fase aguda y de prevención secundaria de eventos isquémicos cerebrales a instaurar tras el diagnóstico de un AIT, según la etiología y características clínicas del mismo. Se aporta la evidencia científica que apoya cada actuación terapéutica, si bien existe la limitación de que gran parte de la literatura científica no se refiere específicamente al AIT, sino a la combinación de ictus e AIT.

2 Evaluación inicial del AIT

Recientes estudios poblacionales han revelado una incidencia y repercusión socioeconómica del AIT mayor de lo considerado previamente: en torno a 1,08 por mil habitantes/año,[11] con una demanda de atención especializada cada vez mayor a medida que la población envejece, aumenta el reconocimiento de sus síntomas y la gravedad que reviste entre pacientes y médicos de atención primaria y servicios de emergencia.

Diversos estudios prospectivos han estudiado cuál es el manejo óptimo del AIT (atención primaria, atención especializada urgente o ingreso en un servicio de neurología). Algunas guías internacionales recomiendan una valoración urgente por un neurólogo para establecer el diagnóstico, descartar *stroke mimics* y establecer un plan terapéutico.[12] Este tipo de manejo se ha asociado significativamente a un riesgo menor de ictus precoz.[13]

El estudio EXPRESS demostró que la atención especializada se asociaba a un mejor pronóstico del paciente con AIT en una cohorte de pacientes detectados en atención primaria. Se comparó prospectivamente una primera fase (n = 634, 2002-2004) estudiados de modo preferente en consultas (con un retraso medio de tres días y una mediana de inicio de tratamiento de veinte días) con una segunda (n = 644, 2004-2007) con valoración inmediata (media de atención y mediana de inicio de tratamiento menor de veinticuatro horas). La incidencia de ictus a los noventa días cayó de un 10,3 % a un 2,1 %. Además se comprobó una disminución de la tasa de infarto de miocardio (IM) y muerte vascular y aumentó la proporción de pacientes tratados intensivamente (antiagregantes, antihipertensivos e hipolipemiantes) y cirugías carotídeas precoces.[14]

En el estudio francés SOS-TIA, 1.085 pacientes con AIT (recibidos directamente en el servicio de urgencia o derivados desde atención primaria) fueron valorados por un neurólogo y estudiados de forma urgente en cuatro horas. Los AIT de alto riesgo (en torno al 25 %), con estenosis de grandes vasos intra o extracraneales, sospecha de fuente cardioembólica mayor o AIT *in crescendo*, ingresaron en la unidad de ictus, mientras que el resto se daba de alta con tratamiento intensivo. Se comprobó una disminución significativa (1,2 %) del riesgo teórico de ictus (un 5,9 % según escala ABCD2) de la cohorte a los noventa días, una menor tasa de IM y muerte vascular (1,1 %) y se realizó un importante número de revascularizaciones carotídeas (cuarenta y tres pacientes) con un retraso mediano de seis días.[15]

La última actualización de las guías de la AHA/ASA de mayo de 2009[1] también distingue entre AIT de alto y bajo riesgo. En todos los casos se recomienda una valoración neurológica urgente incluyendo estudio analítico, de neuroimagen (preferentemente con RM), neurovascular y cardíaco cuando se considere necesario en las primeras veinticuatro horas e ingreso en los casos de alto riesgo (< 72 horas de evolución y puntuación ABCD2 ≥ 3) o en que el estudio no se pueda completar ambulatoriamente.

En nuestro medio, dada la necesidad de realizar en un plazo corto los estudios complementarios, instaurar un tratamiento preventivo de forma inmediata y garantizar una vigilancia estrecha neurológica en el plazo de riesgo máximo de ictus (cuarenta y ocho horas) el ingreso hospitalario se tiende a considerar la opción más adecuada.[6] Debe tenerse en cuenta, además, la posibilidad de instaurar tratamientos en fase aguda como la heparinización intravenosa en AIT *in crescendo* (medida empírica avalada por el Grupo de Estudio de Enfermedades Cerebrovasculares de la Sociedad Española de Neurología, GEECV) y la trombolisis intravenosa en caso de ictus precoz establecido.[16] En una serie reciente un tercio de ictus intrahospitalarios tratados con fibrinolisis estaban ingresados por AIT.[17] Si el paciente con AIT o ictus se presenta en atención primaria de forma tardía deberá derivarse al servicio de urgencias para valoración y eventual ingreso, a menos que el tiempo de evolución supere los siete días, según las recomendaciones del GEECV.

3   AIT de origen cardioembólico

Las cardiopatías embolígenas, en particular la fibrilación auricular (FA) no valvular, se asocian a ictus isquémico pero los AIT parecen ser poco frecuentes y es probable que, cuando ocurren en este contexto, se deban a patología vascular asociada. El riesgo de reembolia precoz varía mucho en la literatura, pero tiende a considerarse bajo (0,3-0,5 % al día la primera semana), mientras que, a largo plazo, los pacientes con FA tienen un riesgo relativo de 2,5. Cuando una cardiopatía embolígena se presenta con un AIT, el riesgo de ictus recurrente es menor que cuando lo hace con un infarto establecido (4 % frente a un 11 % en pacientes antiagregados), siendo la reducción del riesgo relativo (RRR) mayor también en estos últimos al instaurar la anticoagulación (56 % frente a 63 %).[18]

3.1   *Fuente cardioembólica mayor*

La FA no valvular es la causa más frecuente de AIT e ictus cardioembólicos. En ausencia de contraindicación para la misma debe instaurarse siempre tratamiento anticoagulante oral para un INR diana entre 2 y 3, que reduce el riesgo relativo de ictus un 68 % frente a un 20 % del AAS.[19] En este rango deben mantenerse también la FA valvular, los infartos de miocardio de menos de tres meses de evolución, acinesias segmentarias, aneurismas ventriculares o trombos intracavitarios, las cardiopatías reumáticas y las prótesis biológicas que presenten un episodio embólico.[6] Existe controversia sobre la anticoagulación en la miocardiopatía dilatada en prevención secundaria,[20] pero las guías españolas (SEN) la recomiendan. Las cardiopatías de alto riesgo (principalmente prótesis valvulares metálicas) precisan un rango más alto, entre 2,5 y 3,5 y cuando, aun en estos niveles, se presenta una reembolia, se puede asociar empíricamente AAS.[6]

El momento óptimo de inicio del tratamiento (empíricamente, dentro de las primeras dos semanas) no se ha establecido; en las guías canadienses se recomienda hacerlo una vez que se obtiene una tomografía computarizada (TC) normal.[12] Una práctica extendida en nuestro medio y recomendada por expertos es iniciar el tratamiento con heparina intravenosa en fase aguda para una anticoagulación más rápida y eficaz, en especial en cardiopatías de alto riesgo embolígeno; aunque no hay ensayos clínicos que la avalen. En cuanto a la heparina de bajo peso molecular subcutánea, su introducción con la anticoagulación oral hasta obtener niveles terapéuticos se ha evaluado en ictus cardioembólicos y, aunque el riesgo de sangrado es variable, no parece aportar ningún beneficio.[21]

Cuando la anticoagulación está contraindicada, el tratamiento de elección es el AAS. El ensayo ACTIVE-A, publicado recientemente, encontró beneficio en la doble antiagregación (clopidogrel y AAS) frente a AAS en prevención primaria (2,4 % frente a 3,3 % riesgo anual de ictus) a expensas de un aumento del riesgo de padecer un sangrado mayor (2 %).[22] Existen otras alternativas prometedoras que se están ensayando en la actualidad. El estudio PROTECT-AF comparó el dispositivo WATCHMAN (para el cierre endovascular de la orejuela de la aurícula izquierda) frente a warfarina, observándose una reducción de la incidencia de ictus isquémico, hemorrágico y muerte vascular (3,4 frente a 5 %), y continúa en fase de reclutamiento. Los inhibidores directos de la trombina, en particular el dabigatrán (en evaluación en el ensayo RE-LY), sin necesidad de monitorización del INR constituyen una vía esperanzadora, teniendo en cuenta que sólo el 60 % de los pacientes anticoagulados se encuentran habitualmente en rango terapéutico.[23]

3.2 *Fuente cardioembólica menor*

La calcificación de anillo mitral, el prolapso de la válvula mitral y la valvulopatía aórtica nativa no tienen indicación de anticoagulación oral en prevención secundaria de embolias, de modo que la recomendación actual es antiagregar con AAS. En lo referente al foramen oval permeable (FOP), cuestión siempre polémica en la que se han admitido actitudes tan divergentes como la observación clínica y la cirugía, el registro multicéntrico prospectivo CODICIA, llevado a cabo en España entre los años 2000 y 2005 concluye que la presencia de FOP no se asocia a un aumento significativo de recurrencia de ictus en los pacientes con esta dolencia o aquejados de AIT de origen indeterminado. La anticoagulación oral no proporcionó beneficios frente al tratamiento con AAS, por lo que no parece justificado aplicarlo en este tipo de pacientes, aun cuando presenten aneurisma del septo interauricular, a menos que se demuestre una trombosis venosa concomitante.[24]

4 AIT no cardioembólico

El tratamiento del AIT no cardioembólico se basa en medidas generales no farmacológicas de modificación del estilo de vida, antihipertensivos, hipolipemiantes, antiagregantes y control estricto de otros factores de riesgo asociados como diabetes mellitus.

4.1 Cambios en el estilo de vida

El abandono de hábitos tóxicos es fundamental: el tabaquismo activo y pasivo aumenta el riesgo de eventos vasculares, por ello se debe proporcionar apoyo farmacológico y no farmacológico para dejar de fumar. La ingesta de alcohol debe mantenerse por debajo de dos unidades al día (menos de catorce a la semana en varones y nueve en mujeres). Se recomienda una dieta pobre en sal (en torno a 1.200 mg), grasas (en particular saturadas), azúcares solubles y rica en frutas, fibra soluble, potasio y proteínas de origen vegetal. Debe instruirse al paciente en el hábito de practicar ejercicio físico aeróbico entre treinta y sesenta minutos diarios (con este entrenamiento se ha demostrado una reducción del riesgo de ictus), así como evitar el sobrepeso (con un índice de masa corporal diana entre 18,5 y 24,9 y un perímetro abdominal < 88 cm en mujeres y < 102 en varones).[12] Los datos sobre ácidos grasos omega 3, ácido fólico y vitamina B son inconsistentes y no se recomiendan como prevención secundaria.

4.2 Antihipertensivos

La hipertensión arterial (HTA) es un factor de riesgo clásico de ictus, tanto isquémico como hemorrágico, y su tratamiento tiene un gran impacto en la reducción del mismo, constituyendo uno de los ejes de la prevención secundaria de la enfermedad cerebrovascular. Es de señalar que, de acuerdo con estudios recientes combinados en un metaanálisis, tras un AIT, ictus isquémico o hemorragia intracraneal el beneficio de reducir, gradualmente, las cifras de presión arterial (hasta una diana de 130/80 o 120/80 en diabéticos) es significativo incluso en pacientes normotensos (estudios HOPE y PROGRESS), con una reducción del riesgo de ictus (0,72), IM y eventos vasculares (0,79) a cinco años.[25] La excepción a esta regla son los pacientes con estenosis carotídea mayor del 70 % bilateral (ver más adelante). La reducción de la presión arterial sistólica por debajo de 130 mm de Hg se encuentra en evaluación en prevención secundaria de infartos subcorticales en el estudio SPS-3.

Los fármacos que han demostrado un mayor beneficio son los inhibidores de la enzima conversora de angiotensina (IECAs) solos o en combinación con un diurético, concretamente ramiprilo (estudio HOPE, reducción del riesgo relativo de ictus del 32 %) y perindoprilo con indapamida (estudio PROGRESS, reducción del riesgo relativo de ictus del 28 %). Los pacientes diabéticos y ancianos también se benefician de la reducción de cifras de presión arterial. En cuanto a los antagonistas del receptor de la angiotensina II (ARA II), si bien en el estudio PROFESS no aportaron beneficio en prevención secundaria de ictus, el estudio MOSES (eprosartán frente a nitrendipino) resultó significativo en la reducción del riesgo de ictus, IM y muerte vascular (RR 0,79) y en el estudio ON-TARGET consiguieron el objetivo de no inferioridad frente a IECAs.[26]

Reflejando esta evidencia, las guías nacionales e internacionales recomiendan iniciar antes del alta hospitalaria, e independientemente de las cifras de presión arterial basales, un tratamiento antihipertensivo que se mantendrá crónicamente e incluirá preferentemente un IECA con o sin diurético.[6,12,27,28] En cuanto a la fase aguda, en el AIT las cifras de presión arterial no se deben tratar por debajo de 200 mmHg de sistólica y 110 mmHg de diastólica según recomendación de expertos.

4.3 Tratamiento de la diabetes mellitus

Los pacientes con diabetes mellitus (DM) se encuentran en un riesgo elevado de ictus, enfermedad coronaria y arteriopatía periférica. Cuando presentan un AIT el riesgo de ictus precoz es elevado y es frecuente la ateromatosis de alto grado con estenosis carotídea. La literatura científica sobre ictus y diabetes abunda en trabajos sobre prevención primaria, los cuales insisten en la necesidad de controlar rigurosamente la hiperglucemia, así como tratar precozmente la HTA, microalbuminuria e hiperlipidemia. Los IECAs y ARA II son especialmente beneficiosos para el paciente diabético y en algunas guías se recomienda la antiagregación profiláctica con AAS a dosis bajas.

En la fase aguda del evento isquémico, sea AIT o ictus, se recomienda el tratamiento con insulina subcutánea para optimizar el control de la hiperglucemia.[6] En la fase posterior, el objetivo a alcanzar es una hemoglobina glicada < 7 mg/dL y una glucemia en ayunas por debajo de 126 mg/dL (7 mmol/dL).[12] Con este fin, clásicamente, tras un evento vascular mayor se ha recomendado el tratamiento intensivo con insulina. Sin embargo, antidiabéticos orales como la pioglitazona son capaces de disminuir la incidencia de ictus y revascularización coronaria en diabéticos tipo 2 con un perfil de seguridad favorable (a diferencia de la rosiglitazona, relacionada con aumento de incidencia de IM).[29]

4.4 Hipolipemiantes

A pesar de que la asociación entre hiperlipidemia y enfermedad cerebrovascular (a diferencia del territorio coronario) es débil e inconsistente en diferentes estudios, el tratamiento con estatinas reduce, significativamente, la incidencia de ictus isquémico, otros eventos vasculares y muerte vascular. Más allá de la disminución de los niveles de colesterol total y LDL, las estatinas parecen ralentizar la progresión de la aterosclerosis, tienen actividad antiinflamatoria y contra la disfunción endotelial y, además, se especula sobre sus efectos neuroprotectores, entre otras propiedades.

El estudio SPARCL marcó un hito en la prevención secundaria de la enfermedad cerebrovascular al demostrar una reducción significativa del riesgo de ictus isquémico (RR 0,84) y eventos cardiovasculares (RR 0,80) con el tratamiento con atorvastatina a dosis de 80 mg diarios. Aunque el beneficio se observó en todos los subtipos de ictus y pacientes, fue máximo en ictus aterotrombóticos, estenosis carotídea sintomática, menores de sesenta y cinco años y diabéticos. La detección de un aumento en la incidencia de ictus hemorrágicos creó cierta alarma, si bien parece estar asociada a otros factores de riesgo (hemorragia intracraneal previa, microangiopatía, HTA grado II, sexo masculino y edad avanzada) distintos del tratamiento con atorvastatina o la dosis empleada. Un metaanálisis reciente ha confirmado los resultados positivos del tratamiento con estatinas a dosis altas en prevención primaria y secundaria (RR 0,82) sin aumento de la tasa de hemorragias intracraneales.[30]

En conclusión y salvo contraindicación formal, todos los pacientes con antecedente de AIT o ictus no cardioembólico con cifras de LDL por encima de 100 mg/dL deben ser tratados con estatinas, con el fin de disminuir el riesgo de ictus y eventos cardiovasculares. El nivel de LDL debe mantenerse por debajo de 100 en prevención secundaria de ictus y por debajo de 70 en pacientes de muy alto riesgo (por ejemplo, diabéticos). La atorvastatina a dosis de 80 mg está respaldada por mayor evidencia científica que la pravastatina y la simvastatina y está especialmente indicada en pacientes de alto riesgo. La introducción precoz de una estatina tras un AIT no ha mostrado beneficio adicional (estudio FASTER),[31] pero se recomienda iniciar el tratamiento antes del alta.

4.5 Antiagregación

El tratamiento antiagregante es la base de la prevención secundaria del AIT no cardioembólico y su introducción precoz es fundamental. Si en el ictus isquémico se recomienda el tratamiento en las primeras cuarenta y ocho horas o a las veinticuatro horas de la trombolisis, en el AIT debe iniciarse en cuanto la TC craneal descarte una hemorragia intracraneal. Incluso algunas guías clínicas, como la Canadiense, recomiendan un antiagregante oral en dosis de carga (300 mg de clopidogrel o al menos 160 mg de AAS).[12]

El tratamiento antiagregante ha demostrado (en metaanálisis combinados de prevención secundaria de ictus y AIT) ser capaz de reducir hasta un 13 % el riesgo de ictus isquémico. Con la evidencia actualmente disponible, el AAS aislado, en combinación con dipiridamol y el clopidogrel se consideran alternativas terapéuticas equivalentes de primera línea. Las características clínicas del paciente, la accesibilidad y tolerancia al fármaco pueden ser orientativas en la elección.

4.5.1 AAS

El AAS es un inhibidor irreversible de la COX-2, impide la síntesis de TXA2 y es el antiagregante con mayor experiencia de uso en patología isquémica arterial: cerebrovascular, coronaria y arteriopatía periférica.[32] Su eficacia ha sido estudiada en ensayos clásicos (SALT, ESPS-2, CAST, IST) desde finales de la década de 1970 y su efecto es modesto pero consistente: una reducción del riesgo relativo de ictus en torno al 13 % y de la combinación de ictus, infarto y muerte vascular en torno al 17 %. En un metaanálisis que incluyó los estudios CAST e IST (40.000 pacientes con ictus) se demostró también una reducción de muerte intrahospitalaria y tromboembolia.[33] No se ha establecido la dosis óptima de AAS (50-325 mg diarios) pero no deben superarse los 350 mg/día por la mayor incidencia de efectos adversos, principalmente gastrointestinales (dispepsia y hemorragia). Conlleva cierto riesgo de hemorragia sistémica e intracraneal (calculado en 4 y 2, respectivamente, por cada 1.000 pacientes tratados)[33] y se ha asociado con la aparición de microsangrados silentes en RM.[34]

4.5.2   Triflusal

Se trata de un derivado trifluorado del AAS con amplia experiencia de uso en España: inhibe la ciclooxigenasa plaquetaria y aumenta las concentraciones intracelulares de AMPc. A dosis de 300 mg cada doce horas es tan eficaz como el AAS (no hay diferencias significativas en prevención secundaria de eventos vasculares tras AIT, ictus o IM) con menos efectos adversos, en particular hemorrágicos, aunque no se han estudiado subgrupos (alto riesgo) en los que el beneficio podría ser inferior. Algunos trabajos le atribuyen ciertos efectos neuroprotectores en el deterioro cognitivo leve.[35]

4.5.3   Asociación AAS-dipiridamol

El dipiridamol es un antiagregante que actúa aumentando las concentraciones intracelulares de AMPc, que inhibe la recaptación de adenosina plaquetaria, endotelial y eritrocitaria. Sus efectos adversos más frecuentes son cefalea y diarrea, sin embargo no aumenta el riesgo de hemorragia. Se administra a dosis de 100 mg tres veces al día o en formulación retardada (mejor tolerada, aunque no disponible en España).

Se ha estudiado su eficacia en prevención secundaria de AIT e ictus en combinación con AAS y aunque el estudio ESP-2 fue cuestionado metodológicamente demostró una reducción del riesgo relativo de ictus en prevención secundaria del 37 % en combinación con AAS frente a un 18 % de AAS exclusivamente. El beneficio fue mayor en varones, fumadores, menores de setenta años, eventos vasculares previos y llegaba hasta el 44,6 % de RRR si había antecedente de ictus o AIT previo al evento calificador. Más recientemente, el estudio ESPRIT y un metaanálisis de 2008 han confirmado la superioridad y seguridad de la combinación de AAS-dipiridamol frente a AAS en prevención secundaria de ictus (reduce el riesgo de ictus en un 23 %, riesgo relativo 0,77) y de ictus, IM y muerte vascular (0,85). El estudio PROFESS comparó esta combinación frente a clopidogrel, sin que se pudiese demostrar una superioridad sobre el mismo. Las limitaciones principales de AAS-dipiridamol son su mala tolerancia y que la formulación *retard* del dipiridamol, con la que se han llevado a cabo los estudios, no está disponible en el mercado español.[32]

4.5.4 Ticlopidina

Este compuesto antiagregante pertenece al grupo de la tienopiridinas. Actúa bloqueando los receptores de ADP y se administra a dosis de 250 mg cada doce horas. A pesar de su efectividad (demostró ser más eficaz que AAS en prevención secundaria de AIT, ictus y eventos vasculares e incluso reducir un 21 % el riesgo relativo en pacientes que tenían un evento vascular estando antiagregados o anticoagulados) el riesgo de neutropenia ha limitado drásticamente su uso.[36]

4.5.5 Clopidogrel

Se trata de otra tienopiridina y comparte el mecanismo de acción de la ticlopidina. Se administra una vez al día (75 mg) y sus efectos adversos principales son la aparición de exantema cutáneo y diarrea, sin toxicidad hematológica.

Clopidogrel es discretamente más eficaz que AAS en la prevención secundaria de eventos vasculares mayores, en particular en pacientes con cardiopatía isquémica. El estudio CAPRIE comparó ambos compuestos en pacientes con antecedentes de cardiopatía isquémica, AIT o ictus y demostró la no inferioridad de clopidogrel (7,15 *versus* 7,7 % de ictus e IM) y una reducción del riesgo relativo del 15 % favorable a clopidogrel en el subgrupo con antecedente de ictus o IM. Por otro lado, en el estudio PROFESS la combinación de AAS-dipiridamol no fue superior a clopidogrel.[37]

Esta diferencia, aunque discreta, hace del clopidogrel el compuesto más efectivo en prevención secundaria de ictus y es recomendable, por tanto, en pacientes de alto riesgo (cardiopatía isquémica, diabetes mellitus y estenosis carotídea) y en pacientes que sufran un AIT o ictus isquémico no cardioembólico estando en tratamiento con AAS u otro antiagregante.

4.5.6 Asociación AAS + clopidogrel

Los estudios MATCH y CHARISMA compararon el tratamiento con AAS asociado a clopidogrel o placebo en prevención primaria y secundaria de ictus y no encontraron beneficio de la doble antiagregación en pacientes con AIT e ictus no seleccionados. En el primero, se comparó la combinación AAS/clopidogrel frente a clopidogrel en pacientes que habían presentado un ictus (80 %) o AIT (20 %) en los tres meses anteriores a la aleatorización. La asociación no consiguió demostrar una disminución significativa de la tasa de eventos vasculares (aunque se observó una tendencia a la significación estadística en AIT, aleatorización precoz, diabéticos y arteriopatía periférica) y en cambio sí se detectó un aumento de los eventos hemorrágicos. Por su parte, el estudio CHARISMA, que distinguía entre individuos con riesgo vascular sintomáticos y asintomáticos (incluyendo aquellos con AIT) ofreció unos resultados confusos con una disminución mínimamente significativa del riesgo de eventos vasculares en los sintomáticos (RR 0,88) y aumento no significativo de eventos en asintomáticos (RR 1,2) con la combinación AAS-clopidogrel frente a AAS, debido probablemente a la heterogeneidad de la muestra y a un diseño desacertado con análisis de múltiples subgrupos.[37]

En enfermedad cerebrovascular la indicación de la doble antiagregación está restringida, de momento, a los días previos y al mes posterior a la angioplastia carotídea. La vía de la doble antiagregación no está, sin embargo, cerrada y se encuentran en desarrollo numerosas líneas de investigación. Como se ha señalado previamente, su papel en la prevención de eventos embólicos en la FA no valvular está siendo evaluado. Es posible, además, que un subgrupo de pacientes de alto riesgo de ictus no cardioembólico, en especial la ateromatosis carotídea significativa sintomática, se beneficie de un período corto de tratamiento combinado que podría mejorar el pronóstico de cara a una revascularización precoz, como se refiere en la siguiente sección.

5 AIT asociado a estenosis de grandes vasos

5.1 *Estenosis carotídea*

La ateromatosis carotídea con estenosis sintomática se detecta en cerca del 14 % de los pacientes con AIT y constituye el grupo de riesgo máximo de ictus isquémico precoz (el 37 %) tras un AIT en el que, además, el período de alto riesgo parece durar más que en otros subgrupos etiológicos.[38]

Por la fisiopatología de su proceso son pacientes inestables que requieren por tanto una vigilancia estrecha, un estudio complementario exhaustivo y la aplicación de medidas terapéuticas específicas, todo ello, idealmente, en el ámbito hospitalario especializado en el contexto de un equipo multidisciplinar (con neurorradiólogos y cirujanos vasculares) dirigido por el neurólogo responsable del paciente. Es él quien debe sentar la indicación de revascularización atendiendo a diversos factores (tipo de síntomas, estabilidad clínica, grado de estenosis, reserva hemodinámica cerebral, edad, condición médica general, comorbilidad y riesgo quirúrgico) que modifican las tasas de éxito, complicaciones y beneficios derivados del procedimiento. En general, en pacientes que han sufrido un AIT y, siempre que el grado de estenosis sintomática supere el 70 %-99 % y en casos muy seleccionados entre el 50-69 %, está indicado un procedimiento de revascularización en las primeras dos semanas.[12]

En lo que se refiere a los cuidados médicos generales, se debe tener en cuenta que la presión arterial no debe tratarse agresivamente si la estenosis supera el 70 % bilateralmente,[6] aunque una disminución gradual de la TA en estenosis unilateral severa puede ser beneficiosa.

En el momento actual se encuentra en evaluación la doble antiagregación (AAS + clopidogrel) previa a la cirugía carotídea, con la hipótesis de que este subgrupo de pacientes de alto riesgo (ateromatosis significativa sintomática), se beneficie de un período corto de tratamiento combinado que podría estabilizar el proceso aterotrombótico y mejorar el pronóstico inmediato de cara a una revascularización precoz.

En el estudio CARESS se emplearon las señales microembólicas detectables por doppler transcraneal (MES) como marcador indirecto y se estudió la combinación frente a AAS aislado en estenosis carotídeas sintomáticas de más del 50 %, observándose que clopidogrel + AAS reducía significativamente la aparición de MES y disminuía el riesgo de AIT e ictus (sin resultar significativo, si bien en todos los ictus registrados se observaron MES). En la segunda fase del estudio EXPRESS[14] (ver apartado 2), hasta el 50 % de los pacientes recibieron AAS + clopidogrel durante un mes por ser juzgados de alto riesgo (sobre todo, por tiempo corto de evolución), sin detectarse episodios de hemorragia mayor (definida por la necesidad de asistencia médica). En el ensayo piloto FASTER se valoró la introducción inmediata tras un AIT o ictus menor de la asociación de antiagregantes y simvastatina con un diseño de dos ramas (AAS-clopidogrel frente a AAS-placebo y simvastatina-placebo, ver apartado 4.4). Un reclutamiento corto por criterios de inclusión y exclusión estrictos limita la validez externa de sus conclusiones, pero la combinación AAS-clopidogrel consiguió una reducción significativa del riesgo relativo de ictus del 3,8 % y del 7 % en AIT, ictus, síndrome coronario agudo y muerte vascular, sin aumento significativo de hemorragias.[38]

Estos indicios de mejoría del pronóstico inmediato de la estenosis sintomática se han observado en pacientes sometidos a revascularización precoz (menos eventos, menor isquemia e ictus periprocedimiento, sin aumento del riesgo de sangrado, a pesar del aumento del tiempo de hemorragia),[39] aunque aún deben ser respaldados por una mayor evidencia antes de convertirse en práctica habitual. Por el momento, se recomienda el tratamiento con heparina intravenosa en el preoperatorio inmediato de la endarterectomía y la doble antiagregación cuarenta y ocho horas antes de la angioplastia carotídea.[6]

5.1.1 *Endarterectomía carotídea*

La endarterectomía es el tratamiento de elección de la ateromatosis carotídea severa en el momento actual. Respaldado por una amplia experiencia y evidencia científica, reduce un 15 % los eventos a cinco años en estenosis de 70-99 % y un 7,8 % en 50-69 %.[40] Puesto que el mayor beneficio se obtiene en el período de máximo riesgo, debe realizarse en un plazo corto, tanto en AIT como en ictus menores. Con la excepción de los AIT *in crescendo* o ictus en evolución, en que el riesgo quirúrgico es elevado (19,2 %), no hay aumento de la morbimortalidad en cirugía precoz (1.ª-2.ª semana) del AIT o ictus menor estable.[41]

Sin embargo, múltiples factores modulan el resultado final de la cirugía, principalmente el tiempo, el grado de estenosis, el sexo y la edad. El beneficio es mayor cuando se realiza en el primer mes (es máximo en los primeros días y comienza a caer a las dos semanas) y a partir del año decrece drásticamente. Esto sucede en particular en el rango de estenosis del 50-69 %, y es ilustrativo comparar el número necesario a tratar para evitar un evento a los cinco años: cinco a los quince días y ciento veinticinco a partir de las dos semanas. Otros factores que predicen un beneficio mayor de la cirugía son la edad mayor de sesenta y cinco años; el sexo masculino; la diabetes; la isquemia hemisférica establecida frente a AIT y éste frente a *amaurosis fugax* y la placa ulcerada, frente a la placa lisa. En el estudio ESCT se publicó un modelo multifactorial que ayuda a predecir el beneficio del procedimiento en cada caso.[38] El doppler transcraneal también ofrece información valiosa en cuanto a reserva hemodinámica y presencia de MES.

Las desventajas de la cirugía son los tiempos largos de oclusión, el riesgo de complicaciones locales (afectación de nervios craneales, herida) y los derivados de la anestesia general, así como el riesgo de IM periprocedimiento en pacientes cardiópatas. No son abordables quirúrgicamente las estenosis en bifurcaciones altas por radioterapia y reestenosis tras endarterectomía.

5.1.2   Angioplastia carotídea

Comenzó a ensayarse sistemáticamente a finales de de la década de 1990 como alternativa a la endarterectomía, con la intención de superar sus limitaciones en cuanto a riesgo quirúrgico, complicaciones derivadas de la anestesia general y el procedimiento mismo y ampliar, así, el abanico de pacientes subsidiarios de revascularización. Se han publicado numerosos estudios y ensayos clínicos que han intentado comparar la seguridad y eficacia de las dos técnicas. Los resultados han sido variables y, a día de hoy, la angioplastia tiene una serie de indicaciones claras, pero no ha conseguido desbancar a la endarterectomía. Se encuentran en marcha nuevos estudios que podrán aportar más información en los próximos años.

Si bien la angioplastia cuenta con una menor tasa de IM periprocedimiento (estudio SAPPHIRE) y, a largo plazo, ofrece unos resultados equivalentes a la cirugía, en el periodo precoz (treinta días) la incidencia de ictus y muerte es mayor (un 9,6 % de ictus o muerte frente a 3,9 % en EVA3S). La edad avanzada (mayores de ochenta años) y un grado mayor de estenosis se asocian a este riesgo (SPACE, EVA-3S, CREST). La manipulación del arco aórtico y carótida común, que se evitan en la cirugía, podrían estar relacionados con este riesgo, aunque debe considerarse el sesgo potencial de la derivación al abordaje endovascular de pacientes mayores pluripatológicos y la heterogeneidad en la experiencia y seguridad del procedimiento en los distintos centros participantes en los ensayos clínicos. Otros inconvenientes de la angioplastia son la tasa de reestenosis (10,7 % *versus* 4,6 % de endarterectomía en el estudio SPACE) y la tortuosidad vascular, frecuente en pacientes arteriópatas, que puede dificultar el procedimiento.[42]

A pesar de estos datos desfavorables, es innegable el papel potencial y real de la angioplastia carotídea en pacientes seleccionados cuando la indicación es adecuada y la experiencia y destreza en la técnica son óptimas. Los ensayos CREST e ICSS, actualmente en marcha, continúan explorando esta cuestión y delimitando las indicaciones del tratamiento endovascular de la estenosis carotídea (véase la figura 2).

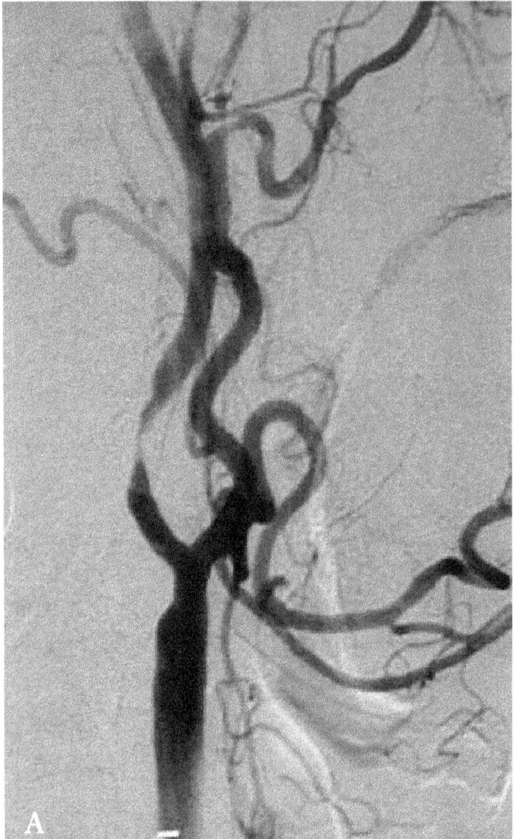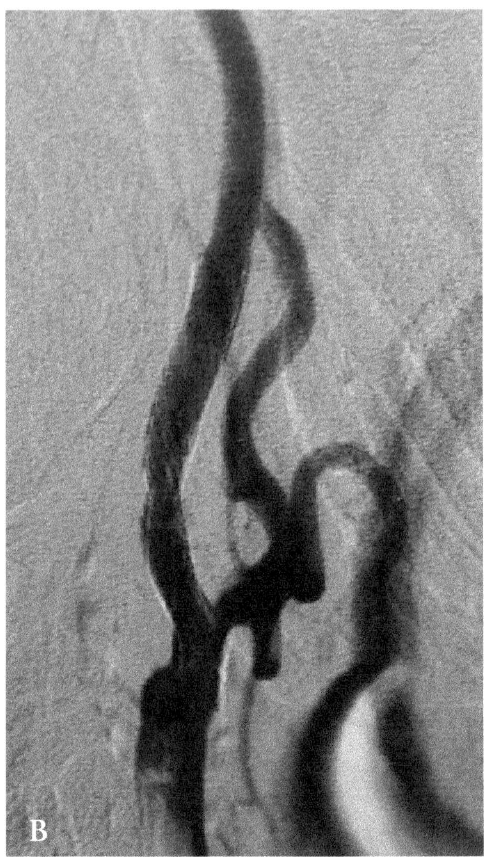

Figura 2. Tratamiento endovascular de la estenosis carotídea: imágenes previas (A) y posteriores (B) a la angioplastia y colocación de stent en arteria carótida interna.

5.1.3   La decisión correcta

A pesar de la utilidad de las guías y ensayos clínicos, no se deben tomar decisiones apoyándose, exclusivamente, en la experiencia ajena ni en la literatura científica. Es fundamental conocer la experiencia y las tasas de éxito y complicaciones de cirujanos y neurorradiólogos de cada centro individual y aplicarla con su asesoramiento al caso concreto de cada paciente. La endarterectomía sigue siendo el procedimiento de elección en ausencia de riesgo quirúrgico, mientras que la angioplastia debe plantearse en aquellas estenosis no abordables por esta técnica (estenosis distales o por radioterapia, reestenosis tras endarterectomía u oclusión o estenosis severa contralateral) o por elección del paciente debidamente informado. Los cuidados médicos (anticoagulación con heparina intravenosa antes de la cirugía y doble antiagregación hasta un mes después de angioplastia) y la monitorización neurológica son igualmente importantes para optimizar el resultado del procedimiento.

5.2 Estenosis intracraneales

En este terreno, la incertidumbre es aún mayor. Se trata de un proceso de historia natural incierta que ha cobrado interés en los últimos años (véase la figura 3). Condicionan el 8-10 % de ictus en EEUU y hasta el 25 % en sujetos asiáticos, si bien la gravedad de su curso clínico es variable. En una serie de cerca de seiscientos pacientes, recientemente publicada, un 18,6 % presentaron ictus recurrente en 1,8 años y casi la mitad de ellos resultaron incapacitantes. Como en la estenosis carotídea, la presentación con AIT y el período precoz aumentan el riesgo de ictus: 6,9 % en noventa días para debut con AIT frente a 4,7 % de recurrencia en ictus establecido. Otros factores de riesgo de recurrencia identificados son el grado de estenosis entre el 70 y 99 % y el sexo femenino.[43] Empíricamente se tratan como la ateromatosis en otros territorios, con antihipertensivos, hipolipemiantes y antiagregantes, ya que los anticoagulantes orales no parecen aportar beneficio y, además, comportan un excesivo riesgo hemorrágico.[44] En lo que respecta al tratamiento endovascular, la angioplastia y colocación de stents intracraneales ofrecen resultados irregulares y una alta tasa de reestenosis (30-43 %, hasta el 40 % sintomáticas), de modo que deben reservarse, por el momento, a pacientes con eventos recurrentes a pesar de recibir un tratamiento médico óptimo o limitarse al ámbito de ensayos clínicos. El estudio SAMMPRIS *(Stenting and aggressive medical management for preventing stroke in intracranial stenosis)* actualmente en marcha compara el abordaje endovascular frente al tratamiento médico en pacientes de alto riesgo y aportará información valiosa sobre la historia natural y el manejo óptimo en este complejo escenario clínico.

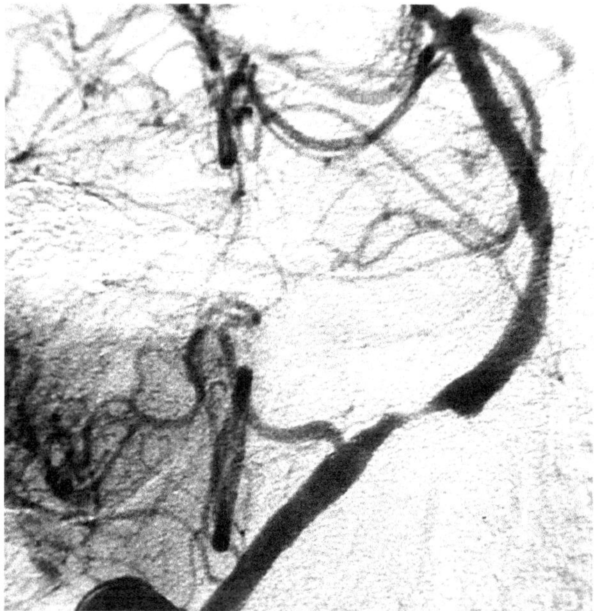

Figura 3. Estenosis intracraneal: estenosis de la arteria basilar en su segmento proximal.

6 Conclusiones

El AIT es una auténtica urgencia médica por el elevado riesgo de ictus precoz y la posibilidad dada por la reversibilidad de la isquemia de actuar antes de que el daño se establezca. Disponemos de múltiples abordajes terapéuticos adaptados a cada subtipo etiológico y a las características del paciente. De la detección precoz de la causa subyacente y la aplicación racional de terapias adecuadas a la misma depende la prevención eficaz del ictus y otros eventos vasculares. En nuestro medio, la valoración y tratamiento urgente del AIT por el neurólogo especializado es un objetivo, alcanzable y efectivo, que ha demostrado modificar la evolución natural de la enfermedad, mejorar su pronóstico y reducir su impacto socioeconómico.

BIBLIOGRAFÍA

1. Easton JD, Saver JL, Albers GW *et al.* Definition and evaluation of transient ischemic attack. A Scientific statement for healthcare professionals from the American Heart Association/American Stroke Association Stroke Council; Council on Cardiovascular Surgery and Anesthesia; Council on Cardiovascular Radiology and Intervention; Council on Cardiovascular Nursing; and the Interdisciplinary Council on Peripheral Vascular Disease. Stroke 2009 [Epub ahead of print].

2. Albers GW, Caplan LR, Easton JD *et al.* Transient ischemic attack-proposal for a new definition. N Engl J Med 2002; 347: 1713-716.

3. Calvet D, Touzé E, Oppenheim C *et al.* DWI lesions and TIA etiology improve the prediction of stroke after TIA. Stroke 2009; 40: 187-92.

4. Purroy F, Begué R, Quílez A *et al.* The California, ABCD, and Unified ABCD2 Risk scores and the presence of acute ischemic lesions on diffusion-weighted imaging in TIA patients. Stroke 2009 [Epub ahead of print].

5. Romano JG, Sacco RL. Progress in secondary stroke prevention. Ann Neurol 2008; 63: 418-27.

6. Comité *ad hoc* del Grupo de Estudio de Enfermedades Cerebrovasculares. Guía para el diagnóstico y tratamiento del ictus. Guías oficiales de la Sociedad Española de Neurología N.º 3. Barcelona: Prous Science, SA 2006.

7. Johnston SC, Sidney S, Bernstein AL *et al.* A comparison of risk factors for recurrent TIA and stroke in patients diagnosed with TIA. Neurology 2003; 60: 280-85.

8. Johnston SC, Gress DR, Browner WS *et al.* Short-term prognosis after emergency department diagnosis of TIA. JAMA 2000; 284: 2901-906.

9. Elkins JS, Sidney S, Gress DR *et al.* Electrocardiographic findings predict short-term cardiac morbidity after transient ischemic attack. Arch Neurol 2002; 59: 1437-441.

10. Johnston DC, Hill MD. The patient with transient cerebral ischemia: a golden opportunity for stroke prevention. CMAJ 2004; 170: 1134-137.

11. Giles MF, Rothwell PM. Transient ischaemic attack: clinical relevance, risk prediction and urgency of secondary prevention. Curr Opin Neurol 2009; 22: 46-53.

12. Lindsay P, Bayley M, Hellings C *et al* (Canadian stroke strategy best practices and standards writing group on behalf of the Canadian Stroke Strategy, a joint initiative of the Canadian Stroke Network and the Heart and Stroke Foundation of Canada*). Canadian

best practice recommendations for stroke care (updated 2008). CMAJ 2008; 179 (12).

13. Giles MF, Rothwell PM. Risk of stroke early after transient ischaemic attack: a systematic review and meta-analysis. Lancet Neurol 2007; 6: 1063-072.

14. Rothwell PM, Giles MF, Chandratheva A *et al.* Effect of urgent treatment of transient ischaemic attack and minor stroke on early recurrent stroke (EXPRESS study): a prospective population-based sequential comparison. Lancet 2007; 370: 1432-442.

15. Lavallée PC, Meseguer E, Abboud H *et al.* A transient ischaemic attack clinic with round-the-clock access (SOS-TIA): feasibility and effects. Lancet Neurol 2007; 6: 953-60.

16. Masjuan J, Vera R. In-hospital stroke. Eur J Neurol 2009; 16: 549-50.

17. Masjuan J, Simal P, Fuentes B *et al.* In-hospital stroke treated with intravenous tissue plasminogen activator. Stroke 2008; 39: 2614-616.

18. Anderson DC, Kappelle LJ, Eliasziw M *et al.* Occurrence of hemispheric and retinal ischemia in atrial fibrillation compared with carotid stenosis. Stroke 2002; 33: 1963-967.

19. Hart RG, Pearce LA, Aguilar MI. Meta-analysis: antithrombotic therapy to prevent stroke in patients who have nonvalvular atrial fibrillation. Ann Intern Med 2007; 146: 857-67.

20. Massie BM, Collins JF, Ammon SE *et al.* Randomized trial of warfarin, aspirin, and clopidogrel in patients with chronic heart failure: the warfarin and antiplatelet therapy in chronic heart failure (WATCH) trial. Circulation 2009; 119: 1616-624.

21. Hallevi H, Albright KC, Martin-Schild S *et al.* Anticoagulation after cardioembolic stroke: to bridge or not to bridge? Arch Neurol 2008; 65: 1169-173.

22. ACTIVE Investigators, Connolly SJ, Pogue J, Hart RG *et al.* Effect of clopidogrel added to aspirin in patients with atrial fibrillation. N Engl J Med 2009; 360: 2066-078.

23. Connolly SJ, Pogue J, Eikelboom J *et al.* Benefit of oral anticoagulant over antiplatelet therapy in atrial fibrillation depends on the quality of international normalized ratio control achieved by centers and countries as measured by time in therapeutic range. Circulation 2008; 118: 2029-037.

24. Serena J, Martí-Fàbregas J, Santamarina E *et al.* Recurrent stroke and massive right-to-left shunt: results from the prospective spanish multicenter (CODICIA) study. Stroke 2008; 39: 3131-136.

25. Rashid P, Leonardi-Bee J, Bath P. Blood pressure reduction and secondary prevention of stroke and other vascular events: a systematic review. Stroke 2003; 34: 2741-748.

26. Oparil S, Kjeldsen SE, Hedner T *et al.* ON-TARGET, TRANSCEND and PROFESS-clarifying, confusing or misleading? Blood Press 2009; 18: 4-6.

27. National Collaborating Centre for Chronic Conditions. Stroke: national clinical guideline for diagnosis and initial management of acute stroke and transient ischaemic attack (TIA). London: Royal College of Physicians, 2008.

28. Sacco RL, Adams R, Albers G *et al.* Guidelines for prevention of stroke in patients with ischemic stroke or transient ischemic attack: a statement for healthcare professionals from the American Heart Association/ American Stroke Association Council on Stroke: co-sponsored by the Council on Cardiovascular Radiology and Intervention: the American Academy of Neurology affirms the value of this guideline. Stroke 2006; 37: 577-617.

29. Nagajothi N, Adigopula S, Balamuthusamy S *et al.* Pioglitazone and the risk of myocardial infarction and other major adverse cardiac events: a meta-analysis of randomized, controlled trials. Am J Ther 2008; 15: 506-11.

30. Amarenco P, Labreuche J. Lipid management in the prevention of stroke: review and updated meta-analysis of statins for stroke prevention. Lancet Neurol 2009; 8: 453-63.

31. Kennedy J, Hill MD, Ryckborst KJ *et al.* Fast assessment of stroke and transient ischaemic attack to prevent early recurrence (FASTER): a randomised controlled pilot trial. Lancet Neurol 2007; 6: 961-69.

32. Ovbiagele B. Antiplatelet therapy in management of transient ischemic attack: overview and evidence-based rationale. J Emerg Med 2008; 34: 389-96.

33. Chen ZM, Sandercock P, Pan HC *et al.* Indications for early aspirin use in acute ischemic stroke: A combined analysis of 40.000 randomized patients from the chinese acute stroke trial and the international stroke trial. Stroke 2000; 3: 1240-249.

34. Vernooij MW, Haag MD, Van Der Lugt A *et al.* Use of antithrombotic drugs and the presence of cerebral microbleeds: the Rotterdam scan study. Arch Neurol 2009. [Epub ahead of print]

35. Matías-Guiu J, Ferro JM, Álvarez-Sabín J *et al.* TACIP investigators. Comparison of triflusal and aspirin for prevention of vascular events in patients after cerebral infarction: the TACIP study: a randomized, double-blind, multicenter trial. Stroke 2003; 34: 840-48.

36. Hass WK, Easton JD, Adams HP Jr *et al.* A randomized trial comparing ticlopidine hydrochloride with aspirin for the prevention of stroke in high-risk patients. Ticlopidine Aspirin Stroke Study Group. N Engl J Med 1989; 321: 501-07.

37. Howard G, McClure LA, Krakauer JW *et al.* Stroke and the statistics of the aspirin/clopidogrel secondary prevention trials. Curr Opin Neurol 2007; 20: 71-7.

38. Rothwell PM. Prediction and prevention of stroke in patients with symptomatic carotid stenosis: the high-risk period and the high-risk patient. Eur J Vasc Endovasc Surg 2008; 35: 255-63.

39. Payne DA, Jones CI, Hayes PD *et al.* Beneficial effects of clopidogrel combined with aspirin in reducing cerebral emboli in patients undergoing carotid endarterectomy. Circulation 2004; 109: 1476-481.

40. Rothwell PM, Eliasziw M, Gutnikov SA *et al.* Analysis of pooled data from the randomised controlled trials of endarterectomy for symptomatic carotid stenosis. Lancet 2003; 361: 107-16.

41. Karkos CD, Hernández-Lahoz I, Naylor AR. Urgent carotid surgery in patients with crescendo transient ischaemic attacks and stroke-in-evolution: a systematic review. Eur J Vasc Endovasc Surg 2009; 37: 279-88.

42. Stingele R, Ringleb PA. To stent or not to stent: stent-protected percutaneous angioplasty *versus* endarterectomy post hoc analyses. Curr Opin Neurol 2009; 22: 75-9.

43. Ovbiagele B, Cruz-Flores S, Lynn MJ *et al.* Warfarin-Aspirin Symptomatic Intracranial Disease (WASID) Study Group. Early stroke risk after transient ischemic attack among individuals with symptomatic intracranial artery stenosis. Arch Neurol 2008; 65: 733-37.

44. Kasner SE, Lynn MJ, Chimowitz MI *et al.* Warfarin *versus* aspirin for symptomatic intracranial stenosis: subgroup analyses from WASID. Neurology 2006; 67: 1275-278.

Capítulo 6. Neurorradiología en el AIT

J. Munuera del Cerro, A. Rovira Cañellas

Unidad de Resonancia Magnética
(IDI) Servicio de Radiología
Hospital Universitari Vall d'Hebron
Barcelona

Dirección para correspondencia
Hospital Universitari Vall d'Hebron
Dr. J. Munuera del Cerro
pep.munuera@idi-cat.org

1 Introducción

El ataque isquémico transitorio (AIT) es, frecuentemente, la primera manifestación clínica de la enfermedad cerebrovascular y se considera un marcador pronóstico o signo de alarma, ya que los pacientes que lo presentan incrementan el riesgo de sufrir un infarto cerebral grave, así como una enfermedad coronaria con elevada tasa de mortalidad. Por ello, los enfermos con un AIT deben considerarse una urgencia médica que requiere una rápida evaluación, con el objeto de instaurar medidas de prevención secundaria que reduzcan el riesgo de infarto, que puede llegar a ser del 20 % en el primer mes después del AIT y que es especialmente elevado en las primeras cuarenta y ocho horas.

La gran evolución que han experimentado las técnicas neurorradiológicas en el estudio de las enfermedades cerebrovasculares ha permitido un gran avance en la caracterización topográfica y causal de los déficits ictales agudos, con claro impacto en su tratamiento y pronóstico. Por todo ello, actualmente, las guías clínicas de las diferentes sociedades científicas implicadas en el diagnóstico y manejo de los AIT consideran la realización de técnicas neurorradiológicas de estudio del parénquima cerebral como una recomendación nivel A, clase I (TC craneal) o clase II (RM) y de técnicas de imagen vascular arterial con una recomendación clase I.

Estas técnicas diagnósticas tienen dos objetivos principales en el estudio inicial del AIT. En primer lugar, el análisis del parénquima cerebral, para determinar el tipo (isquémico o hemorrágico) y la extensión de lesión tisular producida, así como para descartar mecanismos causales de origen no vascular como origen del cuadro íctico. El segundo objetivo es identificar posibles lesiones arteriales susceptibles de tratamiento quirúrgico o intravascular, para lo cual se requiere la obtención de estudios angiográficos de la circulación arterial intra y extracraneal.

2   Definición de ataque isquémico transitorio

Clásicamente, el AIT se ha definido como un episodio de disfunción cerebral focal o monocular de origen vascular que se resuelve de forma completa en veinticuatro horas.[1,2] Recientemente, sin embargo se ha propuesto definir el AIT como un episodio breve de disfunción neurológica causado por una isquemia focal cerebral, medular o retiniana que no evoluciona a infarto permanente.[3] En esta nueva definición juegan un papel relevante los estudios neurorradiológicos, especialmente, las secuencias de difusión por RM, por su capacidad de objetivar los infartos asociados a los síntomas clínicos.

La mayoría de AIT se producen por efecto de la embolización de material fibrinoplaquetario procedente de placas ateromatosas ulceradas de las arterias cervicales y, en menor frecuencia, por un embolismo cardiogénico o bien por alteraciones hemodinámicas.

3   Técnicas de imagen

Los pacientes con un AIT tienen un alto riesgo de desarrollar un infarto cerebral (hasta un 10 % en las primeras cuarenta y ocho horas)[4] por lo que necesitan de forma urgente un diagnóstico topográfico y causal, así como un tratamiento que atienda las alteraciones generales, modifique los factores de riesgo activos y trate las causas específicas como, por ejemplo, la estenosis arterial o los procesos embolígenos. En la práctica diaria, el diagnóstico clínico de AIT no es fácil (con una concordancia interobservador en el diagnóstico clínico k = 0,65 y en el diagnóstico topográfico k = 0,31).[5] El no disponer de pruebas de confirmación objetiva del AIT, hace aún más necesario y justificado la práctica de estudios neurorradiológicos en su evaluación inicial. En la actualidad, las guías de manejo del AIT de las diferentes sociedades científicas implicadas incluyen los estudios de imagen como pruebas necesarias ya desde la fase aguda.[6,7] Estos estudios se centrarán tanto en la evaluación del parénquima cerebral, como de los vasos intra y extracraneales.

El estudio neurorradiológico del parénquima cerebral en el AIT, que puede realizarse mediante TC o RM, tiene como objetivo principal distinguir el ictus isquémico del hemorrágico, así como descartar posibles lesiones causales del cuadro clínico de origen no vascular.[8] Con frecuencia permiten, además, valorar la extensión del tejido isquémico y su grado de reversibilidad.[3]

El segundo objetivo de los estudios neurorradiológicos es el análisis angiográfico de los vasos intra y extracraneales para detallar la localización, grado y causa de la lesión arterial causal de los síntomas y que, además, permite identificar a aquellos pacientes con un alto riesgo de recurrencia ictal. El estudio vascular urgente se puede realizar mediante ecografía, angio-TC o angio-RM (recomendación clase I, nivel A).[6]

Por tanto, está bien establecido que todo paciente con sospecha de AIT debería tener un acceso rápido (< 12 horas) a una valoración urgente que incluya una TC o RM craneal, así como a estudios neurovasculares intra y extracraneales no invasivos en menos de veinticuatro horas.[8]

4   Imagen del parénquima cerebral

4.1   TC craneal simple

Por su amplia disponibilidad, rapidez de ejecución y probada eficacia, la TC cerebral simple debe seguir siendo la técnica neurorradiológica de primera elección en la valoración del paciente con sospecha clínica de AIT. Esta técnica aporta una información, tanto directa como indirecta útil en los AIT. La información directa hace referencia a la detección de lesiones agudas isquémicas o lesiones simuladoras. La sensibilidad de la TC en la detección de lesiones isquémicas relacionadas con el AIT se establece en un porcentaje que oscila entre el 29 y el 34 %, según las distintas series publicadas, si bien en todas ellas se reconoce una sobrevaloración lesional. Por otro lado, la TC, sin necesidad de la utilización de material de contraste, ha demostrado ser útil en el diagnóstico de procesos no isquémicos simuladores de AIT, aunque tan sólo representen el 1 % de los mismos, siendo los más frecuentes los hematomas subdurales, los procesos tumorales, las malformaciones arteriovenosas y las hemorragias intraparenquimatosas[9] (véase la figura 1). En cuanto a la información indirecta, la TC sin contraste puede mostrar lesiones acompañantes de naturaleza

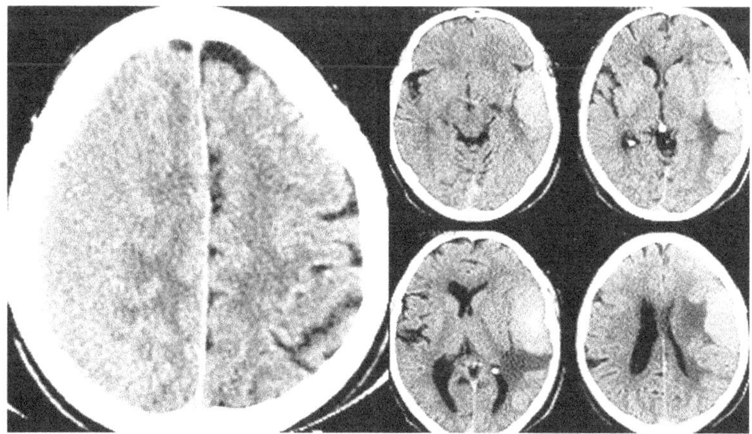

Figura 1. La TC simple puede demostrar en ocasiones patología no vascular causal de un AIT. La imagen de la izquierda muestra un hematoma subdural derecho en fase aguda que ejerce efecto de masa sobre el parénquima subyacente. El grupo de cuatro imágenes de la derecha pone de manifiesto un meningioma frontotemporal izquierdo, con un extenso edema y efecto de masa.

isquémica como: infartos lacunares, infartos territoriales silentes, calcificaciones vasculares, atrofia cerebral o leucoencefalopatía subcortical arterioesclerótica, cuyo valor pronóstico en pacientes que han presentado un AIT es, sin embargo, controvertido (véanse las figuras 2 y 3).

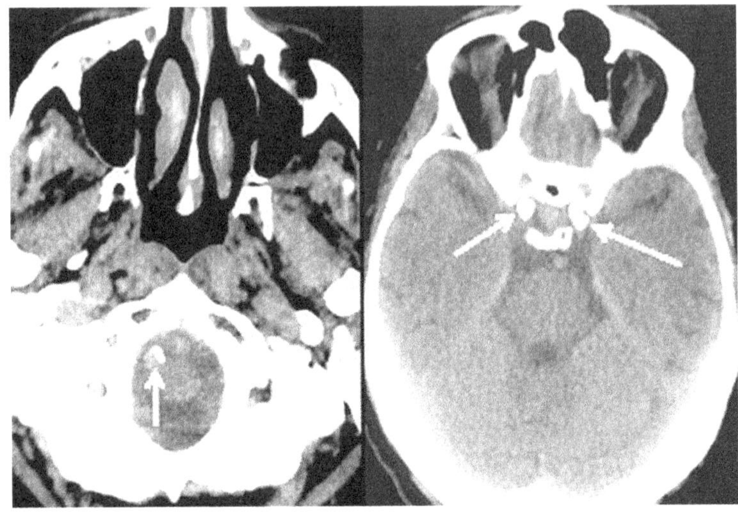

Figura 2. Examen TC simple. Secciones axiales que muestran calcificaciones ateromatosas de la arteria vertebral derecha (imagen izquierda, flecha) y de ambas arterias carótidas internas intracraneales (imagen derecha, flechas). Los cambios ateromatosos crónicos se consideran un signo indirecto de enfermedad vascular de gran vaso en los pacientes con AIT.

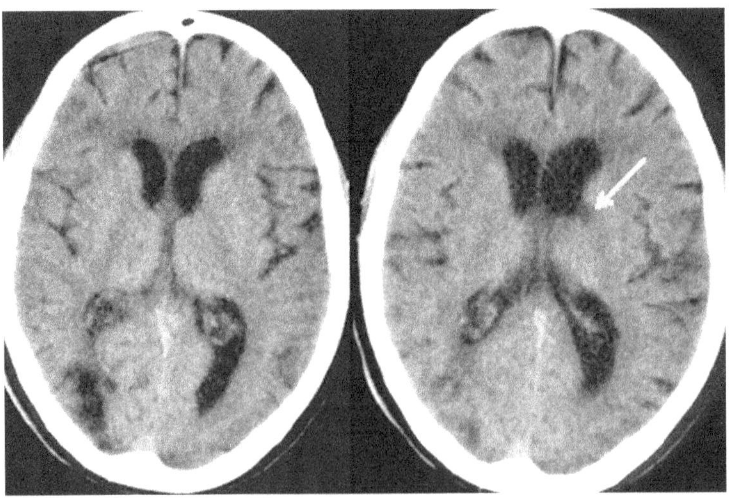

Figura 3. Examen TC simple obtenido en un paciente con AIT. Secciones axiales que muestran un infarto crónico corticosubcortical temporooccipital derecho, así como un pequeño infarto lacunar crónico caudado izquierdo (flecha) y leves signos de encefalopatía hipóxica crónica en forma de hipodensidad periventricular.

4.1.1 TC craneal avanzada

La TC avanzada es aquella que incluye estudios de perfusión y de angiografía por TC (ATC).

Los estudios de perfusión cerebral por TC (TCp) pueden realizarse por dos métodos que se diferencian en la extensión del parénquima que se puede analizar, el método de inyección de contraste y los parámetros hemodinámicos que se obtienen.

La primera de las técnicas de TCp, denominada de infusión lenta o cerebral completa, es la que se obtiene tras una inyección de contraste intravenoso de forma lenta en una vena periférica y que permite realizar un estudio multicorte que abarca todo el parénquima cerebral.[10] Esta técnica tiene el inconveniente de no proporcionar información temporal sobre el paso de contraste por la red capilar del tejido cerebral, por lo que no permite obtener información sobre el tiempo de tránsito circulatorio ni sobre el flujo sanguíneo cerebral, parámetros hemodinámicos relevantes en el estudio de la isquemia cerebral aguda.

La segunda técnica de TCp, llamada de primer paso, se obtiene a partir de la realización de cortes rápidos seriados sobre el parénquima cerebral en una misma posición anatómica, adquiridos de forma inmediatamente posterior a la administración de un bolo de contraste intravenoso.[10] Esta técnica ofrece información temporal del paso de contraste a través de la red capilar del tejido cerebral y, por tanto, permite calcular mapas hemodinámicos cuantitativos en los que participa el factor tiempo, como son los derivados del flujo sanguíneo cerebral y del tiempo de tránsito medio. Uno de los inconvenientes de esta técnica es que los mapas obtenidos están forzosamente limitados a un grosor determinado de tejido cerebral (habitualmente entre dos y cuatro centímetros), por lo que en la práctica sólo permite estudiar la isquemia dependiente de la circulación anterior. Otro inconveniente es que no puede obtenerse de forma simultánea con la ATC, lo cual incrementa el tiempo de exploración y la dosis de contraste y radiación que recibe el paciente.

A partir de los estudios de TCp con técnica de primer paso pueden obtenerse diferentes mapas hemodinámicos: tiempo hasta el pico (TP); tiempo de tránsito medio (TTM); volumen sanguíneo cerebral (VSC), y flujo sanguíneo cerebral (FSC).

Estudios recientes muestran cómo los estudios de TCp con técnica de primer paso son altamente sensibles en la detección precoz de la isquemia cerebral y son capaces de ofrecer una aproximación de la extensión de tejido en penumbra isquémica de forma similar a la obtenida con los estudios de RM que combinan secuencias de difusión y perfusión.[11,12]

4.2 RM craneal

4.2.1 RM convencional

La utilización de secuencias convencionales (secuencias potenciadas en T1 o T2) en RM se considera como una técnica neurorradiológica complementaria a la TC. La RM convencional no mejora significativamente la sensibilidad global de la TC en lo que respecta a la detección de lesiones responsables del AIT y que son del orden del 41 % en la mayoría de series publicadas, aunque sí ofrece un diagnóstico más preciso (menos falsos negativos y menos falsos positivos) y es más sensible a lesiones de pequeño tamaño, de tronco cerebral y corticales.[13,14]

La ventaja de la RM convencional sobre la TC es que detecta con más facilidad los distintos procesos relacionados con la enfermedad cerebrovascular crónica y se demuestra superior a la TC en el diagnóstico de algunos procesos que, ocasionalmente, pueden simular un AIT, como la esclerosis múltiple o la angiopatía amiloide.

4.2.2   *Secuencias T2* y de difusión por RM*

Dos secuencias de RM han demostrado una mayor sensibilidad que la TC en la detección de lesiones parenquimatosas causales de los AIT, por lo que su utilización es recomendable en estos pacientes (recomendación clase II, nivel A como técnicas de imagen del parénquima). Ello se debe a la elevada sensibilidad de la difusión por RM (dRM) en detectar lesiones isquémicas agudas y de la secuencia T2* en detectar microhemorragias parenquimatosas.

- Secuencias ponderadas en T2* que se obtienen con técnica en eco de gradiente: tienen al menos la misma sensibilidad que la TC en la detección de la hemorragia intracerebral aguda, pero son superiores en la detección de las hemorragias subagudas y, sobre todo, de las crónicas; estas últimas, en la mayoría de ocasiones, pasan desapercibidas en la TC cerebral[15] (véase la figura 4). La detección de hemorragias crónicas es un dato radiológico de gran relevancia para establecer el diagnóstico de una microangiopatía hipertensiva o amiloide.
- Secuencia de difusión por RM. La utilización rutinaria en la práctica clínica de la dRM, combinada con otras secuencias de RM, ha constituido un importante avance en el diagnóstico neurorradiológico de la patología aguda isquémica cerebral y, concretamente, en el conocimiento de la fisiopatología de las lesiones tisulares asociadas al AIT, confirmando su origen vascular y definiendo, con precisión, la topografía, extensión, multiplicidad y posible mecanismo etiopatogénico de la lesión isquémica causal del cuadro clínico. Ello permite una más correcta estratificación de estos pacientes y, consecuentemente, una mejor aproximación diagnóstica y terapéutica.

  La dRM es una técnica ultrarrápida sensible a las modificaciones en el movimiento microscópico aleatorio de las moléculas de agua en determinados medios y circunstancias. En condiciones normales, la presencia de este movimiento produce, en las imágenes RM sensibles al mismo, una disminución en la intensidad de señal del tejido cerebral. En aquellas situaciones en las que se produce un edema citotóxico como consecuencia de un fallo de la homeostasis iónica, se produce una restricción del movimiento del agua que se traduce en una hiperseñal con respecto a la del tejido normal en las imágenes de difusión. Esta alteración de señal se hace aparente a los pocos

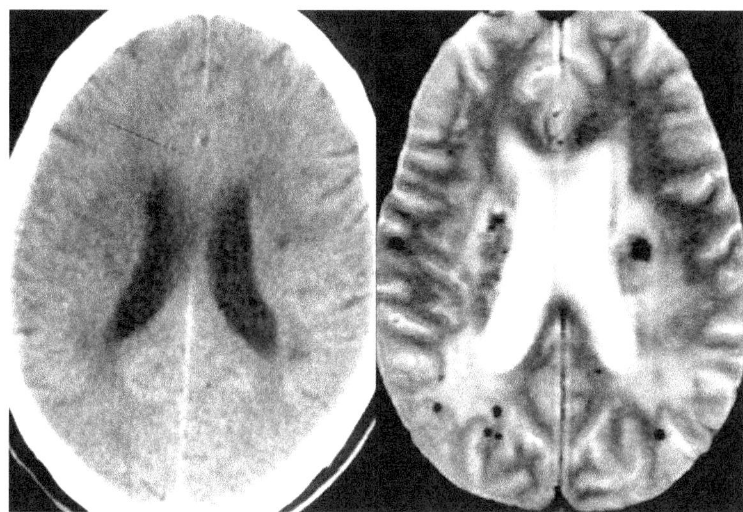

Figura 4. Estudio comparativo entre una TC simple (imagen izquierda) y una imagen ponderada en T2 de RM (imagen derecha) en la detección de microhemorragias crónicas en un paciente con una grave microangiopatía hipertensiva. Las microhemorragias distribuidas difusamente por el parénquima encefálico únicamente pueden identificarse con la RM.*

minutos de desarrollarse la lesión isquémica, mientras que se requieren horas para hacerse visible en las secuencias T2.[16]

En estudios clínicos la dRM ha puesto de manifiesto una sensibilidad del 88-100 % y una especificidad del 95-100 % en el diagnóstico del ictus isquémico agudo. Los escasos falsos negativos suelen ser debidos a ictus causados por lesiones lacunares de pequeño tamaño situadas en el tronco del encéfalo o a que el estudio se haya realizado tan precozmente que no haya dado tiempo a que la lesión desarrolle suficiente edema citotóxico para ser identificada.

Además de poder caracterizar e identificar precozmente las lesiones isquémicas agudas, la dRM permite diferenciarlas con facilidad de las lesiones crónicas como consecuencia de la recuperación de la alteración de la señal de difusión en los diez o quince días siguientes al episodio íctico, reflejando la progresión del edema vasogénico y la aparición de fenómenos de necrosis colicuativa.

La dRM proporciona una evaluación más precisa en la evaluación del AIT que las técnicas convencionales de TC o RM.[17] Con la utilización de las secuencias de dRM el porcentaje de positividad lesional en los pacientes de AIT supera, significativamente, los porcentajes conseguidos con la TC y la RM convencional, alcanzando el 39 %, con un rango del 25 % al 67 % de pacientes,[18.19.20] lo cual supone un hallazgo de relevancia, ya que su presencia indica un alto riesgo de que los pacientes presenten un infarto recurrente[20] (véase la figura 5). En cuanto a la morfología de estas lesiones positivas en dRM, suelen ser menores que las presentes en los pacientes con un infarto.

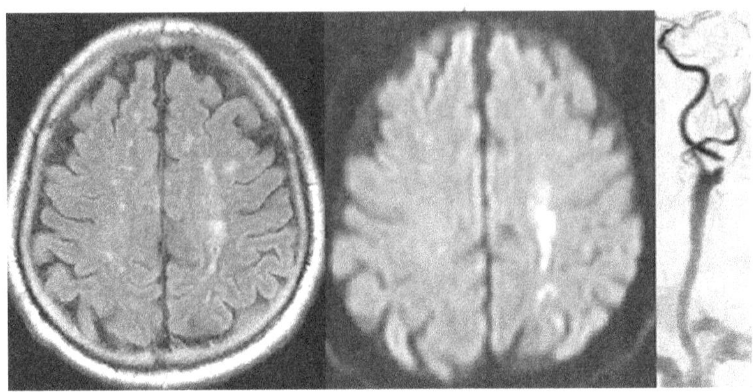

Figura 5. RM obtenida en un paciente seis días después de haber presentado un AIT, que incluye secuencias potenciadas en T2-FLAIR (izquierda), secuencia de difusión (centro) y de angiografía por RM con contraste (derecha). La secuencia de difusión detecta de forma selectiva pequeñas lesiones isquémicas agudas corticosubcorticales frontoparietales izquierdas responsables del cuadro clínico, diferenciándolas de las lesiones isquémicas crónicas bihemisféricas identificadas en la secuencia T2-FLAIR. El paciente mostraba en el estudio angiográfico una estenosis focal grave de la arteria carótida interna izquierda.

La American TIA Working Group ha empezado a proponer una nueva definición de AIT basada en la duración de los síntomas y en los hallazgos neurorradiológicos. Así, un AIT se definiría como un episodio breve de disfunción neurológica causado por una isquemia focal cerebral o retiniana, con una duración típicamente < 1 hora y sin evidencia de un infarto agudo en los estudios de dRM.[21] Esta definición puede tener una utilidad pronóstica ya que la presencia de lesiones isquémicas agudas, especialmente si son múltiples, en pacientes que han presentado un AIT se ha relacionado con un mayor riesgo de presentar recurrencias.[22] Sin embargo, tiene el inconveniente de basarse en la obtención de estudios de dRM en los primeros días tras el inicio de los síntomas, lo cual no siempre se puede realizar de forma rutinaria en la práctica diaria. Otro de los inconvenientes es la reversibilidad de algunas de las lesiones identificadas en dRM, hallazgo que indica que no todas estas lesiones corresponden a tejido isquémico irreversiblemente dañado.[23]

4.2.3   *Perfusión por RM*

A partir de la administración intravenosa y en forma de bolo de contraste paramagnético, en combinación con la obtención ultrarrápida de imágenes ponderadas en T2*, es posible obtener información sobre el estado de la microcirculación cerebral. Esto se consigue a partir del análisis del efecto que produce el contraste durante su primer paso por la red capilar parenquimatosa, que es proporcional al volumen sanguíneo cerebral y que induce un efecto de susceptibilidad magnética que crea una inhomogeneidad microscópica del campo magnético y, consecuentemente, una disminución en la señal de resonancia del tejido normalmente perfundido, que oscila entre el 30-50 %.[24]

Al igual que ocurre con los estudios de TCp de primer paso, la perfusión por RM (pRM) proporciona información de la microcirculación cerebral que puede ser analizada a través de diferentes parámetros como son: VSC, FSC, TTM y TP.

Los estudios de pRM son no sólo los más sensibles y precoces en la detección de la isquemia cerebral, sino que además la detectan de forma directa. El alargamiento del TTM o del TP es el parámetro hemodinámico más sensible y temprano en la detección de la isquemia aguda y refleja el grado de resistencia que existe en el árbol arterial. Sin embargo, estos mapas de tiempo son poco específicos en la detección de cambios hemodinámicos agudos, ya que también lesiones estenótico-oclusivas arteriales crónicas producen una alteración (retraso) de los mismos. El valor del VSC es relativamente inespecífico en la isquemia aguda ya que puede permanecer inalterado, aumentar como resultado de la vasodilatación compensadora o disminuir como resultado del colapso u oclusión del sistema arterial. El FSC está constantemente disminuido a menos que ocurra reperfusión con hiperemia.

4.2.4 RM multimodal

La RM multimodal se define como aquella que integra en una misma exploración secuencias ponderadas en T2*, dRM, pRM y angiográficas. La combinación de estas técnicas en la actualidad representa el mejor método de evaluación del paciente con enfermedad cerebrovascular aguda, al aportar una amplia información anatómica y fisiológica del evento isquémico agudo. Desde un punto de vista práctico, aunque algo simplista, el área de alteración de la señal en la dRM se correlacionaría, en la mayoría de los casos, con tejido irreversiblemente dañado, mientras que las áreas con perfusión alterada pero sin cambios de señal en la dRM corresponderían a tejido en penumbra y oligoemia isquémica.

Los estudios multimodales de RM permiten, por tanto, el análisis integral de las alteraciones que se producen en el contexto de un AIT y que incluyen las lesiones isquémicas agudas y crónicas parenquimatosas, el estudio tanto de la pared como de la luz de las arterias intra y extracraneales y las consecuencias hemodinámicas derivadas de la existencia de lesiones arteriales estenooclusivas (véase la figura 6).

4.2.5 Otras secuencias de RM

En los últimos años, se han venido desarrollando nuevas técnicas de RM que podrían tener un papel en la evaluación diagnóstica del AIT, entre las que cabe destacar las secuencias de *arterial spin labeling* y de susceptibilidad magnética.

- *Arterial Spin Labeling (ASL).* Se trata de una técnica de perfusión por RM que permite cuantificar el flujo sanguíneo cerebral (CBF) utilizando la propia sangre circulante arterial como trazador. De forma simplista, los mapas de flujo sanguíneo que se obtienen con la técnica de ASL se consiguen a partir de la diferencia en intensidad de señal que se produce en el parénquima cerebral tras el marcaje electromagnético

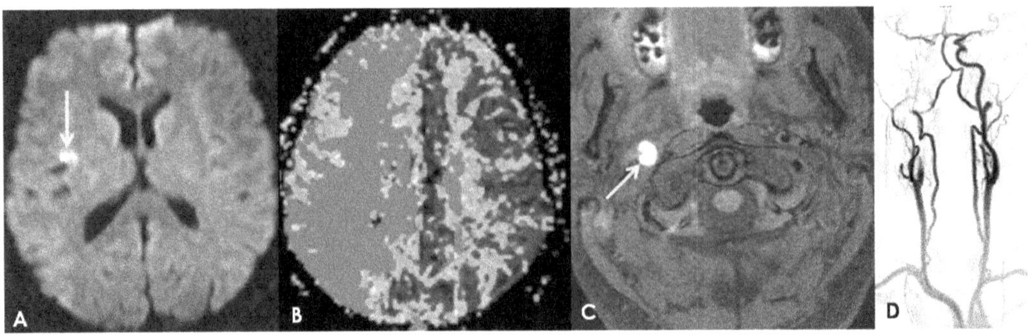

Figura 6. RM multimodal obtenida en un paciente tres días después de haber presentado un AIT,
que incluye secuencias potenciadas en T2-FLAIR (izquierda), secuencia de difusión (centro) y de angiografía
por RM con contraste (derecha). La secuencia de difusión (A) muestra una pequeña lesión isquémica aguda
insular derecha (flecha) y la imagen de perfusión (tiempo de tránsito medio) un marcado retraso en el tiempo
circulatorio del territorio silviano derecho (B). Una secuencia potenciada en T1 con supresión de grasa
obtenida sobre la arteria carótida cervical muestra un hematoma mural excéntrico que afecta la arteria
carótida interna derecha (flecha), característico de una disección arterial (C). La angiografía por RM
con contraste muestra la oclusión secundaria de la arteria carótida (D).

de los protones circulantes por las arterias antes de su entrada en la red capilar cerebral. De esta manera, la intensidad de señal será mayor cuanto mayor sea el grado de perfusión[25] (véase la figura 7).

La técnica de ASL tiene la ventaja de ser no invasiva y no necesitar la administración de gadolinio, lo que es especialmente interesante en pacientes con patología ateroesclerótica en los que es frecuente la existencia de insuficiencia renal, la cual supone una contraindicación relativa al uso de contrastes que contienen gadolinio, debido al riesgo de generar una fibrosis sistémica nefrogénica.

La ASL, igual que otras técnicas de perfusión, puede mostrar patrones de hipoperfusión o disminución de flujo focales (isquemia focal) o globales (insuficiencia cardíaca, vasospasmo, muerte cerebral). También se han descrito patrones de hiperperfusión tras endarterectomía y después de la recanalización espontánea o inducida de oclusiones arteriales agudas, en las malformaciones arteriovenosas y en la leucoencefalopatía posterior reversible.[26,27]

- Susceptibilidad magnética (SM). Las imágenes se obtienen, igual que las potenciadas en T2*, a partir de secuencias eco de gradiente. Sus propiedades le confieren una alta sensibilidad en la detección de sustancias paramagnéticas y que en el cerebro corresponden esencialmente al hierro, en concreto al ligado a la hemosiderina en sus diferentes formas y a la deoxihemoglobina.[28] Diferentes trabajos han demostrado una mayor sensibilidad de esta técnica en la detección de lesiones focales hemorrágicas en comparación con las secuencias T2*, incrementando, por tanto, la sensibilidad de la RM en la detección de microhemorragias secundarias a la microangiopatía hipertensiva o amiloide[29] (véase la figura 8).

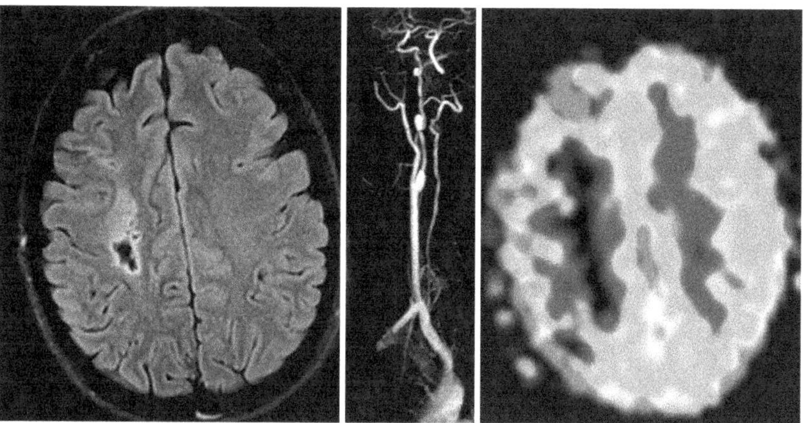

Figura 7. RM multimodal obtenida en un paciente con antecedentes de un AIT que incluye secuencias potenciadas en T2-FLAIR (izquierda), angiografía por RM con contraste (centro) y una secuencia arterial spin labeling *(ASL) (derecha). La imagen FLAIR muestra un infarto crónico en centro oval derecho (territorio frontera interno), la angiografía una estenosis grave de la arteria carótida interna derecha, probablemente, secundaria a una disección arterial y la ASL (mapa de flujo sanguíneo cerebral) una hipoperfusión difusa del territorio frontera interno hemisférico derecho.*

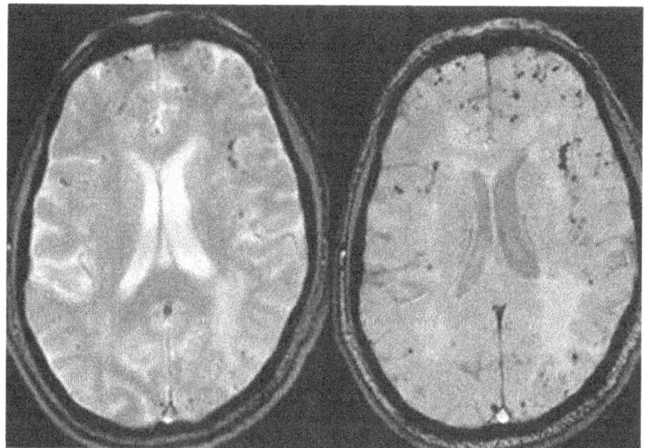

Figura 8. Comparación entre secuencias T2 (izquierda) y de susceptibilidad magnética (derecha) en la detección de microhemorragias en un paciente con una micropangiopatía amiloide. La sensibilidad en la detección de microhemorragias es mayor con la secuencia de susceptibilidad magnética.*

5 Imagen vascular

El objetivo de las técnicas de imagen carotídea en pacientes que han presentado un AIT es identificar a todos los que presentan estenosis del 70-99 % (NASCET) (o del 50-99 %) para ofrecerles tratamiento quirúrgico (endarterectomía) o intravascular (angioplastia con stent), así como evitarlo en todos aquellos pacientes con estenosis < 50 % o con oclusiones.

El grado de estenosis puede ser medido por técnicas neurovasculares incruentas como el doppler, la angiografía por RM (ARM) o la angiografía por TC (ATC) que tienen menor riesgo y coste que la angiografía por sustracción digital (ASD) y mayor disponibilidad, por lo que, en general, su uso de forma aislada o combinada permite una mayor rapidez en la obtención del diagnóstico y, por tanto, del tratamiento.

La mayoría de estudios han demostrado que estas pruebas diagnósticas no invasivas tienen una sensibilidad y especificidad aceptables en la detección de estenosis del 70-99 %, si bien no existen suficientes evidencias que permitan determinar su precisión diagnóstica en estenosis del 50-69 %.[30]

En la circulación extracraneal, los criterios que se utilizan, actualmente, para determinar el diámetro vascular y cuantificar el grado de estenosis carotídea por ATC o ARM son los criterios propuestos por la Sociedad Americana de Endarterectomía Carotídea (NAS-CET) y la Sociedad Europea de Cirugía Carotídea (ECST). La cuantificación se realiza según los criterios NASCET midiendo el diámetro del vaso en el área de estenosis y el diámetro de la carótida por encima de la bifurcación y, según los criterios ECST, se calcula el porcentaje de estenosis comparando el mínimo diámetro residual con una estimación del diámetro teórico de la luz original en la misma localización. De estos dos métodos, el NAS-CET es más preciso, por lo que se recomienda su utilización en la mayoría de los casos.[31]

5.1   *Ecografía-doppler*

Ésta es una técnica no invasiva con una alta disponibilidad y bajo coste. Su realización es rápida y presenta un elevado valor predictivo negativo. Estas características hacen que la ecografía se considere, habitualmente, la técnica de primera elección en el despistaje de lesiones arteriales en pacientes que han presentando un AIT. Esta técnica tiene sin embargo algunas limitaciones, como son: ser excesivamente operador dependiente; dificultad de explorar adecuadamente las arterias cervicales en pacientes con cuellos cortos, intervenidos quirúrgicamente o irradiados; una cobertura anatómica limitada que dificulta la valoración de bifurcaciones carotídeas altas, y la dificultad en diferenciar oclusiones de suboclusiones arteriales. A pesar de estas limitaciones, la ecografía-doppler se recomienda como examen diagnóstico de primera elección en el despistaje de patología estenótica carotídea susceptible de tratamiento en pacientes que han presentado un AIT, si bien no es aconsejable basarse únicamente en este examen antes de indicar tratamiento con tromboendarterectomía o angioplastia.

5.2   *Angiografía por TC (ATC)*

La introducción de equipos de TC multidetectores ha facilitado la utilización en muchos centros hospitalarios de la ATC en el estudio de lesiones arteriales estenótico-oclusivas en pacientes con AIT. Si bien la experiencia es aun limitada, algunos estudios indican que la ATC podría resultar una técnica con una precisión diagnóstica similar a la angio-RM con contraste en la detección de estenosis carotídeas susceptibles de tratamiento quirúrgico o intravascular.

La ATC se obtiene inmediatamente después de la administración intravenosa de contraste iodado, mediante la obtención rápida de secciones tomográficas finas en el plano transversal que abarcan un volumen relativamente amplio. A partir de estas imágenes transversales, se obtienen imágenes tridimensionales selectivas del árbol vascular aplicando una técnica especial de reconstrucción denominada de proyección de máxima intensidad, la cual utiliza selectivamente la señal proveniente de los píxeles con mayor densidad, entre los que se incluyen los vasos que contienen contraste. En la ATC, la imagen angiográfica depende, sólo, de la presencia de contraste en el interior del vaso y no se ve influenciada por la dinámica ni por la velocidad del flujo. Es por ello, que los resultados obtenidos no se ven afectados por la existencia de flujo turbulento, factor de gran importancia en la valoración precisa del grado de estenosis arteriales. A diferencia de la ASD, la ATC permite, además de evaluar la luz vascular, estudiar la pared del vaso y por tanto caracterizar la placa ateromatosa. Las irregularidades en la pared arterial, así como la presencia de trombos murales y ulceraciones de la placa ateromatosa pueden detectarse con esta técnica, gracias a su gran resolución espacial. Estos hallazgos podrían tener implicaciones clínicas y terapéuticas, debido a que las placas irregulares y ulceradas tienen un mayor riesgo de embolismo.

Sin embargo, una de las principales limitaciones de la ATC es la evaluación de la luz arterial en presencia de calcificaciones de la pared, las cuales provocan artefactos que pueden impedir una correcta visualización de la luz arterial. Además pueden ocultar la luz vascular y dar lugar a errores de interpretación, fundamentalmente cuando únicamente se evalúan las reconstrucciones bi o tridimensionales. Las imágenes originales, que se obtienen en el plano transversal, pueden ayudar a delimitar mejor la luz arterial y el contraste en su interior, diferenciándola de la pared calcificada y evitar falsas interpretaciones de oclusión.[32]

Diversos estudios comparativos entre ASD y ATC han demostrado para esta última, una sensibilidad y especificidad entre el 83-100 % y el 99-100 % en la demostración de obstrucciones arteriales proximales, incluyendo los troncos supraaórticos y las ramas proximales del polígono de Willis.[33]

Las desventajas fundamentales de la ATC son el uso de radiación ionizante y de contrastes iodados y, en comparación con la ASD, una menor resolución espacial, así como ausencia de resolución temporal.

En la actualidad, muchos centros utilizan la ATC en lugar de la ARM-C para la valoración de las estenosis carotídeas, esencialmente por la mayor disponibilidad de los equipos de TC en comparación a los de RM y por la mayor rapidez en la obtención de los estudios que se hace especialmente necesario en pacientes no colaboradores.

5.3　Angiografía por RM (ARM)

Los estudios de angioRM pueden realizarse mediante diferentes técnicas. Los estudios intracraneales se adquieren habitualmente utilizando la técnica denominada en tiempo de vuelo

(TOF), que no requiere la administración de contraste intravenoso. Mediante esta técnica se obtienen imágenes en las que se minimiza la señal proveniente del tejido estacionario y en las que se resalta la que se origina en el tejido en movimiento (sangre circulante). Posteriormente, y al igual que se hace con la ATC, se aplica el programa de reconstrucción de proyección de máxima intensidad que, finalmente, obtiene imágenes angiográficas tridimensionales. Con relación a la ATC, la ARM con técnica TOF ofrece las ventajas de no requerir la administración de contraste, de visualizar de forma selectiva las venas y arterias y de no distorsionarse por el efecto del calcio de las placas ateromatosas o de las estructuras óseas de la base del cráneo. Por el contrario, la ARM obtenida con la técnica TOF tiene la desventaja de sobrevalorar las estenosis y de no valorar correctamente zonas con flujos turbulentos o arterias distales, ya que la señal obtenida es dependiente de la dinámica y la velocidad del flujo, además de requerir tiempos de adquisición relativamente largos (de tres a diez minutos).

Las limitaciones de esta técnica incluyen su baja resolución espacial, si se compara con la ASD, o su menor sensibilidad para demostrar estenosis en las arterias intracraneales distales, si se compara con la ATC.

Debido a la sobrevaloración del grado de estenosis que producen los estudios de ARM obtenidos con TOF, esta técnica está prácticamente en desuso en el estudio de la patología estenótico-oclusiva de los troncos supraaórticos. En esta situación es aconsejable utilizar técnicas de ARM con contraste intravenoso (ARM-C), que se obtienen a partir de secuencias tridimensionales obtenidas en el plano coronal y ponderadas en T1 que utilizan tiempos ultracortos y que se adquieren pocos segundos después de la administración de gadolinio en forma de *bolus*.[34] Al igual que ocurre con la ATC la imagen angiográfica obtenida depende de la presencia de contraste en el interior del vaso y no de las características del flujo, lo cual evita los errores en la caracterización de las estenosis por efecto de turbulencias o flujo lento. La ARM-C puede considerarse una opción, generalmente complementaria al doppler, en la identificación de estenosis carotídeas tributarias a tratamiento recanalizador, reduciendo el número de procedimientos diagnósticos invasivos necesarios (ASD).

La ARM-C es, de todas las técnicas angiográficas no invasivas, la que tiene una mayor precisión diagnóstica, mientras que no existen diferencias significativas entre las demás (doppler, ATC, ARM).[31]

Las imágenes obtenidas con las secuencias de ARM-C valoran la luz vascular pero no proporcionan información del estado de la pared del vaso. Sin embargo, esta secuencia puede combinarse con secuencias ponderadas en T1 y T2 de alta resolución obtenidas en el plano transversal que sí han demostrado su capacidad diagnóstica en la caracterización de la placa ateromatosa, al ser capaces de diferenciar sus componentes lipídico y fibroso. También estas secuencias, especialmente si se obtienen con pulsos de saturación grasa, son muy sensibles en la detección del trombo mural que caracteriza las disecciones arteriales.

La sensibilidad y especificidad de la ARM-C en estudios comparativos con ASD varían entre un 100 % y un 95 % para oclusiones arteriales y un 89 % para estenosis, incluyendo la circulación intra y extracraneal.

Si bien algunos estudios han sugerido que la ARM-C tiende a sobreestimar el grado de estenosis en comparación con la ASD, otros más recientes demuestran, sin embargo, que

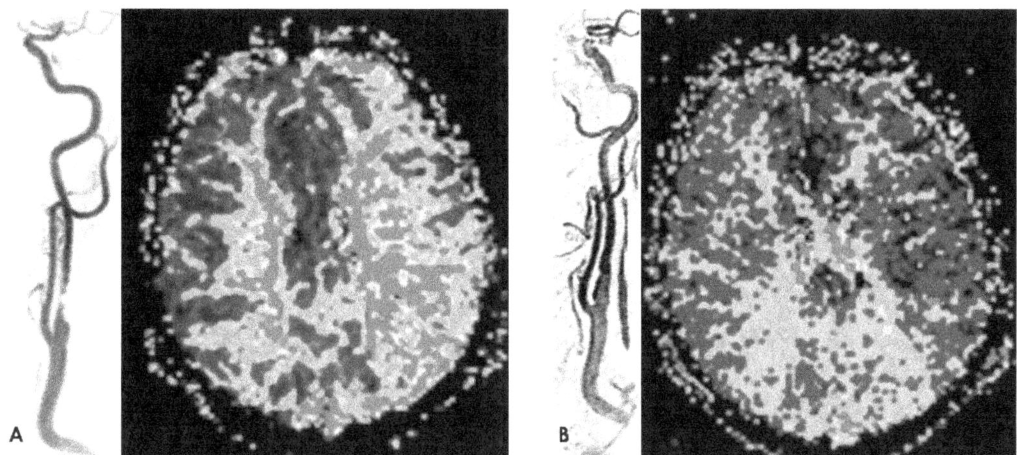

Figura 9. Examen RM (secuencias de angiografía por RM con contraste y secuencias de perfusión) en un paciente tratado con endarterectomía de una estenosis grave del origen de la arteria carótida interna izquierda. El estudio previo al tratamiento (A) muestra un retraso del tiempo circulatorio del territorio silviano que se normaliza tras el tratamiento quirúrgico de la estenosis (B).

los hallazgos de la ARM-C se correlacionan mejor con la ASD rotacional que con la ASD convencional. Este hecho refleja las limitaciones de la ASD convencional que únicamente permite ver la bifurcación carotídea en dos o tres proyecciones, por lo que en presencia de placas irregulares que provocan una disminución asimétrica de la luz arterial, pueden producirse infravaloraciones del grado de estenosis.[35]

A pesar de sus ventajas, la ARM-C tiene un grave inconveniente y es el derivado de la limitada disponibilidad de los equipos de RM que no hacen factible su utilización como despistaje de lesiones estenóticas de las arterias cervicales. Además de las contraindicaciones clásicas de la RM (marcapasos, dispositivos electrónicos...), una contraindicación relativa de reciente aparición es el riesgo de desarrollo de una fibrosis sistémica nefrogénica, inducida por la administración de contrastes que contienen gadolinio en pacientes con una insuficiencia renal grave o que han recibido o son candidatos a recibir un trasplante hepático.

La ARM-C permite obtener estudios angiográficos con una amplia cobertura anatómica que incluye las arterias intra y extracraneales y, además, realizar un estudio integral del paciente que ha presentado un AIT, combinando en una misma sesión secuencias que estudian el estado del parénquima cerebral (RM multimodal). Este estudio integral puede utilizarse, también, para analizar el resultado morfológico y hemodinámico del tratamiento quirúrgico o intravascular de una estenosis arterial[36] (véase la figura 9).

6 Conclusiones

Actualmente, el AIT se considera una urgencia neurológica que necesita de un diagnóstico y tratamiento veloces, dado el riesgo que tienen estos pacientes de desarrollar un infarto cerebral de forma precoz. Diferentes técnicas neurorradiológicas pueden utilizarse en el estudio inicial del AIT en fase aguda y deben incluir la evaluación no sólo del parénquima encefálico sino también de las arterias intra y extracraneales. Para el estudio del parénquima cerebral, la TC simple es la técnica que sigue considerándose en la mayoría de instituciones de primera elección, debido a su amplia disponibilidad, su rapidez y su elevada sensibilidad en la detección de lesiones hemorrágicas. La RM convencional no mejora la sensibilidad de la TC en la detección de lesiones isquémicas agudas en pacientes con AIT, aunque es más sensible en la detección de procesos causales de origen no vascular y de alteraciones parenquimatosas secundarias a enfermedad cerebrovascular crónica. En la actualidad, sin embargo, la mayoría de estudios de RM en estos pacientes incluyen secuencias de dRM y T2* que son claramente más sensibles que la TC y la RM convencional en la detección de lesiones isquémicas agudas (cuya presencia aumenta el riesgo de desarrollar un infarto) y de microhemorragias crónicas como signo indirecto de enfermedad cerebrovascular crónica. Estos estudios se pueden completar con técnicas de perfusión, bien mediante TC o RM que permiten realizar un análisis del compromiso hemodinámico producido por las lesiones arteriales. Finalmente, el estudio integral de estos pacientes requiere de la utilización de técnicas angiográficas no invasivas que permitan identificar a aquellos que podrían beneficiarse de un tratamiento quirúrgico o intravascular de una estenosis arterial.

Bibliografía

1. Special report from the National Institute of Neurological Disorders and Stroke. Classification of Cerebrovascular Diseases III. Stroke 1990; 21: 637-76.
2. Inatomi Y, Kimura K, Yonehara T *et al.* DWI abnormalities and clinical characteristics in TIA patients. Neurology 2004; 62: 376-80.
3. Donald Easton J, Saber J, Albers G *et al.* Definition and evaluation of transient ischemic attack. A scientific statement for healthcare professionals from the American Heart Association/American Stroke Association Stroke Council; Council on Cardiovascular Surgery and Anesthesia; Council on Cardiovascular Radiology and Intervention; Council on Cardiovascular Nursing; and the Interdisciplinary Council on Peripheral Vascular Disease. Stroke 2009; 40: 2276-293.
4. Rothwell P, Buchan A, Johnston S. Recent advances in management of transient ischaemic attacks and *minor* ischaemic strokes. Lancet Neurol 2005; 5: 323-31.
5. Kraaijeveld CL, Van Gijn J, Schouten HJ *et al.* Interobserver agreement for the diagnosis of transient ischemic attacks. Stroke 1984; 15: 723-25.
6. Guidelines for management of ischaemic stroke and transient ischaemic attack 2008. European Stroke Organization (ESO) Executive Committee; ESO Writing Committee. Cerebrovasc Dis 2008; 25: 457-507.
7. Guidelines for the early management of adults with ischemic stroke: a guideline from the American Heart Association/American Stroke Association Stroke Council, Clinical Cardiology Council, Cardiovascular Radiology and Intervention Council, and the Atherosclerotic Peripheral Vascular Disease and Quality of Care Outcomes in Research Interdisciplinary Working Groups: the American

Academy of Neurology affirms the value of this guideline as an educational tool for neurologists. Adams HP Jr, del Zoppo G, Alberts MJ, Bhatt DL, Brass L, Furlan A, *et al.* Stroke 2007; 38: 1655-711.

8. Johnston SC, Nguyen-Huynh MN, Schwarz ME *et al.* National Stroke Association guidelines for the management of transient ischemic attacks. Ann Neurol 2006; 60: 301-13.

9. Wardlaw JM, Keir SL, Seymour J *et al.* What is the best imaging strategy for acute stroke? Health Technol Assess 2004; 8: 1-180.

10. Latchaw RE, Yonas H, Hunter GJ *et al.* Guidelines and recommendations for perfusion imaging in cerebral ischemia. Stroke 2003; 34: 1084-104.

11. Wintermarck M, Meuli R, Reichhart M *et al.* Comparison of CT perfusion and angiography and MRI in selecting stroke patients for acute treatment. Neurology 2007; 68: 694-97.

12. Na DG, Ryoo JW, Lee KH *et al.* Multiphasic perfusion computed tomography in hyperacute ischemic stroke: comparison with diffusion and perfusion magnetic resonance imaging. J Comp Assit Tomography 2003; 27: 194-206.

13. Mohr JP, Biller J, Hilal SK *et al.* Magnetic resonance *versus* computed tomographic imaging in acute stroke. Stroke 1995; 26: 807-12.

14. Yuh WT, Crain MR, Loes DJ *et al.* MR imaging of cerebral ischemia: findings in the first 24 hours. AJNR Am J Neuroradiol 1991; 12: 621-29.

15. Dimigen M, Keir S, Dennis M *et al.* Long-term visibility of primary intracerebral hemorrhage on magnetic resonance imaging. J Stroke Cerebrovasc Dis 2004; 13: 104-08.

16. Warach S, Gaa J, Siewert B *et al.* Acute human stroke studied by whole brain echo planar diffusion-weighted magnetic resonance imaging. Ann Neurol 1995; 37: 231-41.

17. Rovira A, Rovira-Gols A, Pedraza S *et al.* Diffusion-weighted MR imaging in the acute phase of transient ischemic attacks. AJNR Am J Neuroradiol 2002; 23: 4-5.

18. Ay H, Oliveira-Filho J, Buonanno F *et al.* «Footprints» of transient ischemic attacks: a diffusion-weighted MRI study. Cerebrovasc Dis 2002; 14: 177-86.

19. Crisóstomo R, García M, Tong D. Detection of diffusion-weighted MRI abnormalities in patients with transient ischemic attack: correlation with clinical characteristics. Stroke 2003; 34: 932-37.

20. Gagnon A, Scott J, Buchan A *et al.* Triaging transient ischemic attack and *minor* stroke patients using acute magnetic resonance imaging. Ann Neurol 2005; 57: 848-54.

21. Albers GW, Caplan LR, Easton JD *et al.* TIA Working Group. Transient ischemic attack-proposal for a new definition. N Engl J Med 2002; 347: 1713-716.

22. Purroy F, Montaner J, Rovira A *et al.* Higher risk of further vascular events among transient ischemic attack patients with diffusion-weighted imaging acute ischemic lesions. Stroke 2004; 35: 2313-319.

23. Li F, Liu KF, Silva MD *et al.* Transient and permanent resolution of ischemic lesions on diffusion-weighted imaging after brief periods of focal ischemia in rats: correlation with histopathology. Stroke 2000; 31: 946-54.

24. Röther J, Gückel F, Neff W *et al.* Assessment of regional cerebral blood volume in acute human stroke by use of single-slice dynamic susceptibility contrast-enhanced magnetic resonance imaging. Stroke 1996; 27: 1088-093.

25. Deibler AR, Pollock JM, Kraft RA *et al.* Arterial spin-labeling in routine clinical practice, part 1: technique and artifacts. AJNR Am J Neuroradiol 2008; 29: 1228-234.

26. Deibler AR, Pollock JM, Kraft RA *et al.* Arterial spin-labeling in routine clinical practice, part 2: hypoperfusion patterns. AJNR Am J Neuroradiol 2008; 29: 1235-241.

27. Deibler AR, Pollock JM, Kraft RA *et al.* Arterial spin-labeling in routine clinical practice, part 3: hyperperfusion patterns. AJNR Am J Neuroradiol 2008; 29: 1428-435.

28. Haacke EM, Mittal S, Wu Z *et al.* Susceptibility-weighted imaging: technical aspects and clinical applications, part 1. AJNR Am J Neuroradiol 2009; 30: 19-30.

29. Nandigam RN, Viswanathan A, Delgado P *et al.* MR imaging detection of cerebral microbleeds: effect of susceptibility-weighted imaging, section thickness, and field strength. AJNR Am J Neuroradiol 2009; 30: 338-43.

30. Wardlaw JM, Chappell FM, Stevenson M *et al.* Accurate, practical and cost-effective assessment of carotid stenosis in the UK Health Tech Assess 2006; 10: 1-182.

31. Wardlaw JM, Chappell FM, Best JJ *et al.* NHS Research and Development Health Technology Assessment Carotid Stenosis Imaging Group. Non-invasive imaging compared with intra-arterial angiography in the diagnosis of symptomatic carotid stenosis: a meta-analysis. Lancet 2006; 367: 1503-512.

32. Liu Y, Hopper KD, Mauger DT *et al.* CT angiographic measurement of the carotid artery: optimizing visualization by manipulating window and level settings and contrast material attenuation. Radiology 2000; 217: 494-500.

33. Nguyen-Huynh MN, Wintermark M, English J *et al.* How accurate is CT angiography in evaluating intracranial atherosclerotic disease? Stroke 2008; 39: 1184-188.

34. U-King-Im JM, Trivedi RA, Cross JJ *et al.* Measuring carotid stenosis on contrast-enhanced magnetic resonance angiography: diagnostic performance and reproducibility of 3 different methods. Stroke 2004; 35: 2083-088.

35. Anzalone N, Scomazzoni F, Castellano R *et al.* Carotid artery stenosis: intraindividual correlations of 3D time-of-flight MR angiography, contrast-enhanced MR angiography, conventional DSA, and rotational angiography for detection and grading. Radiology 2005; 236: 204-13.

36. Soinne L, Helenius J, Tatlisumak T *et al.* Cerebral hemodynamics in asymptomatic and symptomatic patients with high-grade carotid stenosis undergoing carotid endarterectomy. Stroke 2003; 34: 1655-661.

Capítulo 7. Biomarcadores de isquemia cerebral transitoria

T. García Berrocoso, M. Mendioroz Iriarte

Laboratorio de Investigación Neurovascular (LIN)
Institut de Recerca
Hospital Universitari Vall d'Hebron
Barcelona

Dirección para correspondencia
Hospital Universitari Vall d'Hebrón
Dra. M. Mendioroz Iriarte
mmendior@ir.vhebron.net

1 Utilidad de los biomarcadores en la enfermedad cerebrovascular

El empleo de biomarcadores plasmáticos se ha introducido durante los últimos años en numerosas disciplinas médicas. Un biomarcador se define como un parámetro biológico que se puede medir objetivamente, en la mayoría de ocasiones en un fluido orgánico y que sirve como indicador de un proceso fisiológico, patológico o de respuesta farmacológica. Los biomarcadores complementan el proceso diagnóstico, ayudan a tomar decisiones terapéuticas y aportan valiosa información pronóstica en la práctica clínica. Diversas situaciones, como la instauración de un tratamiento hipolipemiante en función del nivel plasmático de lipoproteínas de baja densidad (LDL), el diagnóstico de un infarto de miocardio mediante las troponinas, la clasificación etiológica de la disnea utilizando el péptido natriurético cerebral (BNP) o la exclusión de un tromboembolismo pulmonar midiendo el D-dímero ilustran la utilidad que este tipo de técnicas tienen en la toma de decisiones médicas. Afortunadamente, estas aproximaciones se están empezando a emplear también en el campo de la patología neurovascular y, sin duda, aportarán información muy valiosa a las obtenidas mediante la anamnesis, el examen físico y las pruebas diagnósticas convencionales.

En el caso del ictus isquémico, la identificación de diferentes elementos que participan en la cascada isquémica o en los eventos moleculares subsiguientes podría ser de gran utilidad en el manejo de estos pacientes. La principal dificultad para utilizar estas moléculas radica en que gran parte de estos procesos tienen lugar en los primeros minutos tras la oclusión vascular y, por tanto, difícilmente podemos determinarlos en la práctica. Sin embargo, otros fenómenos posteriores (como la respuesta inflamatoria o incluso procesos más tardíos, como la apoptosis) juegan un papel fundamental en la isquemia cerebral y pueden convertirse en fuente de biomarcadores.

A nivel práctico, los biomarcadores pueden ayudarnos en diferentes etapas. Por un lado, contribuyen a determinar el riesgo de presentar un ictus y, en este sentido, la fosfolipasa A2 asociada a lipoproteína (L-PLA2) aparece como una prometedora herramienta predictiva. Por otro lado, el empleo de biomarcadores nos ayudaría en el proceso diagnóstico. A pesar del avance en las técnicas diagnósticas, entre un 19-31 % de los pacientes que reciben inicialmente el diagnóstico de ictus presentan en realidad otras enfermedades, como crisis epilépticas parciales, auras migrañosas o tumores cerebrales que simulan la enfermedad cerebrovascular. En este sentido sería interesante disponer de biomarcadores con alta especificidad para la isquemia cerebral que ayudasen a establecer el diagnóstico de la misma, o con alta sensibilidad para descartar patologías que simulen isquemia cerebral.

Otra herramienta de gran utilidad serían los biomarcadores que permitiesen diferenciar entre el ictus isquémico y el hemorrágico. Puesto que su manejo es diferente y la ventana terapéutica del ictus isquémico es estrecha, el conocimiento precoz de la naturaleza isquémica del ictus, especialmente en una fase prehospitalaria, ayudaría sin duda a coordinar mejor la atención al paciente en la fase aguda. Una vez diagnosticado el ictus, resulta fundamental conocer el proceso etiológico que lo ha producido para establecer una correcta prevención secundaria. Sin embargo, en la práctica resulta difícil clasificar adecuadamente a todos los pacientes y, así, cuando utilizamos la clasificación etiológica TOAST, en torno al 25-30 % de pacientes quedan con un diagnóstico indeterminado. El empleo de biomarcadores que aportasen información etiológica permitiría reducir esta proporción de pacientes, facilitando la instauración de un tratamiento secundario más adecuado.

Sin duda, un punto de especial relevancia es la identificación de biomarcadores capaces de guiar el tratamiento fibrinolítico. La administración del activador del plasminógeno tisular (t-PA), único fármaco aprobado en la actualidad para el tratamiento en fase aguda del ictus isquémico, tiene en ocasiones consecuencias indeseables. Las complicaciones hemorrágicas asociadas al uso de este fármaco fibrinolítico son el principal factor limitante en su administración. En este sentido, el hallazgo de predictores de transformación hemorrágica tras el tratamiento trombolítico permitiría que un grupo más amplio de pacientes se beneficiaran de este tratamiento. También, la detección de biomarcadores predictores de una pobre respuesta al tratamiento trombolítico, bien por falta de recanalización de la arteria o por reoclusión de la misma, permitiría ajustar la dosis administrada del fármaco, incrementando el beneficio terapéutico.

En el caso del ataque isquémico transitorio (AIT), la utilización de biomarcadores validados tendría un valor añadido incuestionable en la práctica clínica. Es un problema común la dificultad para establecer un diagnóstico correcto del AIT. En muchas ocasiones, la clínica que sufre el paciente no ha sido presenciada por el médico y la interpretación depende exclusivamente de la anamnesis. Otras veces, los síntomas y signos son difíciles de distinguir de otros procesos neurológicos. Por otro lado, el establecimiento del diagnóstico de AIT con la consiguiente instauración de un tratamiento vascular preventivo adecuado es crucial y permitiría reducir el riesgo de aparición de un evento isquémico posterior. Es, por tanto, en el AIT donde el desarrollo de pruebas diagnósticas basadas en biomarcadores cobra una especial relevancia. Sin embargo, todavía existen pocos estudios en este campo.

2 Biomarcadores en el ictus isquémico establecido

En el ictus se produce un cese del flujo sanguíneo que altera el equilibrio de la unidad neurovascular, iniciándose una serie de procesos conocidos como cascada isquémica. Junto con otros fenómenos, como la inflamación, la apoptosis o el estrés oxidativo que ocurren más tardíamente son responsables del daño producido en la isquemia cerebral (véase la figura 1). Todos estos procesos conducirán, si el flujo no se reestablece, a la formación de un núcleo de tejido necrótico, conocido como *core* del infarto, rodeado de otra zona disfuncional pero, potencialmente, recuperable, conocida como penumbra isquémica. Finalmente, debemos considerar que la disrupción de la barrera hematoencefálica juega un papel fundamental, especialmente en el desarrollo del edema y de la transformación hemorrágica del infarto.

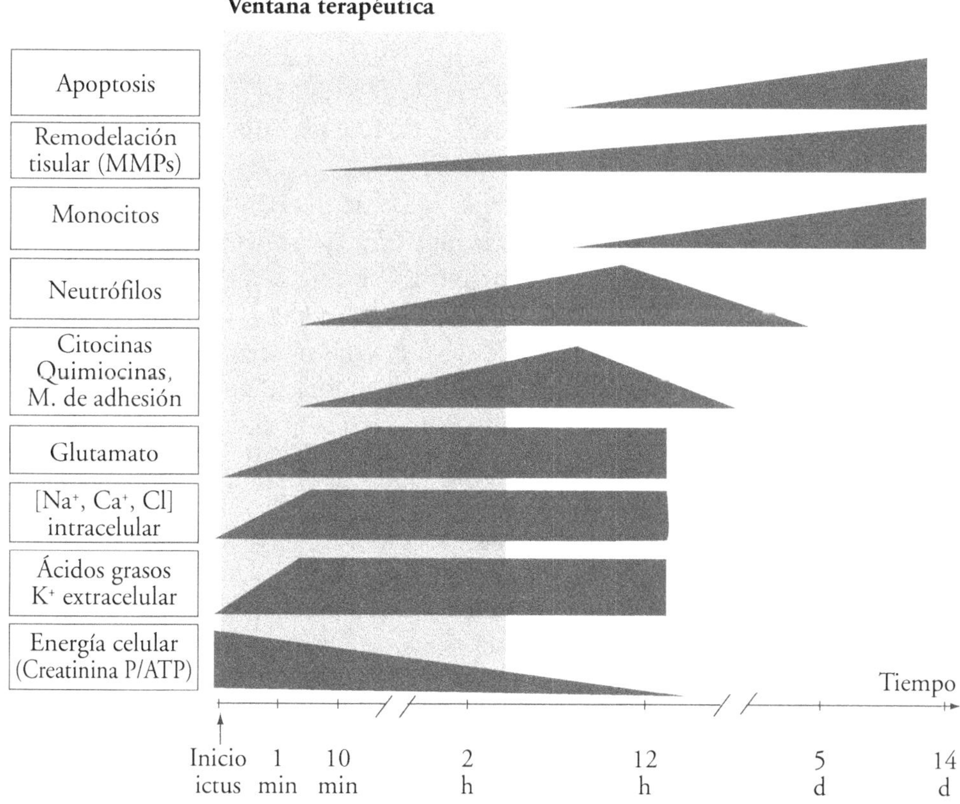

Figura 1. *Transcurso de los eventos moleculares y celulares en la isquemia cerebral. Se representa el aumento/disminución de los diferentes eventos en el transcurso temporal de la isquemia.*

Los estudios en busca de biomarcadores en el ictus isquémico se han desarrollado más en torno a estos procesos más tardíos. Como se ha comentado en la introducción, los pasos iniciales son de difícil abordaje en la práctica.

2.1 *Respuesta inflamatoria*

Las moléculas de adhesión (ICAM-1, VCAM-1, ELAM-1, LFA-1) están implicadas en la infiltración de leucocitos al tejido cerebral, paso inicial de la respuesta inflamatoria. Varios estudios han valorado los niveles de estas moléculas en muestras de sangre periférica tomadas de doce a setenta y dos horas tras el inicio del ictus. Cabe destacar que los resultados de estos estudios no han ido siempre en la misma dirección, quizá por no ser del todo comparables (diferentes subtipos de ictus, distintos tiempos de obtención de muestras, distintos métodos de detección, falta de corrección por tratamientos antiagregantes o antiinflamatorios…). La forma soluble de la molécula de adhesión intercelular (sICAM)-1 se eleva y alcanza el nivel más alto en las primeras veinticuatro horas tras el ictus, relacionándose con el deterioro neurológico subsiguiente.[1] De forma similar, las concentraciones de sVCAM (forma soluble de la molécula de adhesión a la célula vascular)-1 y sELAM (forma soluble de la molécula de adhesión leucocito endotelial)-1 aumentan durante los cinco primeros días tras el evento isquémico.[2] Sin embargo, pocos estudios han confirmado estos aspectos histopatológicamente en el ser humano. En uno de esos estudios, se han encontrado células inflamatorias positivas para ICAM-1 y LFA (antígeno asociado a la función leucocitaria)-1 en infartos recientes.[3]

La expresión local de citocinas inflamatorias (TNF-α, IL-1β, IL-6) y quimiotácticas (IL-8, MPC-1) promueve el reclutamiento y la migración de neutrófilos y macrófagos a la zona de lesión tisular, incrementando el daño por los efectos reológicos de los leucocitos atrapados en la microcirculación (el *plugging* leucocitario) y por la liberación de productos citotóxicos por los leucocitos activados. Muchas de estas moléculas se elevan en sangre periférica tras el inicio del ictus isquémico, pudiéndose considerar posibles biomarcadores. Así, se han asociado diversas citocinas proinflamatorias, como la interleucina (IL)-1 y el factor de necrosis tumoral (TNF)-α, con un mayor daño cerebral. El TNF-α se encuentra sobreexpresado en parénquima cerebral de pacientes con ictus y aparece primero en el *core* del infarto y más tarde en áreas periinfarto;[4] así mismo, se encuentra elevado en líquido cefalorraquídeo (LCR) y en suero, asociándose con el deterioro neurológico precoz y el mal pronóstico funcional en pacientes con infartos lacunares.[5] Además, la producción de otra citocina, la IL-6, se ha relacionado con el tamaño del infarto y sus niveles en plasma y LCR son factores independientes de progresión en todos los subtipos de ictus, así como predictores de mortalidad precoz.[6] Por otro lado, un estudio de la expresión del ARN mensajero (ARNm) de IL-1β en células periféricas mononucleares mostró un incremento en la fase aguda del ictus, con posterior normalización, correlacionándose con el grado de severidad de la afectación neurológica.[7] Otro marcador de inflamación, la proteína C reactiva (PCR), se ha relacionado con el mal pronóstico funcional a largo plazo cuando se halla elevada en fase aguda; además, en la fase hiperaguda de pacientes que reciben terapia trombolítica, la PCR es un excelente predictor independiente de mortalidad.[8]

Por otro lado, las citocinas antiinflamatorias se relacionan con un efecto neuroprotector, siendo especialmente importante su función en la zona de penumbra. El antagonista del receptor de la IL-1 (IL-1ra) ha demostrado proteger frente al daño isquémico cerebral en modelos animales[9] y está elevado en el plasma de los pacientes en la primera semana tras el ictus.[10] También el factor de crecimiento tisular (TGF)-β1 y su ARNm han sido detectados en tejido cerebral tras el ictus, especialmente en los márgenes del infarto.[11] El papel neuroprotector de la IL-10 se ha observado en isquemia cerebral focal en modelos experimentales. Además, parece que sujetos con baja producción de esta citocina tienen un mayor riesgo de padecer un ictus.[12] Paralelamente, se han detectado concentraciones elevadas de IL-10 en el LCR tras la fase aguda del ictus,[13] así como su secreción por células mononucleares.[14]

Las quimiocinas, responsables del reclutamiento de leucocitos, también se elevan en sangre periférica tras el ictus isquémico. Existe un incremento de IL-8 en el plasma y especialmente en el LCR de pacientes con ictus, lo que sugiere que una parte importante de su producción proviene del sistema nervioso central. Las concentraciones de IL-8 en LCR difieren entre pacientes con grandes infartos afectando sustancia gris y pequeños infartos de la sustancia blanca. Parece que en los primeros podría tener un papel deletéreo y en los segundos, neuroprotector.[13] La MCP (proteína quimiotáctica de monocitos)-1 tiene un papel destacado en la infiltración del tejido cerebral por monocitos/macrófagos y se ha descrito su incremento en LCR durante la fase aguda del ictus.[15]

2.2 *Permeabilidad endotelial y transformación hemorrágica*

Uno de los efectos deletéreos al final de la cascada isquémica es el aumento de la permeabilidad endotelial. En este proceso juegan un papel fundamental las metaloproteinasas de matriz (MMPs), una familia de enzimas proteolíticas, Zn-dependientes, que, fisiológicamente, se encargan del remodelado de la matriz extracelular. Se ha demostrado que los neutrófilos que se aglutinan en la zona isquémica emplean la producción de MMPs para migrar a través del endotelio y, mediante este mecanismo, desestructuran la barrera hematoencefálica (BHE), lo que contribuye a la producción de edema y facilita la transformación hemorrágica del infarto. Estos procesos cobran especial relevancia en los pacientes que reciben tratamiento trombolítico con t-PA.

En este sentido, se ha publicado que tras la administración directa intraventricular de t-PA en cerebro de ratón, éste se une a LRP (LDL *receptor-related-protein*), participando en la activación de MMP-9 y, consecuentemente, incrementando la permeabilidad de la BHE.[16] Paralelamente, estudios *in vivo* en modelos de isquemia cerebral en roedores han demostrado que la administración exógena de t-PA incrementa los niveles de MMP-9, que en los animales deficientes para el gen del t-PA estos niveles decrecen de forma significativa y que la administración exógena de t-PA en dichos ratones deficientes reinstaura la respuesta de MMP-9 que se produce en los animales control.[17] Recientemente, nuestro grupo ha descrito la liberación *ex vivo* de MMP-9, MMP-8 y del inhibidor tisular de la MMP (TIMP)-2 por los neutrófilos cuando son tratados con t-PA.[18] Así mismo, encontramos en muestras de tejido cerebral de pacientes que habían sufrido transformación hemorrágica, una intensa infiltración de neutrófilos positivos en la inmunotinción para MMP-9 en áreas vasculares con degradación de colágeno tipo IV de la membrana basal y extravasación de hematíes.[19] Estos hallazgos sugieren que el neutrófilo podría ser la principal fuente celular de MMP-9 en las áreas de transformación hemorrágica. De forma complementaria, se ha descrito la implicación de otra metaloproteinasa, la MMP-3, en la transformación hemorrágica tras t-PA, utilizando un modelo animal de ratones deficientes en dicha MMP.[20]

Respecto al humano, sabemos que, en pacientes tratados con t-PA, se produce un pico de MMP-9 en sangre periférica entre una y tres horas después del tratamiento y que éste es más acusado en los casos que posteriormente presentan complicaciones hemorrágicas.[21] También se ha publicado que los niveles de MMP-9 predicen de forma independiente las complicaciones hemorrágicas[22] (véase la figura 2). De hecho, la coadministración de inhibidores de las MMPs, como el Batimastat (BB-94), con t-PA reduce la tasa de complicaciones hemorrágicas.[23] En esta línea de investigación, recientemente se ha descrito un nuevo inhibidor específico para las gelatinasas (SB-3CT) que, administrado en un modelo de isquemia cerebral focal murino, bloquea la MMP-9 y su actividad, reduciendo la degradación de laminina y rescatando a las neuronas de la apoptosis.[24] En otro estudio, se ha demostrado, también, una sobreexpresión de MMP-9 en las zonas de parénquima con áreas de transformación hemorrágica respecto a otras zonas infartadas o al hemisferio contralateral en tejido cerebral humano.[25] Por lo tanto, parece que algunas MMPs pueden ser prometedores biomarcadores para la mejor selección de los pacientes candidatos a recibir terapia trombolítica, mejorando así la seguridad y eficacia del tratamiento.

Otras moléculas podrían estar implicadas en la transformación hemorrágica del infarto cerebral, como es el caso de la fibronectina (Fn). En este sentido, un estudio reciente demuestra que c-Fn plasmática está elevada en pacientes que presentan complicaciones hemorrágicas inducidas por t-PA, sugiriendo su potencial como predictor de hemorragias parenquimatosas sintomáticas.[26] Por otro lado, después de un evento isquémico se produce una liberación de inhibidores endógenos de la fibrinolisis al torrente sanguíneo que podría generar importantes diferencias interindividuales en la capacidad fibrinolítica global, ya que bloquearán o potenciarán la fibrinolisis mediada por t-PA y el desarrollo de HICS (hemorragia intracraneal sintomática). A favor de esta hipótesis, algunos trabajos han mostrado cómo pacientes que sufrieron una HICS presentaban niveles más bajos de PAI (inhibidor del activador del plasminógeno)-1 y más elevados de TAFI (inhibidor de la fibrinolisis activable por trombina), y que la combinación de niveles de PAI-1 < 21,4 ng/mL y de TAFI > 180 % predecía la aparición de HICS.[27] También se ha descrito que la actividad de TAFI se incrementa tras la administración de fibrinolítico en pacientes con ictus isquémico.[28]

En cuanto a las MMPs, en el escenario de la isquemia cerebral estas moléculas no sólo se han relacionado con la transformación hemorrágica del infarto. Recientemente, hemos

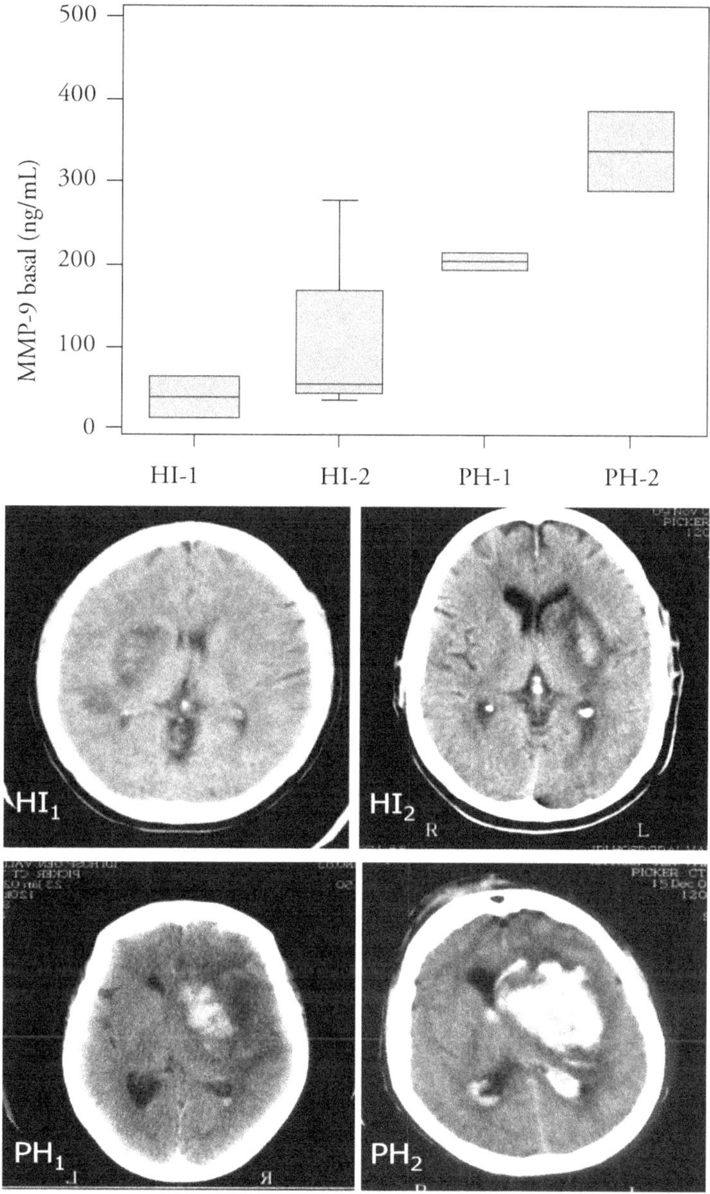

Figura 2. Niveles plasmáticos de MMP-9 en pacientes que han sufrido una transformación hemorrágica del infarto isquémico tras recibir tratamiento fibrinolítico. Se observa una relación directa entre los niveles de MMP-9 y los grados de transformación hemorrágica. HI: infarto hemorrágico; PH: hematoma parenquimatoso. (Tomado de Montaner et al. Circulation 2003; 107: 598-603.)

hallado diferencias significativas entre los niveles plasmáticos de MMP-9 y la evolución clínica de los pacientes con infarto cerebral.[21] Además, existe una correlación positiva entre los valores medios de MMP-9 y el volumen del infarto cerebral medido en la tomografía computerizada (TC) craneal realizada a las cuarenta y ocho horas del inicio de la clínica.

Estas relaciones entre MMP-9 y evolución neurológica sitúan a esta MMP como posible biomarcador de pronóstico en el ictus.

También hemos encontrado relaciones estrechas entre la expresión de MMP-9 y MMP-2 y la duración y extensión de la oclusión arterial. Así, los niveles más altos de MMPs se observan en aquellos pacientes con una oclusión proximal del tronco de la arteria cerebral media (ACM) que persiste ocluida durante todo el período del estudio. Estas observaciones permiten plantear la hipótesis de que a mayor duración de la oclusión de la ACM se produce un mayor infarto cerebral mediado, al menos en parte, por la acción proteolítica de las MMPs. De hecho, diversos estudios experimentales demuestran esta secuencia de acontecimientos, ya que consiguen reducciones importantes del tamaño del infarto tras la administración de inhibidores de MMPs,[29] tras el tratamiento con anticuerpos monoclonales contra la MMP-9[30] y en ratones deficientes para MMP-9.[31]

2.3 Estrés oxidativo

Se trata de un proceso metabólico englobado dentro de la respuesta isquémica y, especialmente, en el daño por reperfusión, directamente relacionado con la aparición de HICS. Recientemente se ha demostrado que el estrés oxidativo participa en la rotura de la BHE ligado a la activación de MMPs.[32] Además, las especies de oxígeno reactivas (ROS) que se sintetizan durante la reperfusión pueden desencadenar la apoptosis neuronal, debido a una insuficiente expresión de Cu/Zn superóxido-dismutasa y Mn superóxido-dismutasa, según se demuestra en un modelo de isquemia focal transitoria murino.[33] En un estudio, los F2-isoprostanos, radicales libres producto de la peroxidación del ácido araquidónico neuronal, se encuentran elevados en las seis primeras horas tras el ictus y su nivel se correlaciona con el de MMP-9.[34] A pesar de estos sugerentes datos, no hay estudios en humanos que hayan valorado el uso de biomarcadores del estrés oxidativo como predictores de HICS.

2.4 Apoptosis

Como se ha comentado en la introducción, no todo el daño se produce de forma precoz tras la isquemia cerebral. Recientemente se ha demostrado que los mecanismos de apoptosis o muerte celular programada participan activamente en el daño neuronal de forma subaguda. En dichos procesos de apoptosis tiene gran importancia la familia de las caspasas y, en especial, dos de sus miembros, las caspasas 3 y 7 (caspasas ejecutoras) que se ponen en marcha tras estímulos isquémicos moderados, lo que las hace relevantes en la zona de penumbra. Los niveles elevados de caspasa 3, a las veinticuatro horas tras el ictus, se relacionan con el crecimiento de la lesión isquémica en las secuencias de difusión de la resonancia magnética (RM) cerebral y con un peor pronóstico neurológico.[35]

3   Biomarcadores en la isquemia cerebral transitoria

Es posible que numerosos biomarcadores identificados en relación al ictus isquémico establecido puedan utilizarse en un futuro como biomarcadores del AIT. Puesto que uno de los problemas a los que nos enfrentamos en la práctica clínica es el determinar la naturaleza isquémica de un episodio de focalidad neurológica transitoria, serían de especial utilidad aquellos biomarcadores que mostrasen una alta especificidad por la isquemia cerebral y que se elevasen desde los primeros minutos tras el inicio de la isquemia. Estas moléculas permitirían diferenciar el AIT de otros procesos que lo simulan, como son algunas crisis epilépticas parciales, episodios de hipoglucemia o el aura migrañosa.

Recientemente, se ha propuesto una nueva definición de AIT basada en el daño tisular más que en el criterio temporal de la clínica y, también, se ha revisado el sistema de evaluación de estos pacientes.[36] Aplicando esta nueva definición, un gran número de pacientes considerados anteriormente como AIT, aproximadamente un tercio de los que tienen síntomas con una duración inferior a veinticuatro horas, pasarán a ser clasificados como infartos cerebrales, si se demuestra el daño tisular con pruebas de neuroimagen. Este nuevo planteamiento realza aún más la importancia de utilizar biomarcadores que ayuden al diagnóstico de AIT y, especialmente, que ayuden a diferenciarlo del infarto establecido. De la misma manera que la angina de pecho se diferencia del infarto de miocardio en función de si se produce daño tisular o no y esta diferenciación puede establecerse en función de los niveles y el perfil de la troponina plasmática, es posible que en el futuro podamos disponer de algún biomarcador que nos ayude a determinar el inicio del daño tisular neurológico. Esto permitiría tomar decisiones de tratamiento fibrinolítico más adecuadas en los primeros momentos de la isquemia. Sin duda, el hallazgo de moléculas que ayudasen a diferenciar el fenómeno de isquemia sin lesión tisular del infarto cerebral aportaría un paso más en el manejo de la enfermedad cerebrovascular aguda.

Por otro lado, el AIT es una enfermedad con un elevado riesgo de recurrencia, especialmente a corto plazo, si tenemos en cuenta que en torno a un 10 % de los pacientes presentarán un ictus establecido en los tres primeros meses tras el episodio transitorio.[36] La mayor parte de estas recurrencias serán muy precoces y se estima que hasta el 4 % de los pacientes pueden recurrir en los dos primeros días tras el AIT. Sin duda, la evaluación diagnóstica y el manejo terapéutico precoz resultan fundamentales, especialmente en los pacientes con alto riesgo. Por eso, varios estudios han tratado de identificar factores de riesgo de recurrencia y se han validado métodos para estratificar este riesgo. Entre ellos, la nueva escala ABCD2 considera diferentes factores como la edad, la presión arterial, la presencia de debilidad o alteración del lenguaje en los síntomas clínicos, la duración de los mismos o la presencia de diabetes mellitus.[37] Probablemente, la incorporación de biomarcadores a estos sistemas ayudaría a estratificar el riesgo de una forma más precisa. Por todo ello, en este apartado comentaremos las moléculas asociadas con el diagnóstico y la predicción de recurrencia vascular en el AIT. Es de destacar que se han publicado pocos estudios que traten de encontrar biomarcadores en esta entidad clínica, hecho posiblemente debido a la dificultad del diagnóstico y la fugacidad de los síntomas.

3.1 Biomarcadores en el diagnóstico del AIT

Durante la cascada isquémica se generan diversos metabolitos en el cerebro que atraviesan la BHE y alcanzan el torrente sanguíneo, activando el sistema inmune y produciendo autoanticuerpos (aAc). Entre estos aAc se encuentran los dirigidos contra el NR2A, un subtipo de receptor del *N*-metil-D-aspartato (NMDA), considerado un marcador de neurotoxicidad e indicador de deterioro microvascular. La concentración sérica de aAc contra NR2A es significativamente mayor en pacientes con AIT y con ictus isquémico respecto a controles (punto de corte 2,0 μg/L) y se observa un pico a las diez o doce horas. Además, permite diferenciar a los pacientes isquémicos de los hemorrágicos, ya que en estos últimos los niveles de aAc contra NR2A se mantienen constantes en el tiempo y son similares a los valores control. También se correlaciona positivamente la concentración de aAc contra NR2A con el volumen de la lesión en difusión de la RM y la puntuación de la escala NIHSS en los pacientes con AIT y con ictus isquémico. Por otro lado, la administración de glicina o magnesio parece reducir los niveles de aAc y se asocia a una mejoría en la función neurológica de los pacientes.[38] Todas estas características diferenciales y el hecho de que exista relación entre su reducción y la mejoría clínica de los pacientes, hacen de los aAc contra NR2A un biomarcador muy prometedor. Sin embargo, estos datos provienen todos de un mismo grupo y están pendientes de replicaciones por otros grupos independientes antes de poder ser empleados en la clínica.

El conocimiento del papel multifactorial de las plaquetas en el desarrollo de la isquemia cerebral y, especialmente, del aumento de la agregación plaquetaria que tiene lugar durante este proceso, llevó a plantearse el uso del ratio de agregación plaquetaria (PAR) para ayudar en el diagnóstico de las enfermedades isquémicas cerebrales. Se trata de un método de determinación cuantitativa de agregados plaquetarios circulantes *in vivo* y se considera que valores de PAR por debajo de 0,8-1 indican presencia de estos agregados. El empleo de este ratio podría ayudar en el diagnóstico diferencial entre AIT e ictus isquémico, habiéndose observado una mayor agregabilidad plaquetaria en el ictus que en el AIT (PAR ictus < PAR AIT). En el diagnóstico diferencial, deben combinarse los valores de PAR con los datos del examen neurológico y de neuroimagen. Además, existe una diferencia significativa entre los valores de PAR de los pacientes (ictus y AIT) respecto a los de controles sanos.[39] Aunque la determinación de PAR es sencilla y económica, el test actual no es específico del sistema nervioso, ya que no permite diferenciar si el valor obtenido se debe a oclusión arterial en otros órganos. Además, algunas patologías, como la diabetes mellitus, pueden alterar el patrón de agregabilidad plaquetaria, interfiriendo en el resultado.

3.2 Biomarcadores en la estratificación del riesgo vascular tras el AIT

Se conoce que los pacientes con AIT tienen un elevado riesgo de sufrir un evento cerebrovascular recurrente.[36] En general, los marcadores inflamatorios de fase aguda se han asociado a riesgo de recurrencia vascular. Aunque más bien parece que es una asociación de todas las moléculas inflamatorias más que la acción de alguna en particular, se han realizado varios estudios de su acción por separado. La proteína C reactiva (PCR) es indicadora de inflamación sistémica, marcador de aterotrombosis y mediador de aterogénesis. Se ha observado su poder predictor de evento isquémico cerebral en el estudio Framingham, así como de recurrencia en pacientes con estenosis intracraneal. Utilizando un punto de corte de 1,41 mg/dL, los valores de PCR por encima de este nivel predicen de forma independiente la aparición de nuevos eventos isquémicos, cuando se determina en muestras de sangre tomadas a partir de tres meses tras el AIT o el ictus.[40] De los datos extraídos de tres estudios prospectivos de pacientes con AIT, se dedujo que los niveles de fibrinógeno eran predictores de un ictus subsiguiente al AIT. Esta asociación tendía a ser mayor en aquellos pacientes con AIT no lacunar respecto a los lacunares, aunque no llegaba a ser estadísticamente significativa. Además del riesgo de ictus recurrente, el fibrinógeno también puede predecir eventos coronarios agudos.[41] En este mismo estudio, se observó que, aunque el fibrinógeno es una proteína de fase aguda, los niveles más altos en pacientes con AIT respecto a los controles sanos, se mantienen elevados en el tiempo. Esta situación sería favorable a la hora de incorporar el fibrinógeno como biomarcador de recurrencia tardía, ya que permitiría analizar esta proteína después de varios días tras el evento isquémico. Además, varios fármacos (bezafibrato, β-bloqueantes...) y modificaciones del estilo de vida son capaces de disminuir los niveles de fibrinógeno, aunque no se ha demostrado que esta disminución se refleje en los valores de riesgo de sufrir un ictus isquémico. Finalmente, las citocinas inflamatorias IL-6 y TNF-α se asocian con riesgo de recurrencia de ictus, de forma independiente a otros marcadores de riesgo convencionales, en personas que previamente habían padecido un ictus o un AIT.[42]

Por otro lado, se han relacionado los niveles elevados de homocisteína total (tHcy) con las enfermedades vasculares, entre ellas los eventos cerebrovasculares de origen arteriosclerótico. Los niveles de tHcy pueden descender mediante la administración de vitaminas (B12, B6) y ácido fólico, implicados en su metabolismo. Actualmente está en marcha un ensayo clínico (VITATOPS) que intenta evaluar el efecto que la reducción de la tHcy mediante administración de vitaminas tiene en la evolución de pacientes con AIT y la posible prevención de recurrencia.[43] Otra molécula interesante es el urato, la forma soluble del ácido úrico. A partir de los datos obtenidos en dos estudios independientes, parece que es predictor de eventos coronarios agudos sólo en mujeres que habían padecido un AIT o un ictus.[44] El hecho de que sólo se haya asociado significativamente en mujeres puede relacionarse con la variación de los niveles de urato durante los cambios hormonales en la vida de la mujer, no siendo igual en el hombre. Aun así, en otros estudios se ha asociado de manera general a enfermedad vascular, sin hacer distinción entre ictus recurrente, infarto de miocardio o muerte por causa vascular. Será interesante evaluar en el futuro el valor de la fosfolipasa A2 asociada a la lipoproteína (Lp-PLA2), único marcador aprobado por la FDA para predecir la aparición de ictus o infarto de miocardio en gente sana, para predecir nuevos eventos vasculares tras un AIT.

4 Aspectos técnicos

La aparición de todos los estudios comentados en este capítulo, en referencia a la búsqueda de posibles biomarcadores para el diagnóstico bioquímico tanto del ictus como del AIT, pone de manifiesto el uso de diversas técnicas de laboratorio y diferentes tipos de muestras biológicas, como plasma sanguíneo, LCR, homogenados de tejido, lisados celulares, sobrenadantes de cultivo celular, etcétera. Uno de los problemas prácticos de los biomarcadores comentados hasta el momento es que no disponemos todavía de técnicas que permitan medirlos de forma rápida. En la European Stroke Conference (Bolonia, 2005), se presentó el primer *kit* de determinación rápida de biomarcadores para el diagnóstico analítico del ictus *(stroke triage panel)*. El mecanismo, basado en la micropolaridad de fluidos y la inmunofluorescencia, consiste en la medición rápida, en unos quince minutos, de los niveles plasmáticos de cuatro moléculas: proteína S100-B, MMP-9, dímero D y BNP. Los resultados se incorporan a un complejo algoritmo que permite confirmar o descartar con elevada sensibilidad y especificidad el diagnóstico de ictus. A la espera de publicaciones que nos permitan conocer mejor la especificidad y sensibilidad del test, su aceptación en el manejo clínico diario constituye una interesante incógnita.

En los últimos años se están incorporado técnicas de análisis masivo, tanto de genómica como de proteómica, al estudio de las enfermedades vasculares. La aplicabilidad al campo diagnóstico de estos análisis múltiples está limitada a día de hoy, debido a que muchas variables entran en juego a la hora de analizar los posibles biomarcadores, como la especificidad/sensibilidad, la dinámica de las diferentes moléculas, la capacidad de la técnica para detectarlas o las interacciones intermoleculares. Además, el desarrollo de métodos estadísticos que integren la gran cantidad de datos obtenidos, así como la falta de automatización o de estandarización entre plataformas, supone un nuevo reto. Sin embargo, a nivel de investigación o ensayos clínicos, los análisis múltiples tienen especial importancia, ya que reducen la cantidad de muestras y de reactivos necesarios, a la vez que disminuyen el tiempo de estudio. En este sentido, un grupo suizo, mediante técnicas de proteómica, ha identificado varios marcadores plasmáticos específicos de isquemia cerebral (UFD1, RNA-BP y NDKA).[45] Estas aproximaciones desde la proteómica, aunque complejas desde el punto de vista técnico, nos darán en los próximos años soluciones al problema de la determinación individual de biomarcadores, ya que permitirán identificar masivamente cuáles están implicados en distintas enfermedades neurovasculares, así como identificar nuevos marcadores de deterioro neurológico o de transformación hemorrágica. De este modo se ha podido identificar a la H-FABP (proteína ligada a ácidos grasos de tipo cardíaco) como un nuevo biomarcador en el ictus isquémico estudiando el LCR mediante espectrometría de masas.[46]

Estos últimos avances parecen indicar que no podemos esperar aproximaciones simplistas y que será necesario combinar varios biomarcadores para responder a las distintas preguntas que nos formulemos en el manejo agudo del ictus. Una solución intermedia es el uso de *arrays* de proteínas, en que analizamos en una muestra varios biomarcadores a la vez, mejorando el rendimiento de este tipo de estudios basados en las técnicas de inmunoensayo ELISA *(Enzyme-Linked ImmunoSorbent Assay)*. Entre estos *arrays*, podemos destacar SearchLight® (Aushon Biosystems; Billerica, MA, EEUU), un inmunoensayo de quimioluminiscencia del que existen numerosos test, y Luminex (Luminex Corporation; Austin, TX, EEUU), basado en la citometría de flujo (véase la figura 3). Una última no-

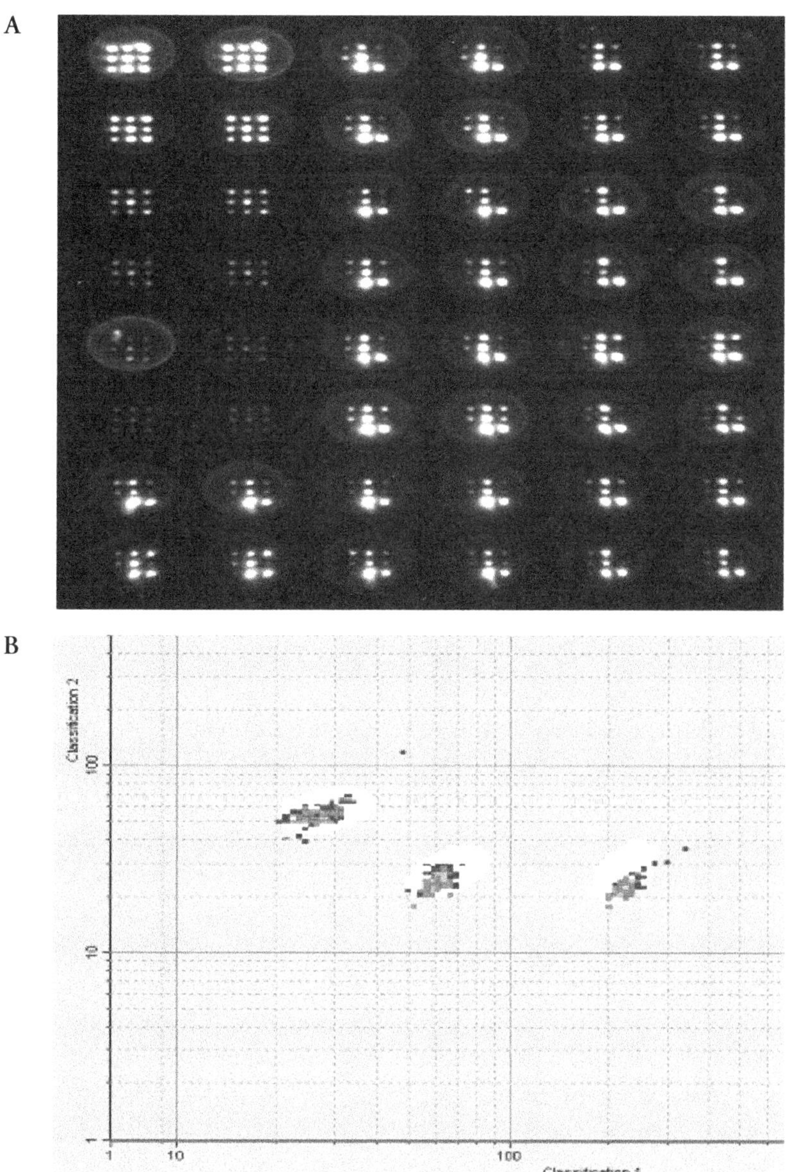

Figura 3. Técnicas de detección de biomarcadores mediante array *de proteínas. SearchLight®*
(Aushon Biosystems; Billerica, MA, EEUU). Ejemplo de detección simultánea de nueve biomarcadores
en placa de noventa y seis pocillos mediante quimioluminiscencia; las dos primeras columnas corresponden
a valores estándar (A). Luminex (Luminex Corporation; Austin, TX, EEUU). Ejemplo de detección
simultánea de tres biomarcadores utilizando micropartículas en suspensión y detección láser,
por citometría de flujo (B).

vedad es ZeptoMARK (Zeptosens; Witterswil, Suiza), una plataforma de *microarray* basada en inmunoensayo múltiple de fluorescencia. Cabe destacar que estas tres técnicas son de carácter cuantitativo.

Desde el punto de vista técnico, se están demostrando las ventajas y la necesidad de testar estos biomarcadores a nivel del SNC para saber que su expresión procede realmente del parénquima cerebral que sufre los fenómenos isquémicos o hemorrágicos. Para ello, se necesitan bancos de tejido cerebral obtenido de necropsias. A partir de estas muestras, se procede a su fijación en paraformaldehído para realizar estudios inmunohistoquímicos e histológicos que nos permiten detectar los biomarcadores de interés en la subestructura tisular. Por otro lado, muestras conservadas en N_2 líquido son utilizadas para realizar técnicas de detección de proteínas (como el Western Blot o las zimografías), para extraer RNA o para microdiseccionarlas con técnica láser (LMD). Esta última tecnología de LMD, en auge actualmente en el ámbito neurológico, permite separar las poblaciones celulares, pudiendo analizarlas después de forma independiente (véase la figura 4).

Aunque interesantes, los estudios que describimos en este capítulo son meramente de asociación, por lo que actualmente se están intentando desarrollar técnicas que, además de mostrarnos lo que ocurre en el tejido cerebral isquémico, intentan dar información de los fenómenos moleculares de la cascada inflamatoria en que están implicados. El objetivo de estas técnicas de imagen molecular, como la gammagrafía cerebral, es «visualizar» los fenómenos que ocurren *in vivo* tras la isquemia cerebral. Para ello se están empleando citocinas radiomarcadas. Actualmente se ha conseguido radiomarcar un buen número de estas moléculas (IL-1, IL-1ra, IL-2, IL-6, IL-8, IL-10, IL-12, G-CSF, IFN-γ, EGF).

5   Posibilidades futuras del uso de biomarcadores en el AIT

De forma ideal, un biomarcador que sirviera para precisar el diagnóstico del AIT debería ser específico del tejido nervioso. El análisis de estas moléculas implica el estudio del parénquima cerebral, tanto en modelos animales experimentales de isquemia focal como mediante la obtención de tejido cerebral isquémico tras el fallecimiento del paciente. El avance en el desarrollo de modelos animales de AIT permitirá caracterizar mejor los eventos que ocurren de forma específica durante los primeros momentos de la isquemia, cuando todavía no existe lesión necrótica en el parénquima cerebral. El acceso al tejido cerebral humano, sin embargo, está limitado a aquellos casos en los que el paciente fallece y, en general, esto ocurre sólo cuando un infarto, con o sin complicaciones hemorrágicas, está claramente establecido. Además, la determinación de moléculas específicas resulta complicada, puesto que el tejido nervioso está compuesto por múltiples tipos celulares que se encuentran en diferente proporción en el cerebro. Esto explica en parte por qué la utilización de biomarcadores está más avanzada en otros procesos isquémicos, como el síndrome coronario agudo, en el que el tejido diana, básicamente constituido por miocardiocitos, es más homogéneo. En este sentido, la tecnología de microdisección láser abrirá nuevas puertas en el estudio de la implicación de cada tipo celular en la isquemia cerebral.

A Pre

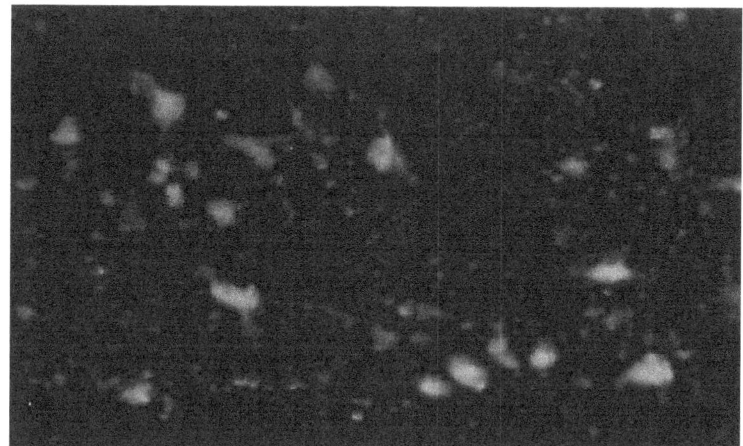

B Selección

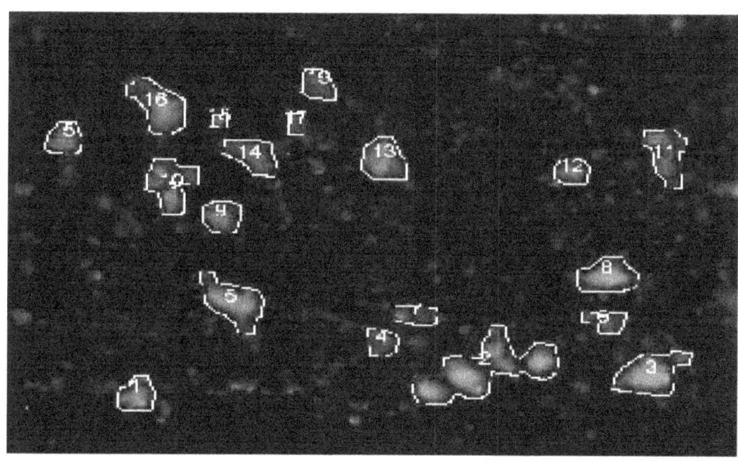

C Post

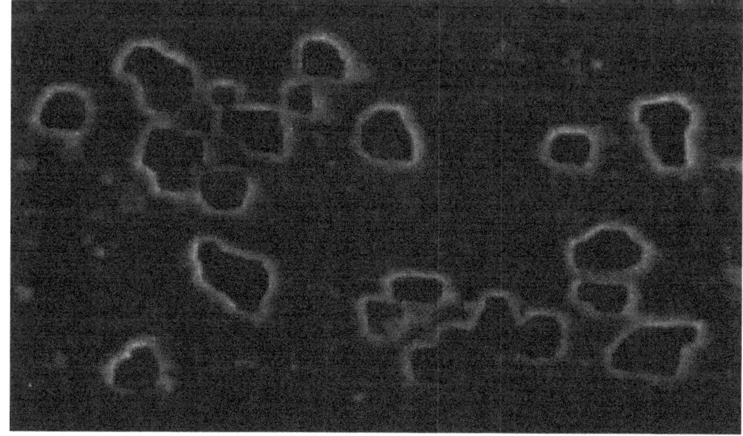

Figura 4. Técnica de microdisección láser (LMD) de neuronas en muestras de cerebro humano isquémico. Mediante microscopía de fluorescencia se detectan las células de interés, marcadas con un anticuerpo específico (A). Utilizando un software adecuado se seleccionan estas células (B), que serán recortadas por un láser y recogidas en tubos eppendorf (C).

Pero no basta con que el biomarcador sea específico del tejido cerebral. Otros procesos que simulan un AIT, como las crisis comiciales focales o, en ocasiones, la migraña, es posible que también afecten al tejido nervioso y podrían alterar el funcionamiento de la BHE. Es necesario, por tanto, identificar moléculas específicas de los procesos isquémicos.

Por otro lado, un biomarcador adecuado debería ser fácilmente detectable, especialmente en plasma o suero, sin necesidad de realizar pruebas agresivas como la punción lumbar. Es posible que, en el futuro, se utilicen en la práctica clínica dispositivos que faciliten la tarea de detección y, de forma similar a como hoy en día se monitorizan con un reflectómetro los niveles de glucosa, podamos también medir determinadas moléculas en la cabecera del paciente. En cualquier caso, está claro que la determinación de un único biomarcador no podrá aportar el valor predictivo necesario para confirmar o descartar la isquemia cerebral y, así, resultará más útil la combinación de varias moléculas para esta tarea.

Además, el biomarcador ideal debería aparecer de forma muy temprana en los fluidos orgánicos susceptibles de estudio y mantenerse al menos hasta el momento en que la determinación sea posible. Esto adquiere especial dificultad en el caso del AIT, puesto que la mayor parte de los episodios tienen una duración muy limitada en el tiempo, generalmente menor a una hora[36] y, por tanto, la posibilidad de estudiar a estos pacientes en los primeros momentos de la isquemia es realmente baja. Otro punto limitante en el AIT y, en general en el ictus, es la existencia en el cerebro de la BHE. La BHE (constituida por las células endoteliales, la membrana basal y los pies de los astrocitos) limita el paso de moléculas desde el tejido isquémico o infartado al torrente sanguíneo. Además, aunque el proceso isquémico puede alterar el funcionamiento de la BHE y así facilitar el paso de moléculas al interior del vaso, debido a la hipoperfusión de la zona lesionada, es previsible que el pico plasmático de esas moléculas que consiguen atravesarla se produzca con retraso y no podamos utilizarlas en la toma de decisiones tempranas.

En el caso del AIT, el hallazgo de marcadores específicos que lo diferencien del infarto establecido supone un gran reto. La principal dificultad estriba, además de la corta ventana para el estudio, en que ambos procesos comparten los mismos mecanismos moleculares de isquemia. Una aproximación interesante sería el desarrollo de moléculas que marquen de forma precoz y precisa la reperfusión cerebral. En este sentido, se ha observado que tras la reperfusión efectiva del parénquima cerebral se produce un descenso de los biomarcadores proinflamatorios.[47]

Los avances que han experimentado las técnicas de genómica y proteómica en los últimos años, permitirán una transformación en la investigación sobre biomarcadores. Hasta hace unos años, la aproximación al estudio de estas moléculas era la preselección de aquellas que *a priori* se consideraba podían estar implicadas en los procesos que rodean a la isquemia cerebral. Sin embargo, el desarrollo de estas nuevas técnicas permitirá la detección de una mayor cantidad de biomarcadores y posiblemente nuevas vías implicadas, sin la necesidad de contar con hipótesis previas. Posiblemente, el reto estará en seleccionar y validar un subgrupo de marcadores óptimos entre una gran cantidad de candidatos. En cualquier caso, la utilidad de estas moléculas deberá ser validada en la práctica clínica, preferiblemente en grupos de pacientes representativos, y nuevas y complejas metodologías estadísticas serán necesarias para analizar de forma adecuada el enorme volumen de datos que aportan las técnicas de genómica y proteómica.

En otro sentido, no podemos olvidar que, además de su potencial uso clínico, el estudio de biomarcadores permite profundizar en el conocimiento de las bases fisiopatológicas de la isquemia cerebral. Es en este campo donde las nuevas técnicas de análisis masivo, como la proteómica o la genómica, pueden acercarnos a nuevos procesos implicados en la enfermedad cerebrovascular. Además, en otro orden de cosas, podemos pensar que la incorporación de los biomarcadores subrogados al diseño de futuros ensayos clínicos en la enfermedad cerebrovascular permitirá, sin duda, incrementar la calidad de los estudios y la consistencia de los resultados así obtenidos.

Finalmente, merece la pena comentar la posibilidad de emplear biomarcadores para guiar el tratamiento del AIT. Fundamentalmente, el manejo terapéutico está dirigido a la prevención de un nuevo evento vascular. En la actualidad, se está planteando que podríamos realizar el control de la eficacia antiagregante, antihipertensiva e hipolipemiante mediante el uso de biomarcadores relacionados con el mecanismo de acción del fármaco empleado.

En resumen, el uso de biomarcadores en la enfermedad cerebrovascular, y especialmente en el AIT, permitirá precisar el diagnóstico, mejorar la estratificación del riesgo de un nuevo evento y guiar la actitud terapéutica tanto en la fase aguda como en la prevención secundaria, y, de esta forma, en un futuro no muy lejano, dispondremos de nuevas herramientas que nos ayuden en la toma de decisiones médicas en la práctica clínica.

BIBLIOGRAFÍA

1. Wang JY, Zhou DH, Li J *et al.* Association of soluble intercellular adhesion molecule 1 with neurological deterioration of ischemic stroke: The Chongqing Stroke Study. Cerebrovasc Dis 2006; 21: 67-73.

2. Blann A, Kumar P, Krupinski J *et al.* Soluble intercellular adhesion molecule-1, E-selectin, vascular cell adhesion molecule-1 and von Willebrand factor in stroke. Blood Coagul Fibrinolysis 1999; 10: 277-84.

3. Sobel RA, Mitchell ME, Fondren G. Intercellular adhesion molecule-1 (ICAM-1) in cellular immune reactions in the human central nervous system. Am J Pathol 1990; 136: 1309-316.

4. Sairanen T, Carpén O, Karjalainen-Lindsberg M-L *et al.* Evolution of cerebral tumor necrosis factor-α production during human ischemic stroke. Stroke 2001; 32: 1750-758.

5. Castellanos M, Castillo J, García MM *et al.* Inflammation-mediated damage in progressing lacunar infarctions: a potential therapeutic target. Stroke 2002; 33: 982-87.

6. Rallidis LS, Vikelis M, Panagiotakos DB *et al.* Inflammatory markers and in-hospital mortality in acute ischaemic stroke. Atherosclerosis 2006; 189: 193-97.

7. Kostulas N, Pelidou SH, Kivisäkk P *et al.* Increased IL-1β, IL-8, and IL-17 mRNA expression in blood mononuclear cells observed in a prospective ischemic stroke study. Stroke 1999; 30: 2174-179.

8. Montaner J, Molina CA, Ribó M *et al.* Post-stroke C-reactive protein is a powerful prognos-

tic tool among candidates for thrombolysis. Cerebrovasc Dis 2004; 17: 1.

9. Clark SR, McMahon CJ, Gueorguieva I *et al*. Interleukin-1 receptor antagonist penetrates human brain at experimentally therapeutic concentrations. J Cereb Blood Flow Metab 2008; 28: 387-94.

10. Beamer NB, Coull BM, Clark WM *et al*. Interleukin-6 and interleukin-1 receptor antagonist in acute stroke. Ann Neurol 1995; 37: 800-04.

11. Krupinski J, Kumar P, Kumar S *et al*. Increased expression of TGF-β 1 in brain tissue after ischemic stroke in humans. Stroke 1996; 27: 852-57.

12. Van Exel E, Gussekloo J, de Craen AJM *et al*. Inflammation and stroke: the Leiden 85-plus study. Stroke 2002; 33: 1135-138.

13. Tarkowski E, Rosengren L, Blomstrand C *et al*. Intrathecal release of pro and anti-inflammatory cytokines during stroke. Clin Exp Immunol 1997; 110: 492-99.

14. Pelidou S-H, Kostulas N, Matusevicius D *et al*. High levels of IL-10 secreting cells are present in blood in cerebrovascular diseases. Eur J Neurol 1999; 6: 437-42.

15. Losy J, Zaremba J. Monocyte chemoattractant protein-1 is increased in the cerebrospinal fluid of patients with ischemic stroke. Stroke 2001; 32: 2695-696.

16. Wang X, Lee SR, Arai K *et al*. Lipoprotein receptor-mediated induction of matrix metalloproteinase by tissue plasminogen activator. Nat Med 2003; 9: 1313-317.

17. Tsuji K, Aoki T, Tejima E *et al*. Tissue plasminogen activator promotes matriz metalloproteinase-9 upregulation after focal cerebral ischemia. Stroke 2005; 36: 1954-959.

18. Cuadrado E, Ortega L, Hernández-Guillamón M *et al*. Tissue plasminogen activator (t-PA) promotes neutrophil degranulation and MMP-9 release. J Leukoc Biol 2008; 84: 207-14.

19. Rosell A, Cuadrado E, Ortega-Aznar A *et al*. MMP-9-positive neutrophil infiltration is associated to blood-brain barrier breakdown and basal lamina type IV collagen degradation during hemorrhagic transformation after human ischemic stroke. Stroke 2008; 39: 1121-126.

20. Suzuki Y, Nagai N, Umemura K *et al*. Stromelysin-1 (MMP-3) is critical for intracranial bleeding after t-PA treatment of stroke in mice. J Thromb Haemost 2007; 5: 1732-739.

21. Montaner J, Álvarez-Sabín J, Molina C *et al*. Matrix metalloproteinase expression after human cardioembolic stroke. Temporal profile and relation to neurological impairment. Stroke 2001; 32: 1759-766.

22. Montaner J, Molina CA, Monasterio J *et al*. Matrix metalloproteinase-9 pretreatment level predicts intracranial hemorrhagic complications after thrombolysis in human stroke. Circulation 2003; 107: 598-603.

23. Lapchak PA, Chapman DF, Zivin JA. Metalloproteinase inhibition reduces thrombolytic (tissue plasminogen activator)-induced hemorrhage after thromboembolic stroke. Stroke 2000; 31: 3034-040.

24. Gu Z, Cui J, Brown S *et al*. A highly specific inhibitor of matrix metalloproteinase-9 rescues laminin from proteolysis and neurons from apoptosis in transient focal cerebral ischemia. J Neurosci 2005; 25: 6401-408.

25. Rosell A, Ortega A, Álvarez-Sabín J *et al*. Sobreexpresión de metaloproteasa-9 en parénquima y microdializado cerebral tras el ictus isquémico y hemorrágico. Neurología 2005; 20: 496.

26. Castellanos M, Leira R, Serena J *et al*. Plasma cellular-fibronectin concentration predicts hemorrhagic transformation after thrombolytic therapy in acute ischemic stroke. Stroke 2004; 35: 1671-676.

27. Ribo M, Montaner J, Molina CA *et al*. Admission fibrinolytic profile is associated with symptomatic hemorrhagic transformation in

stroke patients treated with tissue plasminogen activator. Stroke 2004; 35: 2123-127.

28. Willemse JL, Brouns R, Heylen E *et al.* Carboxypeptidase U (TAFIa) activity is induced *in vivo* in ischemic stroke patients receiving thrombolytic therapy. J Thromb Haemost 2008; 6: 200-02.

29. Rosenberg GA, Navratil M. Metalloproteinase inhibition blocks edema intracerebral hemorrhage in the rat. Neurology 1997; 48: 921-26.

30. Romanic AM, White RF, Arleth AJ *et al.* Matrix metalloproteinase expression increases after cerebral focal ischemia in rats. Inhibition of matrix metalloproteinase-9 reduces infarct size. Stroke 1998; 29: 1020-030.

31. Asahi M, Asahi K, Jung J *et al.* Role for matrix metalloproteinase 9 after focal cerebral ischemia: effects of gene knockout and enzyme inhibition with BB-94. J Cereb Blood Flow Metab 2000; 20: 1681-689.

32. Gasche Y, Copin JC, Sugawara T *et al.* Matrix metalloproteinase inhibition prevents oxidative stress-associated blood-brain barrier disruption after transient focal cerebral ischemia. J Cereb Blood Flow Metab 2001; 21: 1393-400.

33. Matsuda S, Umeda M, Uchida H *et al.* Alterations of oxidative stress markers and apoptosis markers in the striatum after transient focal cerebral ischemia in rats. J Neural Transm 2009; 116: 395-404.

34. Kelly PJ, Morrow JD, Ning M *et al.* Oxidative stress and matrix metalloproteinase-9 in acute ischemic stroke. The biomarker evaluation for antioxidant therapies in stroke (BEAT-Stroke) Study. Stroke 2008; 39: 100-04.

35. Rosell A, Cuadrado E, Álvarez-Sabín J *et al.* Caspase-3 is related to infarct growth after human ischemic stroke. Neurosci Lett 2008; 430: 1-6.

36. Easton JD, Saver JL, Albers GW *et al.* Definition and evaluation of transient ischemic attack. A scientific statement for healthcare professionals from the American Heart Association/American Stroke Association Stroke Council; Council on Cardiovascular Surgery and Anesthesia; Council on Cardiovascular Radiology and Intervention; Council on Cardiovascular Nursing; and the Interdisciplinary Council on Peripheral Vascular Disease. Stroke 2009; 40: 2276-293.

37. Johnston SC, Rothwell PM, Nguyen-Huynh MN *et al.* Validation and refinement of scores to predict very early stroke risk after transient ischaemic attack. Lancet 2007; 369: 283-92.

38. Dambinova SA, Khounteev GA, Izykenova GA *et al.* Blood test detecting autoantibodies to *N*-methyl-D-aspartate neuroreceptors for evaluation of patients with transient ischemic attack and stroke. Clin Chem 2003; 49: 1752-762.

39. Tatli M, Guzel A, Akyuz A *et al.* Could platelet aggregation ratio be an indicator for differential diagnosis of transient ischemic attack and cerebral ischemic stroke? Cerebrovasc Dis 2006; 22: 372-77.

40. Arenillas JF, Álvarez-Sabín J, Molina CA *et al.* C-reactive protein predicts further ischemic events in first-ever transient ischemic attack or stroke patients with intracranial large-artery occlusive disease. Stroke 2003; 34: 2463-468.

41. Rothwell PM, Howard SC, Power DA *et al.* Fibrinogen concentration and risk of ischemic stroke and acute coronary events in 5.113 patients with transient ischemic attack and *minor* ischemic stroke. Stroke 2004; 35: 2300-305.

42. Welsh P, Lowe GDO, Chalmers J *et al.* Associations of proinflammatory cytokines with the risk of recurrent stroke. Stroke 2008: 39; 2226-230.

43. Hankey GJ, Eikelboom JW. Homocysteine levels in patients with stroke. Clinical relevance and therapeutic implications. CNS Drugs 2001; 15: 437-43.

44. Koton S, Howard SC, Warlow CP *et al.* Serum urate predicts long-term risk of acute coronary events in women after a transient ischaemic attack and stroke. Cerebrovasc Dis 2008; 26: 517-24.

45. Allard L, Burkhard PR, Lescuyer P *et al.* PARK7 and nucleoside diphosphate kinase a as plasma markers for the early diagnosis of stroke. Clin Chem 2005; 51: 2043-051.

46. Allard L, Lescuver P, Burgess J *et al.* ApoC-I and ApoC-III as potential plasmatic markers to distinguish between ischemic and hemorrhagic stroke. Proteomics 2004; 4: 2242-251.

47. Montaner J, Álvarez-Sabín J, Chacón P *et al.* Reduction of proinflammatory cytokines, chemokines and metalloproteinases after t-PA treatment for ischemic stroke. Cerebrovasc Dis 2002; 13: 55.

Capítulo 8. Escalas pronósticas y estratificación del riesgo de recurrencia

F. Purroy

**Profesor asociado de la Facultad de Medicina
de la Universitat de Lleida
Hospital Arnau de Vilanova
Lleida**

Dirección para correspondencia
Hospital Arnau de Vilanova
Dr. F. Purroy
fpurroy@arnau.scs.es

1   Introducción

En medicina existen pocas situaciones en las que se pueda cambiar la historia natural de una enfermedad. En neurología, el ataque isquémico transitorio (AIT) es una de ellas. Casi uno de cada cuatro enfermos con un infarto cerebral establecido ha sufrido previamente un episodio neurológico transitorio.[1] Además, la mayoría de recurrencias tras un AIT acontecen durante el seguimiento precoz. Hasta un 10 % de los pacientes sufrirán un infarto cerebral durante los primeros tres meses de seguimiento. La mitad de los episodios sucederán durante las primeras cuarenta y ocho horas.[2] Este riesgo asciende a más del 20 % en el caso de que la responsable del episodio deficitario sea una estenosis grave carotídea.[3]

Hay dos aspectos a remarcar en este tipo de afectados. El primero, su heterogeneidad, ya que el grupo de pacientes con AIT parece comportarse de forma no homogénea. Hay enfermos que sufren una recurrencia el mismo día de haber sufrido el AIT, mientras que otros no tendrán ningún episodio nuevo. Esta evolución dispar estará marcada por la etiología subyacente,[3] la forma de presentación clínica o la repetición de la sintomatología.[4] El segundo aspecto es su dificultad diagnóstica. La correcta evaluación del paciente con un déficit neurológico transitorio, continúa siendo un reto diagnóstico para todo facultativo. Existen muchas entidades diferentes a la isquemia cerebral que simulan un ictus: migraña, crisis epiléptica, síncope, hematoma subdural, tumor cerebral, fenómenos paroxísticos de enfermedad desmielinizante, hipoglucemia, crisis conversivas… Además, en la mayoría de las ocasiones, el paciente es valorado una vez resuelta su sintomatología, por lo que el diagnóstico se basa en la anamnesis del paciente.

Ambos aspectos hacen que la generación de escalas pronósticas para la estratificación del riesgo de recurrencia sea muy atractiva tanto para el profesional de medicina primaria como para el profesional de urgencias o el neurólogo.

2   Escalas clínicas

Las principales escalas pronósticas que se han propuesto y publicado son las basadas únicamente en variables clínicas: duración de los síntomas, factores de riesgo vascular, edad y sintomatología. Este tipo de escala puede ser de gran ayuda para el manejo inicial del paciente por los facultativos de atención primaria o de los servicios de urgencias que, en la mayoría de ocasiones, son los primeros que atienden a estos pacientes.

2.1   Escala SPI

La escala SPI, *stroke prognosis instrument*, fue una de las primeras basadas en elementos clínicos propuesta[5,6] (véase la tabla 1). Se trata de un instrumento inicialmente diseñado en la década de 1990[5] para establecer el riesgo de recurrencia de ictus a los dos años de seguimiento. Dicha escala es fruto del estudio de una cohorte pequeña (n = 142) de pacientes con ictus transitorio. Clasifica a los sujetos en tres grupos: riesgo bajo, medio y elevado, en función de la asociación de cinco características clínicas. Otorga tres puntos la edad > 65 años, otros tres puntos el antecedente de diabetes mellitus (DM), dos puntos si el paciente tiene antecedente de hipertensión arterial (HTA), un punto si el paciente ha sufrido previamente un episodio de cardiopatía isquémica (CI) y, finalmente, dos puntos si lo que ha sufrido el paciente ha sido un ictus *minor* y no propiamente un AIT. Aplicando esta escala, el riesgo de aparición de un episodio de recurrencia de ictus o de muerte es significativamente diferente: 10 %, 21 % y 59 %, respectivamente.

Sin embargo, esta forma de estratificar el riesgo de recurrencia fue criticada al basarse en una cohorte de pacientes pequeña con pocos eventos (sólo treinta y ocho). En el año 2000, el grupo de Kernan y colaboradores intentó paliar la controversia creada por la escala SPI-I al aplicar dicha escala en cuatro cohortes independientes (WEST, UK-TIA trial, CAPRIE y NoMass). Fruto de este trabajo, nació la escala SPI-II que mejora la discriminación en el riesgo de recurrencia entre los diferentes grupos al añadir a la escala inicial el antecedente de insuficiencia cardíaca congestiva (ICC) y el de ictus previo. Así, esta nueva escala tiene siete variables que puntúan de la siguiente forma: ICC, tres puntos; ictus previo, tres puntos; edad > 70 años, dos puntos; ictus *minor*, dos puntos; HTA, un punto, y CI, un punto. El riesgo de recurrencia o muerte varía en función de la puntuación del paciente: 9 % (puntuación entre 0 y 3), 19 % (puntuación entre 4 y 7) y 23 % (puntuación entre 8 y 15).

La escala SPI-II tiene, entre otras limitaciones, el hecho que sólo se ha validado en cohortes de investigación y se ha aplicado de forma retrospectiva. Además, sólo una de las cohortes estaba formada únicamente por pacientes con AIT.

Variable	SPI-I	SPI-II	California	ABCD	ABCD2	ABCDI
Autor	Kernan	Kernan	Johnston	Rothwell	Johnston	Sciolla
Año propuesta	1991	2000	2000	2005	2007	2008
Riesgo recurrencia	2 años	2 años	90 días	7 días	2, 7 y 90 días	7 y 90 días
Edad	3 puntos*	2 puntos**	1 punto[#]	1 punto[#]	1 punto[#]	1 punto
Diabetes	3 puntos	3 puntos	1 punto	–	1 punto	–
HTA	2 puntos	1 punto	–	1 punto	1 punto	1 punto
Cardiopatía isquémica	1 punto	1 punto	–	–	–	–
Distinción entre ictus *minor* y AIT	2 puntos	2 puntos	–	–	–	–
Insuficiencia cadíaca congestiva	–	3 puntos	–	–	–	–
Ictus previo	–	3 puntos	–	–	–	–
Duración síntomas	–	–	1 punto (>10')	0-10': 0 puntos 10-60': 1 punto ≥ 60': 2 puntos	0-10': 0 puntos 10-60': 1 punto ≥ 60': 2 puntos	0-10': 0 puntos 10-60': 1 punto ≥ 60': 2 puntos
Déficit motor	–	–	1 punto	2 puntos	2 puntos	2 puntos
Alteración del lenguaje	–	–	1 punto	1 punto	1 punto	1 punto

Tabla 1. Resumen de las principales escalas clínicas en pacientes con ictus transitorio.
** > 65 años. ** > 70 años. # ≥ 60años*

Recientemente, Ois y colaboradores han estudiado el papel predictivo de las variables incluidas en la escala SPI-II, comparadas con las de la escala ABCD, que se explicará más adelante, y la presencia de ateromatosis grave, tanto intra como extracraneal, en una cohorte de 689 pacientes con AIT e ictus *minor*. En su trabajo, de la escala SPI-II, sólo la presencia de ICC fue un predictor independiente de recurrencia de ictus a los noventa días (OR 3,25).

2.2   Escala California

Nace de uno de los artículos más referenciados sobre el riesgo de recurrencia tras un AIT, el de Johnston y colaboradores del año 2000.[4] Se trata de un estudio multicéntrico que engloba 1.707 pacientes con AIT procedentes de los servicios de urgencias de dieciséis hospitales del norte de California. Como ya se señala al inicio del capítulo, es éste el primer estudio que demuestra, no sólo el elevado riesgo de recurrencia precoz tras un AIT, sino el riesgo de sufrir cualquier episodio vascular grave. Así, el 25,1 % de los pacientes sufrió un nuevo episodio de ictus o cardiopatía isquémica a los noventa días. Enumera cinco predictores de recurrencia de ictus: la edad mayor de sesenta años (OR 1,8); el antecedente de diabetes mellitus (OR 2,0); la duración de los síntomas mayor de diez minutos (OR 2,3); el déficit motor (OR 1,9), y la alteración del lenguaje (OR 1,5). Todas estas variables reciben un punto en la escala California. El riesgo de recurrencia va desde el 0 % en aquellos pacientes sin ninguna de las variables descritas, hasta el 34 % en aquellos que puntúan cinco.

No obstante, hay ciertos aspectos a considerar sobre este trabajo. Y es que los pacientes fueron registrados de forma prospectiva por facultativos no neurólogos de los servicios de urgencias de los diferentes hospitales y los datos clínicos fueron revisados retrospectivamente. Además, no a todos los pacientes se les realizó un estudio de neuroimagen precoz,[7] por lo que pudieron ser incluidos déficits neurológicos transitorios de causa no isquémica.

2.3   Escala ABCD

Si nos fijamos en el número de comunicaciones a congresos y de artículos que se han escrito sobre la utilidad de la escala ABCD en el pronóstico de los pacientes con AIT, el trabajo de Rothwell y colaboradores parece ser una auténtica revolución.[8] La escala ABCD tiene una valoración máxima de seis puntos (edad: ≥ 65 años = 1; hipertensión arterial = 1; síntomas clínicos: paresia unilateral = 2; alteración lenguaje = 1; duración síntomas: ≥ 60' = 2, 10-59' = 1). Deriva de la cohorte de 209 pacientes con AIT de la *Oxfordshire community stroke project*. En su validación en la cohorte de 190 pacientes con AIT del *Oxford vascular study*, diecinueve de los veinte episodios de recurrencia de ictus a los siete días de seguimiento ocurrieron en el 27 % de los pacientes con puntuación ≥ 5.[8]

La tabla 2 resume los artículos sobre la aplicabilidad de la escala ABCD.

Referencia	n	Tipo cohorte	Tiempo de seguimiento	Validación
Cucchiara Stroke. 2006; 37: 1.710-1.714	117	hospitalaria	90 días	✗
Tsivgoulis Stroke. 2006; 37: 2.892-2.897	238	hospitalaria/urgencias	30 días	✔
Bray Emerg Med J. 2007; 24: 92-95	90	urgencias	90 días	✔
Byrne Emerg Med J. 2007; 24: 637-640	75	urgencias	7 días	✔
Calvet Cerebrovasc Dis. 2007; 24: 80-85	203	unidad ictus	90 días	✔
Purroy Stroke. 2007; 38: 855-856	345	urgencias	7 días	✗
Sciolla Stroke. 2008; 39: 297-302	274	urgencias	7 y 30 días	✔
Ois Stroke. 2008; 39: 1.717-1.721	689	urgencias	7 y 90 días	✗

Tabla 2. Resumen de los artículos sobre la validación de la escala ABCD.

Los pacientes que generaron la escala ABCD pertenecieron a cohortes poblacionales en las que el diagnóstico de AIT no fue realizado por un neurólogo. Este hecho podría justificar el fracaso en la validación de dicha escala en cohortes de pacientes procedentes de servicios de urgencias u hospitalarias en las que el diagnóstico sí que es realizado por el especialista.[9] Seguramente, la escala ABCD discrimina de forma acertada el falso diagnóstico de AIT del correcto diagnóstico, pero tiene peor valor predictor entre los episodios de AIT verdaderos.

2.4 La escala ABCD2

Es fruto de la fusión de la escala ABCD y la escala California. Johnston y colaboradores propusieron esta nueva escala clínica en 2007.[10] Añade a la escala ABCD el antecedente de DM que valora con un punto. Se generó tras la validación de las escalas California y ABCD en cuatro cohortes de pacientes independientes que suman un total de 2.393 pacientes: *California emergency, California clinic, Oxford pulation based* y *Oxford clinic.* Predice el riesgo de recurrencia de ictus a las cuarenta y ocho horas, siete días y noventa días.

En la tabla 3 hay un resumen de los principales trabajos que han intentado validarla. Como se puede observar, su aplicabilidad no es óptima en todas las cohortes. Existe la duda razonable de su idoneidad en la selección de los pacientes que deben ser candidatos a ingresar. Hasta la fecha no hay ningún estudio aleatorio que evalúe la utilidad de la escala

Referencia	n	Tipo cohorte	Tiempo de seguimiento	Validación
Tsivgoulis Lancet 2007; 369: 1.082	226	hospitalaria	7 y 30 días	✔
Josephson Stroke 2008; 39: 3.096-3.098	713	urgencias	90 días	✔
Selvarajah J Neurol Neurosurg Psychiatry 2008; 79: 38-43	711	multicéntrica	90 días	✔
Chatzikonstantinou Cerebrovasc Dis 2009; 27: 594-598	122	hospitalaria	hospitalización	✘
Quinn Stroke 2009; 40: 749-753	3.646	extrahospitalaria	–	✘
Weimar J Neurol 2009, en prensa	1.941	hospitalaria/ unidad ictus	90 días	✘
Purroy Med Clin (Barc) 2009, en prensa	210	hospitalaria	7 y 90 días	✘

Tabla 3. Resumen de los artículos sobre la validación de la escala ABCD2.

ABCD2 en la toma de decisiones sobre el ingreso o no de estos pacientes. Además, no existe una buena correlación con la existencia de patología ateromatosa,[3,11] que es una de las variables que más se asocian a un mayor riesgo de recurrencia.[12,13]

Recientemente, la American Stroke Association[14] recomienda la hospitalización de los pacientes que puntúan tres o más en la escala ABCD2 si no se pueden estudiar de forma rápida en un ámbito extrahospitalario. Siguiendo este criterio, cualquier paciente de edad mayor de sesenta años que refiera una alteración motora independiente de la duración de los síntomas o la asociación de alteración del lenguaje habrá pasado este punto de corte. En cambio, los sujetos jóvenes con clínica sensitiva aislada y brevedad del episodio serán considerados de bajo riesgo de recurrencia. La elección del punto de corte en tres ha sido arbitraria, ya que no hay un consenso claro en la literatura. Aunque puede ayudar en la detección de falsos ictus, los valores bajos en la escala ABCD2 pueden clasificar erróneamente episodios transitorios de verdadero origen isquémico, por lo que su aplicabilidad en la clínica requiere un mayor refinamiento.[15] Como la escala ABCD, la escala ABCD2 recibe la crítica de no incluir datos de neuroimagen ni datos ultrasonográficos.

3   Predictores ultrasonográficos

El alto riesgo de recurrencia precoz de estos pacientes justifica su estudio exhaustivo. Existen diversos trabajos que demuestran el beneficio del estudio ultrasonográfico tanto transcraneal como de troncos supraórticos. El estudio de Eliasziw y colaboradores fue de los primeros en esta dirección.[16] Utilizando los datos del *North American symptomatic carotid endaterectomy trial,* demostró que el riesgo de recurrencia en pacientes que han sufrido un AIT y tienen una estenosis carotídea moderada-grave (n = 603) asciende a 20,1 %. Posteriormente, Purroy y colaboradores han demostrado cómo el riesgo de recurrencia depende de la causa responsable de la isquemia cerebral. De esta forma, los pacientes con estenosis sintomáticas, tanto intracraneales como extracraneales, tienen mayor riesgo de sufrir nuevos episodios.[3,12] Datos similares han sido obtenidos en cohortes de pacientes formadas por AIT e ictus *minor* como la de Ois y colaboradores sobre un total de más de 600 pacientes.[13]

Por otro lado, los pacientes con estenosis intracraneales sintomáticas tienen un perfil de recurrencia más agresivo que el de los pacientes con estenosis carotídea. La mayoría de episodios ocurren durante los primeros dos días de seguimiento. En nuestro país, este dato está apoyado por un trabajo del Servicio de Neurología del Hospital Vall d'Hebron sobre un total de 311 pacientes con AIT[12] y, por otro, desarrollado por Purroy y colaboradores en el Servicio de Neurología del Hospital Arnau de Vilanova que consta de 210 casos.[17] Igualmente, Ovbiagele y colaboradores han obtenido datos similares, estudiando la cohorte de pacientes del *Warfarin-Aspririn symptomatic intracranial disease study group* (WASID) (n = 569).[18]

Parece comprensible, pues, la necesidad de incluir los datos ultrasonográficos o de información del árbol vascular cerebral mediante técnicas de neuroimagen para poder estratificar a los pacientes en función del riesgo de recurrencia de ictus. Hasta fecha los intentos de correlacionar escalas clínicas (ABCD2) con el estado del lecho vascular y la etiología del AIT han sido infructuosos.[3,11]

4 Predictores radiológicos

4.1 *Tomografía computerizada craneal*

El posible valor pronóstico de los hallazgos en tomografía computerizada (TC) se sustenta por el trabajo desarrollado en el norte de California.[7] Según este estudio, la presencia de lesiones isquémicas agudas, aunque únicamente presentes en 3 % de los pacientes, se relaciona con un mayor riesgo de recurrencia de ictus a los noventa días de seguimiento. De forma paralela, en el *Estudio Norteamericano de endarterectomía carotídea sintomática (NASCET),* los pacientes con AIT secundario a estenosis carotídea e infarto cerebral en la TC tenían un riesgo aumentado por dos de sufrir una recurrencia.[16] Igualmente, en estudios de la década de 1990 se observa una peor evolución con mayor riesgo de sufrir un nuevo ictus entre los pacientes con ictus o infarto cerebral establecido secundario a una estenosis carotídea comprendida entre el 50 y el 99 %, si se observa en la TC leucoaraiosis.[19] Sin embargo, el grupo del norte de California no detectó ninguna relación entre la presencia de lesiones isquémicas crónicas y el riesgo de sufrir nuevos episodios vasculares.[7]

Recientemente, Sciolla[20] ha propuesto mejorar la capacidad pronóstica de la escala ABCD con los datos de la TC creando la escala ABCDI. La sigla I hace referencia a *imaging*. En concreto, recoge la presencia de leucoaraiosis y/o la existencia de infartos isquémicos crónicos o agudos. Valora con un punto la observación de estas anomalías en la prueba de neuroimagen (véase la tabla 1).

4.2 Resonancia magnética craneal

La verdadera revolución en el manejo y diagnóstico del ictus agudo la ha protagonizado la resonancia magnética (RM) con secuencias de difusión (DF). Estas secuencias han demostrado que la transitoriedad de los síntomas no es sinónimo de ausencia de lesión. Así, hasta el 50 % de los pacientes con AIT pueden tener áreas de restricción del movimiento de las moléculas de agua como consecuencia del edema citotóxico que se produce por el fenómeno de isquemia. Este hecho llevó a que el *TIA working group* propusiera una nueva definición basada en el estado del parénquima más que en un criterio temporal. El AIT lo definió como un episodio breve de déficit neurológico causado por isquemia cerebral o retiniana de duración típicamente inferior a una hora y sin evidencia de infarto agudo. De los datos de un análisis combinado de los diez principales estudios con pacientes que han sufrido un AIT y se les ha realizado una RM craneal con DF dentro de la primera semana de seguimiento, sabemos que se aprecian lesiones isquémicas agudas en el 33 % de los 808 pacientes incluidos. La presencia de lesiones isquémicas se relaciona con ciertas características clínicas de los episodios como el déficit motor. Sin embargo, el límite de una hora parece no del todo consensuado. Existe una mayor proporción de lesiones agudas en aquellos pacientes con episodios de duración mayor de seis horas, pero episodios cortos (de incluso minutos de duración) sí se pueden asociar a lesiones isquémicas en el parénquima cerebral, mientras que episodios más prolongados pueden cursar sin lesiones en la RM.[14,21]

El primer estudio que propuso el valor pronóstico de la existencia de lesiones agudas en DF data de 2004. Purroy y colaboradores, en una cohorte formada por ochenta y tres pacientes con AIT, observaron la peor evolución de aquellos sujetos con DF positiva y duración prolongada de los síntomas (> 1 hora) tras una media de seguimiento de 383 días.[22] Posteriormente, estudios similares han obtenido resultados concluyentes en el seguimiento a medio[23,24] y corto plazo[25-27] de los pacientes (véase la figura 1). Sólo la realización de un estudio multicéntrico que incluya un número importante de pacientes podrá desvelar la verdadera utilidad pronóstica de la DF.[17] Hasta entonces parece interesante estudiar si existe relación entre las escalas clínicas descritas anteriormente y la presencia de lesiones en DF. La ausencia de una relación directa apoyaría el protagonismo de la DF en estos pacientes. A este respecto vuelven a surgir divergencias. Según datos de Rothwell y colaboradores existe una clara relación entre la escala ABCD y la escala California;[28] sin embargo, en un estudio realizado en nuestro país[29] y otro en la región de Pensilvania esta relación no se ha observado y, por tanto, la DF sí puede añadir información pronóstica en estos pacientes.[30]

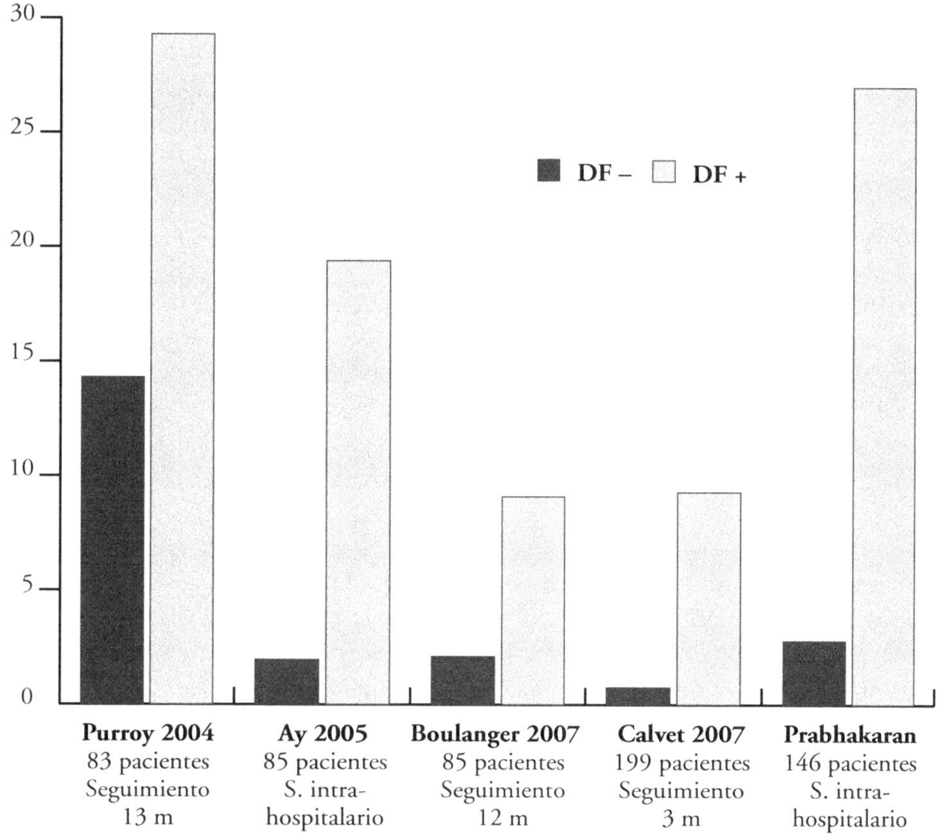

Figura 1. Recurrencia ictus.

A principios de 2009, se desarrolló la escala CIP,[27] que intenta mejorar la especificidad de las escalas clínicas, en concreto la escala ABCD2. En una cohorte de 601 pacientes se dicotomiza a los pacientes en función de la puntuación en la escala ABCD2 (ABCD2 ≥ 4) y la presencia o no de lesión en DF. Este modelo combinado, ABCD2 ≥ 4 + DF, tiene una sensibilidad del 80 % y mejora la especificidad del 47 % del modelo únicamente clínico, al 73 % del modelo combinado en la determinación del riesgo de recurrencia de ictus dentro de la primera semana de evolución.

Previamente, el grupo de Calgary ya propuso la utilidad de escalas combinadas ABCD2 + RM en el establecimiento del riesgo de sufrir nuevos episodios deficitarios de origen vascular en pacientes con AIT o ictus *minor* (n = 180). Este grupo añadió a la escala ABCD2 información de la RM, concretamente la presencia de lesiones agudas, y de oclusiones arteriales.[31] De esta forma se mejoraron los valores del área bajo la curva de 0,78 a 0,88.

Los pacientes que han sufrido un AIT suponen un grupo de alto riesgo precoz de recurrencia de cualquier episodio vascular. La toma de decisiones en su manejo o tratamiento basada en escalas pronósticas es sumamente atractiva. Hasta la fecha parecen existir discrepancias sobre la utilidad e idoneidad de escalas basadas únicamente en variables clínicas. Parece lógico tener en cuenta a otros protagonistas en el pronóstico de estos pacientes: el estudio ultrasonográfico tanto intra como extracraneal y las pruebas de neuroimagen. Para esta finalidad es necesaria la realización de un estudio multicéntrico amplio.

BIBLIOGRAFÍA

1. Rothwell PM, Warlow CP. Timing of TIAs preceding stroke: Time window for prevention is very short. Neurology 2005; 64: 817-20.

2. Giles MF, Rothwell PM. Risk of stroke early after transient ischaemic attack: a systematic review and meta-analysis. Lancet Neurol 2007; 6: 1063-072.

3. Purroy F, Montaner J, Molina CA *et al.* Patterns and predictors of early risk of recurrence after transient ischemic attack with respect to etiologic subtypes. Stroke 2007; 38: 3225-229.

4. Johnston SC, Gress DR, Browner WS *et al.* Short-term prognosis after emergency department diagnosis of TIA. JAMA 2000; 284: 2901-906.

5. Kernan WN, Horwitz RI, Brass LM *et al.* A prognostic system for transient ischemia or minor stroke. Ann Intern Med 1991; 114: 552-57.

6. Kernan WN, Viscoli CM, Brass LM *et al.* The stroke prognosis instrument II (SPI-II): A clinical prediction instrument for patients with transient ischemia and nondisabling ischemic stroke. Stroke 2000; 31: 456-62.

7. Douglas VC, Johnston CM, Elkins J *et al.* Head computed tomography findings predict short-term stroke risk after transient ischemic attack. Stroke 2003; 34: 2894-899.

8. Rothwell PM, Giles MF, Flossmann E *et al.* A simple score (ABCD) to identify individuals at high early risk of stroke after transient ischaemic attack. Lancet 2005; 366: 29-36.

9. Purroy F, Molina CA, Montaner J *et al.* Absence of usefulness of ABCD score in the early risk of stroke of transient ischemic attack patients. Stroke 2007; 38: 855-56.

10. Johnston SC, Rothwell PM, Nguyen-Huynh MN *et al.* Validation and refinement of scores to predict very early stroke risk after transient ischaemic attack. The Lancet 2007; 369: 283-92.

11. Koton S, Rothwell PM. Performance of the ABCD and ABCD2 scores in TIA patients with carotid stenosis and atrial fibrillation. Cerebrovasc Dis 2007; 24: 231-35

12. Purroy F, Montaner J, Delgado Martínez P *et al.* Utilidad de la realización de un estudio ultrasonográfico precoz en el pronóstico a corto plazo de los pacientes con un ataque isquémico transitorio. Med Clin (Barc) 2006; 126: 647-50.

13. Ois A, Gomis M, Rodríguez-Campello A *et al.* Factors associated with a high risk of recurrence in patients with transient ischemic attack or minor stroke. Stroke 2008; 39: 1717-721.

14. Easton JD, Saver JL, Albers GW *et al.* Definition and evaluation of transient ischemic attack. A scientific statement for healthcare professionals from the American Heart Association/American Stroke Association Stroke Council; Council on Cardiovascular Surgery and Anesthesia; Council on Cardiovascular Radiology and Intervention; Council on Cardiovascular Nursing; and the Interdisciplinary Council on Peripheral Vascular Disease. Stroke 2009.

15. Quinn TJ, Cameron AC, Dawson J *et al.* ABCD2 scores and prediction of non cerebrovascular diagnoses in an outpatient population: a case-control study. Stroke 2009; 40: 749-53.

16. Eliasziw M, Kennedy J, Hill MD *et al.* Early risk of stroke after a transient ischemic at-

tack in patients with internal carotid artery disease. CMAJ 2004; 170: 1105-109.

17. Purroy F, Begué R, Quílez A *et al.* Implicaciones diagnósticas del perfil de recurrencia tras un ataque isquémico transitorio. Med Clin (Barc) 2009.

18. Ovbiagele B, Cruz-Flores S, Lynn MJ *et al.* for the Warfarin-Aspirin symptomatic intracranial disease study G. Early stroke risk after transient ischemic attack among individuals with symptomatic intracranial artery stenosis. Arch Neurol 2008; 65: 733-37.

19. Van Swieten JC, Kappelle LJ, Algra A *et al.* Hypodensity of the cerebral white matter in patients with transient ischemic attack or minor stroke: influence on the rate of subsequent stroke: Dutch TIA Trial Study Group. Ann Neurol 1992; 32: 177-83.

20. Sciolla R, Melis F. Rapid identification of high-risk transient ischemic attacks: prospective validation of the ABCD score. Stroke 2008; 39: 297-302.

21. Shah SH, Saver JL, Kidwell CS *et al.* A multicenter pooled, patient-level data analysis of diffusion-weigted MRI in TIA patients. Stroke 2007; 38: 463.

22. Purroy F, Montaner J, Rovira A *et al.* Higher risk of further vascular events among transient ischemic attack patients with diffusion-weighted imaging acute ischemic lesions. Stroke 2004; 35: 2313-319.

23. Boulanger JM, Coutts SB, Eliasziw M *et al.* Diffusion-weighted imaging-negative patients with transient ischemic attack are at risk of recurrent transient events. Stroke 2007; 38: 2367-369.

24. Calvet D, Lamy C, Touze E *et al.* Management and outcome of patients with transient ischemic attack admitted to a stroke unit. Cerebrovasc Dis 2007; 24: 80-5.

25. Ay H, Koroshetz WJ, Benner T *et al.* Transient ischemic attack with infarction: A unique syndrome? Ann Neurol 2005; 57: 679-86.

26. Prabhakaran S, Chong JY, Sacco RL. Impact of abnormal diffusion-weighted imaging results on short-term outcome following transient ischemic attack. Arch Neurol 2007; 64: 1105-109.

27. Ay H, Arsava EM, Johnston SC *et al.* Clinical and Imaging-Based Prediction of Stroke Risk After Transient Ischemic Attack: The CIP Model. Stroke 2009; 40: 181-86.

28. Redgrave JN, Schultz UG, Briley D *et al.* Presence of acute ischaemic lesions on diffusion-weighted imaging is associated with clinical predictors of early risk of stroke after transient ischaemic attack. Cerebrovasc Dis 2007; 24: 86-90.

29. Purroy F, Begué R, Quílez A *et al.* The California, ABCD and unified ABCD2 risk scores and the presence of acute ischemic lesions on diffusion-weighted imaging in TIA patients. Stroke 2009.

30. Cucchiara BL, Messe SR, Taylor RA *et al.* Is the ABCD score useful for risk stratification of patients with acute transient ischemic attack? Stroke 2006; 37: 1710-714.

31. Coutts SB, Eliasziw M, Hill MD *et al.* An improved scoring system for identifying patients at high early risk of stroke and functional impairment after an acute transient ischemic attack or minor stroke. Int J Stroke 2008; 3: 3-10.

Capítulo 9. El AIT como marcador de enfermedad polivascular

P. Delgado Martínez

Laboratorio de Investigación Neurovascular
Institut de Recerca
Hospital Universitari Vall d'Hebron
Barcelona

Dirección para correspondencia
Laboratorio de Investigación
Neurovascular
Dra. P. Delgado Martínez
35070pdm@comb.cat

1   Introducción

La definición clásica de ataque isquémico transitorio (AIT) remarcaba la desaparición de los síntomas neurológicos en menos de veinticuatro horas, lo cual confería cierta connotación de benignidad al hecho de presentar un AIT. Sin embargo, y desde hace unos años, los pacientes con AIT son considerados como un grupo con elevado riesgo de presentar un infarto cerebral u otros eventos vasculares a nivel sistémico, como los que afectan a las arterias coronarias o al lecho vascular periférico.

En el capítulo anterior se ha descrito extensamente el riesgo de recurrencia de ictus en los pacientes que presentan un AIT, así como los instrumentos de los que disponemos, en la actualidad, para estratificar dicho riesgo y, de esa forma, tratar y prevenir eficazmente la recurrencias de eventos vasculares cerebrales.

Este capítulo se centrará en la descripción de los eventos vasculares que coexisten con el AIT, de su prevalencia, cronología e implicaciones diagnósticas y terapéuticas.

2   Epidemiología de los eventos vasculares mayores tras un AIT

Las enfermedades del sistema circulatorio representan desde hace algunos años una carga socioeconómica importante, con un impacto muy notable sobre la salud pública.

En su mayoría, están representadas por la cardiopatía isquémica y la enfermedad cerebrovascular, las cuales suponen la primera causa de hospitalización y muerte y provocan un porcentaje elevado de discapacidad en los países industrializados.

Dentro de la enfermedad cerebrovascular, los pacientes que presentan AIT son un grupo de especial relevancia puesto que, durante el seguimiento, se asocian a un riesgo muy claramente aumentado de presentar otros eventos vasculares a largo plazo, los cuales podrían ser potencialmente evitados si se adoptan las medidas de diagnóstico y tratamiento adecuadas.

La mayoría de estudios que se han realizado para conocer el pronóstico de los pacientes con AIT han incluido sujetos según la definición clásica (menos de veinticuatro horas) y también a pacientes con ictus menor, es decir, aquéllos en los que persisten los síntomas más allá de las veinticuatro horas, aunque sean muy leves. Según la definición actual de AIT, en muchos casos, estos dos grupos no difieren más que en la variable temporal, siendo sus causas y pronóstico similar y podrían ser considerados conjuntamente como una forma de «isquemia cerebral inestable».

En la mayoría de trabajos que se resumirán en este capítulo, se analiza por separado la presencia de infarto de miocardio no fatal; de ictus isquémico o hemorrágico no fatal (incluyendo en el primero el AIT y el ictus menor); la hospitalización por una causa vascular, y/o la muerte de origen vascular (infarto de miocardio o ictus fatales). En otros casos, la muerte por ictus no se considera como muerte de origen vascular y se incluyen otras causas vasculares como el fallo cardíaco, la muerte súbita, etcétera.

La mayoría de estos eventos vasculares comparten factores de riesgo y sus secuelas conducen a una morbilidad y mortalidad significativa.

2.1 *Presencia de enfermedad vascular en pacientes con AIT*

Una proporción no despreciable de los pacientes que se han descrito en diferentes series presentan antecedentes de enfermedad coronaria o arterial periférica, además de los factores de riesgo vascular clásicos.

Así, en una revisión sistemática que incluyó a 65.996 pacientes en treinta y nueve estudios de pacientes con ictus o AIT,[1] un 11 % de los mismos tenían antecedentes de haber sufrido un infarto de miocardio y un 9 % presentaba arteriopatía periférica en el momento de ser incluido en los estudios.

Otra evidencia de que los pacientes con AIT e ictus presentan enfermedad vascular en otros territorios proviene de estudios necrópsicos[2] que han evidenciado que la prevalencia de arteriosclerosis coronaria e infarto de miocardio en pacientes que han fallecido por un ictus es significativamente superior a la de pacientes fallecidos por otras causas. Como ejemplo, en el estudio de Góngora-Rivera y colaboradores, la existencia de placas en las arterias coronarias, estenosis coronarias e infarto de miocardio antiguo fue del 72,4 %, 37,5 % y 40,8 %, respectivamente, en los 341 pacientes con ictus, y sólo del 26,8 %, 10,1 % y 12,8 %, respectivamente, de los 462 pacientes con otras enfermedades neurológicas (p < 0,001).

(HA QUEDADO LA PÁGINA CORTA!!!) (No he podido solucionarlo)

3 Cronología de los eventos vasculares mayores tras el AIT

Como hemos dicho anteriormente, hasta hace relativamente pocos años, el pronóstico del AIT e ictus menor se consideraba benigno.[3] Los riesgos reportados eran del 5 % al año (y hasta un 10 % durante el primer año) para el ictus, del 3 % al año para el infarto de miocardio y un 7 % al año para cualquier evento vascular o muerte vascular combinados. Sin embargo, la metodología empleada en los estudios iniciales puede ser en parte responsable de ese concepto, pues el riesgo no se valoraba hasta pasado cierto tiempo desde que ocurría el AIT y, por tanto, los datos relativos al pronóstico precoz se perdían. De igual forma, los pacientes tampoco tenían un seguimiento prolongado, más allá de los cinco años en general, por lo que tampoco se evaluaba el pronóstico a largo plazo.

Como se ha comentado en el capítulo anterior, el riesgo de ictus es muy elevado de forma precoz, pero es importante conocer también los riesgos atribuibles a otros eventos vasculares, fundamentalmente a los problemas a nivel coronario, a medio y largo plazo.

Los datos acerca de la morbilidad cardíaca en pacientes con ictus o AIT, generalmente se expresan a corto plazo (< 90 días), medio plazo (de 30 días a dos años) y a largo plazo (a partir de los dos años y por un tiempo variable que puede llegar a los diez o quince años).

Los estudios de seguimiento en pacientes con AIT son bastante heterogéneos y otra de las variables que hay que tener en cuenta a la hora de analizar y entender dichos riesgos (además del tiempo total de seguimiento) es el tiempo transcurrido entre el evento índice al inicio del seguimiento, pues entre estudios puede variar de menos de tres meses a tres años. Durante el período de tiempo transcurrido entre el evento índice y el inicio del estudio, los pacientes reciben tratamientos preventivos, por lo que estos estudios se asemejan bastante a lo que sucede en la práctica clínica habitual.

Dicha heterogeneidad entre los diversos estudios hace que, tal y como se comentará posteriormente, los factores predictores de eventos vasculares no hayan podido ser replicados de forma clara en diferentes cohortes.

3.1 *Pronóstico a corto plazo*

La estimación del riesgo a corto plazo de los pacientes con AIT de presentar futuros eventos coronarios se puede obtener de los ensayos clínicos realizados en pacientes con ictus en fase aguda, en los que los eventos cardíacos se han reportado de forma independiente a los eventos vasculares cerebrales. Estos estudios han evaluado, fundamentalmente, el papel de los fármacos antitrombóticos y trombolíticos en los primeros meses tras el ictus, como por ejemplo el IST *(International stroke trial),* que aleatorizó a los pacientes a heparina, aspirina o placebo; o el TAIST *(Tinzaparin in acute ischemic stroke)*[4,5] que evaluó la eficacia de una heparina de bajo peso molecular, entre otros muchos estudios.

De acuerdo con dichos estudios, entre un 2 y un 5 % de los pacientes con un ictus isquémico agudo tienen eventos cardíacos fatales a corto plazo.[6]

En estos casos, hay que tener en cuenta que hasta un 30 % de los pacientes tienen antecedentes de enfermedad coronaria a la entrada al estudio; que, probablemente, los pacientes con enfermedad cardíaca más severa son excluidos para la participación en el estudio, y que estas cifras consideran únicamente a los pacientes más sanos en el momento de presentar el ictus.

Esto podría hacer que el número real de pacientes con ictus o AIT, en riesgo de presentar eventos coronarios a corto plazo, esté infravalorado, dado que posiblemente los ensayos clínicos tienden a incluir pacientes más sanos.

Entre otros estudios observacionales de cohortes que han evaluado el pronóstico a corto plazo mencionaremos el de Johnston y colaboradores.[7] En dicho estudio, de base hospitalaria, se realizó el seguimiento durante tres meses en 1.707 pacientes atendidos en varios servicios de urgencia. En total 428 pacientes presentaron un ictus u otros eventos (25,1 %), incluyendo 44 hospitalizaciones por eventos cardiovasculares (2,6 %), 45 muertes (2,6 %), y 216 AIT de repetición (12,7 %).

3.2   A medio plazo

La estimación del riesgo de presentar nuevos eventos vasculares a medio plazo en pacientes con ictus y AIT se puede obtener de los grandes estudios de prevención secundaria como el ESPS *(European stroke prevention study)*, el CAPRIE *(Clopidogrel versus aspirin in patients at risk of ischemic events)*, el TASS *(Ticlopidine and aspirin in stroke study)*, PROFESS *(Prevention regimen for effectively avoiding second strokes)*, entre otros muchos.

La información que se obtiene de estos estudios es relevante, porque los pacientes típicamente se incluyen en el estudio entre treinta y noventa días después del evento índice y en general son tratados con aspirina u otros agentes antiplaquetarios como prevención secundaria, lo cual se parece a la práctica clínica habitual. Generalmente, también excluyen pacientes con mortalidad precoz.

Como anteriormente se ha comentado, aproximadamente un 30 % de los pacientes incluidos en estos estudios tienen antecedentes de enfermedad cardíaca establecida. Por lo tanto, si se excluyen estos últimos, el riesgo a medio plazo de nuevos eventos en pacientes tratados con antiplaquetarios es relativamente bajo (de aproximadamente un 2 a un 3 %).[6]

3.3   A largo plazo

A pesar de que el riesgo a corto y medio plazo de presentar eventos vasculares mayores en pacientes con ictus y AIT es relativamente bajo, a los diez años de seguimiento menos de la mitad de los pacientes (aproximadamente un 48 %) sobreviven libres de un nuevo evento.[8]

Así, a los cinco años de seguimiento, el riesgo de infarto de miocardio o muerte súbita en una cohorte de pacientes con AIT fue del 21 % y el infarto de miocardio era la causa de la muerte en más ocasiones que el ictus recurrente.[9]

Uno de los estudios mas interesantes que se han realizado para determinar el pronóstico a largo plazo en pacientes que han presentado un AIT es el de Clark y colaboradores.[10] En este estudio, a diferencia de la mayoría de los publicados, el seguimiento a largo plazo (diez años) comenzó varios años después de que los pacientes hubiesen presentado el AIT (media de 3,8) y los sujetos eran considerados de bajo riesgo, pues no habían presentado ningún evento vascular durante ese período. Aun así, el riesgo global a los diez años del evento combinado de ictus, infarto de miocardio o muerte de origen vascular fue del 42,8 % (intervalo de confianza 95 %, de 36,4 a 48,5).

Para los eventos fatales, las tasas de mortalidad esperadas en la población general se estandarizaron por edad y sexo utilizando los registros de mortalidad de la población general y las diferencias entre las tasas observadas en el estudio y las esperadas fueron significativamente distintas en el caso de las muertes producidas por enfermedad coronaria (SMR o razón de mortalidad estandarizada de 1,47) para esos rangos de edad. El número de muertes debidas a un ictus fue sólo ligeramente superior y no hubieron diferencias significativas respecto a la población general (SMR 1,23, IC 0,75 a 1,91, p = 0,41).

Por lo tanto, este estudio pone de relevancia que el riesgo en los pacientes que han presentado un AIT permanece elevado en los años siguientes a la presentación del AIT, incluso aunque no hayan tenido problemas vasculares en los primeros años de seguimiento, y que el exceso de mortalidad en los pacientes con AIT se debe, fundamentalmente, a problemas coronarios.

En la práctica clínica, muchos pacientes no consultan a ningún facultativo de forma inmediata tras presentar el AIT, pues los síntomas desaparecen rápidamente o simplemente desconocen su importancia y, por tanto, la sospecha diagnóstica en muchas ocasiones se realiza con retraso cuando acuden a su médico por otro motivo.

Es importante saber que, en cualquier caso, el riesgo permanece por muchos años y se deben tomar las medidas para efectuar un diagnóstico y tratamiento correcto, aunque el evento parezca muy lejano en el tiempo.

Aún más, en los casos en que el paciente tenga un perfil de alto riesgo, sería aconsejable la reevaluación periódica y la modificación del tratamiento en los casos necesarios.

Por último, destacar un estudio en el que se reportaron, por separado, los riesgos de eventos vasculares en el caso de AIT y de pacientes con ictus menor. Estos datos han sido proporcionados por el estudio de Van Wijk, en el que se reportaron riesgos similares para los dos grupos de pacientes (riesgo a diez años de eventos vasculares del 47,8 % [45,3-50,3] en los pacientes con un ictus menor y del 35,8 % [32,3-39,3] en los pacientes con AIT).

3.4 Modificación del riesgo a lo largo del tiempo

Una de las cosas importantes que sabemos del riesgo de eventos vasculares mayores a largo plazo es que éste es lineal y se mantiene constante a lo largo del tiempo. En el estudio anteriormente citado de Clark y colaboradores,[10] realizado durante diez años, la tasa de eventos fue constante en el tiempo, aproximadamente un 4 % anual, para presentar cualquier evento. En la revisión sistemática de Touze y colaboradores,[1] con una media de seguimiento de cinco años, el riesgo anual de infarto de miocardio o muerte de origen vascular fue un poco inferior, del 2 %, aunque no se incluyó el ictus fatal como causa de muerte de origen vascular.

En contraposición, en el estudio de Van Wijk y colaboradores,[8] en el que se realizó también un seguimiento a largo plazo (diez años), se observó que el riesgo más elevado de eventos vasculares se encontraba a corto plazo después del evento (AIT o ictus menor), alcanzaba su punto mas bajo después de los tres años y aumentaba de forma gradual posteriormente. El mismo patrón se encontró para el riesgo de ictus, mientras que la mortalidad aumentó progresivamente a lo largo del estudio.

En parte, las diferencias encontradas entre este estudio y el de Clark pueden explicarse por la forma en la que se incluyeron los pacientes. En el primero, los pacientes iniciaron el seguimiento dentro de los tres primeros meses desde el evento inicial y se excluyeron aquellos que no tenían un origen arterial del evento vascular cerebral. En el de Clark, el seguimiento a largo plazo empezó con una media de 3,8 años después del evento índice, por lo tanto el descenso inicial en el riesgo no pudo haberse detectado.

El aumento del riesgo a partir del tercer año, después de una bajada inicial progresiva, según el estudio de Van Wijk, podría deberse a la disminución del cumplimiento terapéutico y a una pérdida del interés por el control de los factores de riesgo. Otros elementos que podrían influir son la exposición continuada a los factores causales o la edad avanzada.[11] Y, probablemente, se trate del balance entre todos los factores anteriormente mencionados.

De esa forma, se supone que, dado que el origen del evento índice era arterial, el tratamiento de prevención secundaria inicial ralentiza el proceso de aterosclerosis con estabilización de la placa, disminución de la aparición de nuevas lesiones e incluso regresión de algunas de ellas, pudiendo reaparecer posteriormente durante el seguimiento.

Todo ello tiene implicaciones que resultan muy importantes en el tratamiento. Por una parte, en ausencia de evidencia de que los tratamientos de prevención secundaria disminuyan su eficacia con la edad o el tiempo de aplicación, estos datos sugieren que deberían mantenerse por lo menos diez años y, seguramente, de forma indefinida. Por otra parte, en los AIT de origen arterial en que está indicada la endarterectomía carotídea de entrada no se plantean dudas, pero para otros pacientes en los que el grado de estenosis carotídea inicial es menos severa, estaría indicado un seguimiento periódico después del evento inicial y durante un tiempo muy prolongado para descartar la progresión de la enfermedad arterial, realizando, en tal caso, el tratamiento más adecuado.[12]

4   Etiología del AIT y riesgo de nuevos eventos vasculares

Otra de las variables a tener en cuenta a la hora de la valoración de los riesgos es que existen diferencias notables entre el subtipo etiológico de ictus y el pronóstico a largo plazo tanto en lo que se refiere a mortalidad, como a la aparición de futuros eventos vasculares.

Por una parte, la mortalidad a largo plazo en general es más baja para el ictus lacunar y más elevada para el ictus cardioembólico,[13] siendo el subtipo de ictus isquémico uno de los predictores más importantes de supervivencia a largo plazo. Aunque en la mayoría de casos no se especifica la causa de la muerte, se puede asumir que muchos son de origen cardíaco.

Así, disponemos de la información de un estudio[14] que comparó la aparición de ictus, infarto de miocardio y muerte de origen vascular en pacientes con isquemia de origen arterial *versus* isquemia de origen cardíaco (en concreto en pacientes con fibrilación auricular que habían sido incluidos en el estudio *European atrial fibrillation study*).[15]

En dicho estudio los *hazard* ratios ajustados (isquemia de origen cardíaca *versus* arterial) para muerte fueron de 1,46; para un primer evento vascular, 1,49; para ictus, 1,94; y para un primer evento cardíaco, 1,41. Por lo tanto, el riesgo de muerte o eventos vasculares en pacientes con isquemia de origen arterial y, en concreto, en los casos de fibrilación auricular es de, aproximadamente, 1,5 veces superior al del grupo de origen arterial.

Dentro de los AIT de origen cardioembólico, algunos estudios han prestado atención a aquellos pacientes con un diagnóstico de enfermedad de las válvulas cardíacas (estenosis o insuficiencia mitral o aórtica). En estos casos, un estudio de la Clínica Mayo[16] demostró que el riesgo a dos años de muerte y de ictus era del 38,6 % y del 18 %, respectivamente. Además, comparándolo con la población general había un exceso importante en las tasas de mortalidad (SMR, ratios de mortalidad estandarizadas del 1,75). En este caso, se demostró que el riesgo era independiente de la severidad de la enfermedad valvular.

Por otra parte, otros estudios sugieren que el riesgo de presentar eventos cardíacos es más bajo en los pacientes con ictus de causa lacunar.[17] No existen datos reportados en cuanto al ictus de causa indeterminada.

Finalmente, y dado que la aterosclerosis es la causa más común de enfermedad coronaria, parece lógico pensar que los AIT de origen aterotrombótico por enfermedad arterial de gran vaso extracraneal o intracraneal pueden asociar un mayor riesgo de eventos coronarios que los subtipos no aterotrombóticos.

Como ejemplo, en el estudio de Chimowitz y colaboradores[18] se evaluó la frecuencia de hallazgos anormales en las pruebas de estrés cardíaco en treinta pacientes que habían tenido un ictus de origen aterotrombótico respecto a treinta y nueve pacientes con otras causas de isquemia cerebral (enfermedad de pequeño vaso o ictus de etiología criptogénica). Todos los pacientes habían presentado un AIT o ictus isquémico y no tenían antecedentes de enfermedad coronaria. Los resultados del test de estrés fueron anormales en un 50 % de los pacientes del primer grupo, comparado con sólo un 23 % de los pacientes con otras causas de ictus.

Posteriormente varios estudios han confirmado la relación entre la aterosclerosis carotídea y la enfermedad coronaria, incluso en pacientes asintomáticos. En conjunto se sabe que entre un 25 y un 60 % de pacientes con enfermedad carotídea y sin antecedentes de coronariopatía tienen respuestas anormales en los tests de provocación de isquemia miocárdica. Más importante aún, como estos tests sólo ponen de manifiesto las placas coronarias que limitan el flujo, y podría existir riesgo de eventos coronarios por ruptura de placa (sin que ésta sea estenosante), es posible que la prevalencia total de enfermedad coronaria asintomática sea aún mayor, en pacientes con estenosis carotídeas, a la descrita.

5   Factores predictores de eventos vasculares

Tal y como hemos comentado anteriormente, la enorme heterogeneidad de los estudios hace que los factores predictores de eventos en una determinada cohorte no hayan podido ser replicados de forma satisfactoria por otros grupos.

Entre los factores predictores mencionados en los seguimientos a largo plazo destacaremos la edad y la presencia de diabetes mellitus, como los que más se han repetido.[19,20]

Sin embargo, otros estudios con seguimiento a largo plazo,[8] han establecido otros factores predictores como la historia de claudicación arterial o cirugía arterial periférica y la presencia de ondas Q patológicas u ondas T negativas en el electrocardiograma (ECG) basal, que no se han replicado en otras cohortes de características inicialmente similares.

En la tabla 1 se resumen los principales factores predictores de nuevos eventos vasculares reportados por distintos estudios.

— Relacionados con características demográficas
    Edad > 65 años
    Sexo varón

— Relacionados con factores de riesgo
    Diabetes mellitus
    Hipertensión arterial

— Relacionados con la clínica
    AITS de repetición
    Localización carotídea

— Relacionados con enfermedades concomitantes
    Arteriopatía periférica
    Cirugía vascular periférica
    Antecedente de tromboembolismo

— Relacionados con exploraciones diagnósticas
    Alteraciones electrocardiográficas
    PCR[32]
    Infarto crónico en TC cerebral
    Cardiomegalia
    Hipertrofia ventricular izquierda
    Insuficiencia cardíaca congestiva
    Presencia de trombo auricular en el ecocardiograma

Tabla 1. Factores predictores de eventos cardiovasculares reportados en diferentes estudios.

6 AIT y enfermedad coronaria

6.1 ¿Debería investigarse en pacientes con ictus la presencia de enfermedad coronaria asintomática?

Dada la existencia de un elevado riesgo de presentar eventos coronarios futuros en los pacientes con AIT, parece lícito preguntarse si debería investigarse en todos los casos la presencia de una enfermedad coronaria, aunque ésta curse de forma asintomática (isquemia miocárdica silente).

La respuesta a esta pregunta no está aclarada y es todavía un asunto que suscita polémica.

Por una parte, algunos estudios sugieren que entre un 20 y un 40 % de los pacientes con ictus menor o AIT, sin ninguna evidencia clínica de enfermedad coronaria, pueden tener isquemia miocárdica silente en los estudios no invasivos.[21-25] Además, en el estudio de Rokey y colaboradores,[25] a veintidós pacientes que tenían anormalidades en la gammagrafía de esfuerzo se les realizó una coronariografía, que mostró la presencia de una enfermedad severa (estenosis de $\geq$ 70 % de la luz de $\geq$ 1 arterias coronarias) en dieciocho de ellos y, en algunos casos, afectando a múltiples vasos.

Autores	Año	n	Exploración diagnóstica	Subtipo etiológico	Prevalencia encontrada	Grupo control
Rokey y colaboradores[25]	1984	n = 50	Gammagrafía miocárdica		58 %	7 %
Di Pasquale[21]	1986	n = 83	Prueba de esfuerzo electrocardiográfica		28 %	6 %
Di Pasquale[22]	1988	n = 190	Prueba de esfuerzo ECG		26 %	6 %
Love[24]	1992	n = 27	Gammagrafía miocárdica	Estenosis carotídea asintomática	33 %	–
Gates[23]	1987	n = 132			20 %	–
Nighoghossian[33]	2006	n = 60	Ecocardiograma de estrés con dobutamina	AT	15 %	–
Arenillas[34]	2005	65	SPECT de esfuerzo	AT arterias intracraneales	52 %	–
Hoshino[35]	2008	100	AngioTC coronario	–	36 %	–

Tabla 2. Resumen de los estudios para evaluar la presencia de isquemia miocárdica silente en pacientes con ictus o AIT. AT: aterotrombótico; ECG: electrocardiografía.

La mayoría de estudios que se han realizado para detectar a los pacientes con isquemia miocárdica silente han incluido un número pequeño de pacientes y las técnicas utilizadas para el diagnóstico de la isquemia miocárdica silente han sido diversas (gammagrafía de perfusión miocárdica, prueba de esfuerzo electrocardiográfica convencional, etcétera). Un resumen de los principales estudios realizados en pacientes con AIT o ictus puede encontrarse en la tabla 2.

Cabe destacar, sin embargo, que existe una heterogeneidad importante entre los diversos estudios, habiendo incluido en algunos de ellos pacientes con ictus menor o AIT de origen aterotrombótico e incluso pacientes con estenosis carotídea asintomática.

Aun así, y aunque sabemos que el riesgo de infarto de miocardio es elevado, todavía muchos pacientes no van a presentar un problema coronario. Por lo tanto, está por decidir cuáles son los grupos de pacientes con mayor riesgo, en los que sería factible y coste-efectivo realizar una detección sistemática.

6.2 *Factores de riesgo y enfermedad coronaria*

Como se ha mencionado anteriormente, todos los eventos vasculares comparten factores de riesgo. Sin embargo, no está claro hasta qué punto dichos factores permiten identificar a los pacientes con un perfil de mayor riesgo de presentar enfermedad coronaria.

Así, en la revisión sistemática que realizó Touze y colaboradores en el 2005, los factores de riesgo basales, incluyendo la edad, el sexo, y la prevalencia de diabetes mellitus, hipertensión, infarto de miocardio y arteriopatía periférica no se correlacionaron en absoluto con el riesgo de infarto de miocardio o muerte de origen vascular.

Estos resultados están de acuerdo con otros como los proporcionados por el estudio de base poblacional de Framingham,[26] en el que el número de factores asociados con un aumento del riesgo de coronariopatía fue menor en los pacientes con enfermedad coronaria previa o ictus que en aquellos sin enfermedad cardiovascular.

Por lo tanto, parece que el riesgo de eventos coronarios tras un ictus no se explica por la sola presencia o combinación de los factores de riesgo vascular clásicos. Posiblemente, y aunque los instrumentos de medida de los que disponemos *(Framingham risk profile score,* SCORE, Regicor)[27] no son específicos para pacientes con ictus, cobraría más sentido hacer una valoración global del riesgo de coronariopatía, de cara a individualizar el diagnóstico y tratamiento.

6.3 **Recomendaciones**

Con todas estas limitaciones en mente, las recomendaciones actuales[6] abogan por los siguientes puntos:

1. en todos los pacientes con ictus o AIT se debe evaluar el riesgo cardiovascular mediante diferentes instrumentos de estratificación para identificar a aquellos con mayor probabilidad de presentar morbilidad y mortalidad asociada a una enfermedad coronaria asintomática;
2. en los pacientes seleccionados por su perfil de alto riesgo, si asocian enfermedad carotídea se debería considerar el usos de tests no invasivos para el diagnóstico de isquemia miocárdica silente;
3. independientemente del subtipo de ictus, los pacientes con alto riesgo de enfermedad coronaria basado en diferentes algoritmos ($\geq$ al 20 % a los diez años) deben ser considerados para el diagnóstico de isquemia miocárdica silente;
4. en aquellos pacientes sin factores de riesgo o enfermedad carotídea o con subtipos de ictus no claramente relacionados con aterosclerosis no se recomienda realizar el diagnóstico de forma rutinaria;
5. se utilizarán tests de estrés farmacológico (como la ecocardiografía con dobutamina o dipiridamol) en aquellos pacientes con discapacidad moderada que impida el esfuerzo;
6. como el riesgo, en la fase aguda, es relativamente bajo, la evaluación cardíaca debe realizarse de forma diferida.

7   AIT y enfermedad arterial periférica

La enfermedad arterial periférica como otra manifestación más de la aterosclerosis a nivel sistémico se puede encontrar hasta en un 9 % de pacientes con AIT, tal y como se ha comentado con anterioridad.[1]

Sin embargo, y al igual que la enfermedad coronaria, ésta puede cursar de forma silente, es decir sin clínica. En este caso, uno de los tests diagnósticos más útiles para demostrar su presencia es el índice tobillo-brazo, que se obtiene comparando la presión arterial sistólica entre el brazo y el tobillo y es capaz de detectar estenosis superiores al 50 % en las arterias de las extremidades inferiores.

En el estudio de Framingham,[28] se investigó la relación entre un índice tobillo-brazo disminuido (como marcador de enfermedad arterial periférica) y la presencia de AIT, ictus o eventos coronarios de forma prospectiva, encontrando que la presencia de un índice tobillo-brazo patológico (< 0,9) duplicaba el riesgo de ictus o AIT en pacientes que, en su mayoría, estaban asintomáticos (sólo un 18 % de pacientes con este índice patológico presentaban síntomas sugestivos de enfermedad arterial periférica).

En pacientes con ictus o AIT, se ha reportado una frecuencia de hasta un 20 % con este índice patológico en el momento de su primera evaluación.[29] En este caso, y de forma similar a lo que ocurre con la isquemia miocárdica silente, no existe un consenso acerca de qué pacientes con enfermedad cerebrovascular se podrían beneficiar más de la detección de enfermedad arterial periférica asintomática, si bien algunos tratamientos como el clopidogrel reducirían de forma más eficaz que la aspirina nuevos episodios vasculares en pacientes con arteriopatía periférica definida.[30]

8   Implicaciones diagnósticas y terapéuticas

Como se ha comentado a lo largo de todo el capítulo, el AIT se asocia a un riesgo elevado y mantenido por un mínimo de diez años y, seguramente posterior, de presentar eventos vasculares mayores o de fallecer por una causa vascular.

Dicho riesgo es aún mayor para algunos subtipos etiológicos como son el ictus de causa cardioembólica y el de origen aterotrombótico, por lo que es fundamental la evaluación etiológica correcta en todos los pacientes para establecer las medidas de prevención más adecuadas.

En algunos pacientes que presentan un perfil de riesgo aumentado sería, además, aconsejable realizar estudios de detección de isquemia miocárdica o enfermedad arterial periférica, incluso en pacientes asintomáticos, puesto que la coexistencia de enfermedad arterial cerebral, coronaria y periférica es muy elevada. El conocimiento del riesgo de presentar futuros eventos vasculares en pacientes que han presentado AIT tendría implicaciones en cuanto a tratamiento. Como ejemplo, la identificación de un alto riesgo de presentar un infarto de miocardio puede llevar a intervenciones como la administración de estatinas para reducir la incidencia de eventos coronarios, según las guías de tratamiento actualmente vigentes.[31]

Finalmente, sería necesario conocer en nuestro medio en qué medida se puede mejorar el pronóstico a largo plazo, realizando una monitorización del cumplimiento terapéutico y la modificación del estilo de vida en los años que siguen al evento índice.

9   Conclusiones

El AIT no constituye una entidad benigna, como se creía hace algunos años, sino que se asocia a un riesgo prolongado y casi constante de manifestaciones clínicas de enfermedad vascular a otros niveles (periférica, coronaria).

Además, los pacientes con AIT presentan una mortalidad de origen vascular elevada, en comparación con la población general de la misma edad, que proviene fundamentalmente de los eventos coronarios.

Todo ello hace necesario realizar un diagnostico etiológico correcto para iniciar y mantener de forma indefinida las medidas de prevención más adecuadas en cada caso.

BIBLIOGRAFÍA

1. Touze E, Varenne O, Chatellier G *et al.* Risk of myocardial infarction and vascular death after transient ischemic attack and ischemic stroke: a systematic review and meta-analysis. Stroke 2005; 36(12): 2748-755.

2. Góngora-Rivera F, Labreuche J, Jaramillo A *et al.* Autopsy prevalence of coronary atherosclerosis in patients with fatal stroke. Stroke 2007; 38 (4): 1203-210.

3. Dennis M, Bamford J, Sandercock P *et al.* Prognosis of transient ischemic attacks in the Oxfordshire community stroke project. Stroke 1990; 21 (6): 848-53.

4. The international stroke trial (IST): a randomised trial of aspirin, subcutaneous heparin, both, or neither among 19.435 patients with acute ischaemic stroke. International Stroke Trial Collaborative Group. Lancet 1997; 349 (9065): 1569-581.

5. Bath PM, Lindenstrom E, Boysen G *et al.* Tinzaparin in acute ischaemic stroke (TAIST): a randomised aspirin-controlled trial. Lancet 2001; 358 (9283): 702-10.

6. Adams RJ, Chimowitz MI, Alpert JS *et al.* Coronary risk evaluation in patients with transient ischemic attack and ischemic stroke: a scientific statement for healthcare professionals from the Stroke Council and the Council on Clinical Cardiology of the American Heart Association/American Stroke Association. Circulation 2003; 108 (10): 1278-290.

7. Johnston SC, Gress DR, Browner WS *et al.* Short-term prognosis after emergency department diagnosis of TIA. JAMA 2000; 284 (22): 2901-906.

8. Van Wijk I, Kappelle LJ, Van Gijn J *et al.* Long-term survival and vascular event risk after transient ischaemic attack or minor ischaemic stroke: a cohort study. Lancet 2005; 365 (9477): 2098-104.

9. Heyman A, Wilkinson WE, Hurwitz BJ *et al.* Risk of ischemic heart disease in patients with TIA. Neurology 1984; 34 (5): 626-30.

10. Clark TG, Murphy MF, Rothwell PM. Long term risks of stroke, myocardial infarction, and vascular death in «low risk» patients with a non-recent transient ischaemic attack. J Neurol Neurosurg Psychiatry 2003; 74 (5): 577-80.

11. Hankey GJ. Redefining risks after TIA and *minor* ischaemic stroke. Lancet 2005; 365 (9477): 2065-066.

12. Epstein E, Arfeen Z. Long-term outcomes after transient ischaemic attack. Lancet 2005; 366 (9488): 805-06.

13. Longstreth WT Jr, Bernick C, Fitzpatrick A *et al.* Frequency and predictors of stroke death in 5.888 participants in the Cardiovascular health study. Neurology 2001; 56 (3): 368-75.

14. Van Wijik, WI, Koudstaal PJ, Kappelle LJ *et al.* Long-term occurrence of death and cardiovascular events in patients with transient ischaemic attack or minor ischaemic stroke: comparison between arterial and cardiac source of the index event. J Neurol Neurosurg Psychiatry 2008; 79 (8): 895-99.

15. Secondary prevention in non-rheumatic atrial fibrillation after transient ischaemic attack or minor stroke. EAFT (European atrial fibrillation trial) Study Group. Lancet 1993; 342 (8882): 1255-262.

16. Petty GW, Khandheria BK, Whisnant JP *et al.* Outcomes among valvular heart disease patients experiencing ischemic stroke or transient ischemic attack in Olmsted County, Minnesota. Mayo Clin Proc 2005; 80 (8): 1001-008.

17. Petty GW, Brown RD Jr, Whisnant JP *et al.* Ischemic stroke subtypes: a population-based study of functional outcome, survival and recurrence. Stroke 2000; 31(5): 1062-068.

18. Chimowitz MI, Poole RM, Starling MR *et al.* Frequency and severity of asymptomatic coronary disease in patients with different causes of stroke. Stroke 1997; 28 (5): 941-45.

19. Predictors of major vascular events in patients with a transient ischemic attack or non-disabling stroke. The Dutch TIA Trial Study Group. Stroke 1993; 24 (4): 527-31.

20. Evans GW, Howard G, Murros KE *et al.* Cerebral infarction verified by cranial computed tomography and prognosis for survival following transient ischemic attack. Stroke 1991; 22 (4): 431-36.

21. Di PG, Andreoli A, Pinelli G *et al.* Cerebral ischemia and asymptomatic coronary artery disease: a prospective study of 83 patients. Stroke 1986; 17 (6): 1098-101.

22. Di PG, Pinelli G, Grazi P *et al.* Incidence of silent myocardial ischaemia in patients with cerebral ischaemia. Eur Heart J 1988; 9 (suppl N): 104-07.

23. Gates P, Peppard R, Kempster P *et al.* Clinically unsuspected cardiac disease in patients with cerebral ischaemia. Clin Exp Neurol 1987; 23: 75-80.

24. Love BB, Grover-McKay M, Biller J *et al.* Coronary artery disease and cardiac events with asymptomatic and symptomatic cerebrovascular disease. Stroke 1992; 23 (7): 939-45.

25. Rokey R, Rolak LA, Harati Y *et al.* Coronary artery disease in patients with cerebrovascular disease: a prospective study. Ann Neurol 1984; 16 (1): 50-3.

26. D'Agostino RB, Russell MW, Huse DM *et al.* Primary and subsequent coronary risk appraisal: new results from the Framingham study. Am Heart J 2000; 139 (2 Pt 1): 272-81.

27. González C, Rodilla E, Costa JA *et al.* [Cardiovascular risk by Framingham and SCORE in patients 40-65 years old]. Med Clin (Barc) 2006; 126 (14): 527-31.

28. Murabito JM, Evans JC, Larson MG *et al.* The ankle-brachial index in the elderly and risk of stroke, coronary disease, and death: the Framingham Study. Arch Intern Med 2003; 163 (16): 1939-942.

29. Purroy F, Oro M, Quílez A *et al.* [Detection of silent peripheral arterial disease in stroke patients with a low ankle-arm index]. Neurología 2008; 23 (1): 10-4.

30. A randomised, blinded, trial of clopidogrel *versus* aspirin in patients at risk of ischaemic events (CAPRIE). CAPRIE Steering Committee. Lancet 1996; 348(9038): 1329-339.

31. Executive summary of the third report of the national cholesterol education program (NCEP) expert panel on detection, evaluation and treatment of high blood cholesterol in adults (Adult Treatment Panel III). JAMA 2001; 285 (19): 2486-497.

32. Purroy F, Montaner J, Molina CA *et al.* C-reactive protein predicts further ischemic events in transient ischemic attack patients. Acta Neurol Scand 2007; 115 (1): 60-6.

33. Nighoghossian N, Cakmak S, Derex L *et al.* Silent coronaropathy: usefulness of dobutamine stress echocardiography in ischemic stroke. Eur Neurol 2006; 56 (4): 211-16.

34. Arenillas JF, Candell-Riera J, Romero-Farina G *et al.* Silent myocardial ischemia in patients with symptomatic intracranial atherosclerosis: associated factors. Stroke 2005; 36 (6): 1201-206.

35. Hoshino A, Nakamura T, Enomoto S *et al.* Clinical utility of evaluating intracranial artery stenosis and silent brain infarction to predict the presence of subclinical coronary artery disease in ischemic stroke patients. Intern Med 2008; 47 (20): 1775-781.

Capítulo 10. Patofisiología y modelos de AIT

A. Rosell Novel, L. García-Bonilla

Laboratorio de Investigación Neurovascular
Institut de Recerca
Hospital Universitari Vall d'Hebron
Barcelona

Dirección para correspondencia
Laboratorio de Investigación
Neurovascular
Dra. A. Rosell Novel
anna.rosell@gmail.com
Dra. L. García-Bonilla
lidibonilla@gmail.com

1 Introducción

La isquemia cerebral es, hoy en día, una de las principales causas de muerte en todo el mundo; básicamente, se produce por una perfusión anormal, transitoria o permanente, en una zona del parénquima cerebral, y suele dejar lesiones irreversibles. Debido a que el metabolismo energético del cerebro es extremadamente dependiente del aporte de oxígeno y de glucosa que llegan a través del flujo sanguíneo, la vulnerabilidad cerebral a la pérdida total o parcial del mismo es máxima y puede llevar a la muerte celular rápidamente y dejar lesiones (infartos) de gran extensión.

Dentro de los eventos de patología cerebrovascular aguda encontramos al ataque isquémico transitorio (AIT) que, según la Sociedad Española de Neurología, es una disfunción neurológica focal de causa vascular con un perfil temporal definido y con características etiopatogénicas similares al infarto cerebral. La duración clásica aceptada de veinticuatro horas se determinó de forma arbitraria,[1,2] por lo cual, recientemente, un grupo de expertos (TIA Working Group) ha propuesto una nueva definición. Basándose en datos clínicos recientes y en un mejor conocimiento fisiopatológico de la isquemia cerebral, se considera al AIT como un episodio breve de disfunción focal de origen isquémico, cuyos síntomas suelen durar menos de una hora y sin evidencia de infarto cerebral establecido.[3]

Aunque, actualmente, se acepta al AIT como un factor de riesgo para el ictus (frecuentemente el AIT precede a un episodio isquémico severo), también es cierto que numerosos estudios clínicos y modelos experimentales indican que el AIT puede tener un papel protector en el ictus, ya que serviría como un precondicionamiento isquémico que activaría mecanismos de neuroprotección.[4-6]

En este sentido, los modelos de AIT que presentamos en este capítulo (tanto animales como en cultivos celulares), profundizan en el concepto de precondicionamiento isquémico: breves eventos globales o focales en que se reduce el flujo cerebral y que preceden a una isquemia cerebral inducida para producir la muerte de los elementos de la unidad neurovascular.

En este capítulo repasaremos brevemente la fisiopatología del AIT en el contexto de la isquemia cerebral y, también, se revisarán los modelos animales del AIT propuestos hasta el momento para el estudio de esta patología. A través de estos modelos experimentales numerosos investigadores pretenden indagar tanto en la fisiopatología del AIT, como en los mecanismos de protección que se estimulan tras la isquemia cerebral transitoria.

2   Fisiopatología del AIT

Los AIT comparten los factores de riesgo (edad, hipertensión, tabaquismo, diabetes, etcétera) y las mismas causas que los ictus isquémicos; pero, aunque se resuelven en pocos minutos, ellos mismos suponen un factor de riesgo significativo para subsecuentes ictus isquémicos.

Aunque el cerebro humano constituye solamente el 2 % del total del peso corporal, recibe el 15 % del flujo sanguíneo arterial y su consumo de oxígeno es, aproximadamente, el 20 % del total. Como las neuronas carecen de depósitos de glucógeno, el correcto funcionamiento del sistema nervioso central depende de un flujo sanguíneo cerebral adecuado que le proporcione oxígeno y glucosa y que, además, se encargue de retirar el dióxido de carbono y otros productos metabólicos.[7]

En la isquemia cerebral se produce la disminución del flujo sanguíneo por oclusión de grandes vasos hasta un nivel suficiente para interferir con la función del sistema nervioso, donde la reducción del aporte de oxígeno y de glucosa y la no retirada de metabolitos tóxicos persistentes en el tiempo ocasionan daño cerebral. La viabilidad o no del tejido sometido a isquemia está en relación inversa con la gravedad y la duración de la irrupción del aporte sanguíneo.[7] Así pues, siendo el flujo sanguíneo normal de 80 ml/100 g/min, se ha propuesto que existen dos umbrales críticos de reducción del flujo sanguíneo: la restricción por debajo del primer umbral (< 20-18 ml/100 g/min) ocasiona que las neuronas pierdan su capacidad de conducción eléctrica, aunque el consumo de oxígeno todavía es suficiente para preservar la supervivencia tisular; pero si el flujo sanguíneo se reduce aún más (< 12-10 ml/100 g/min), se pierde la homeostasis iónica y se produce el fracaso metabólico y un daño irreversible. Particularmente, las neuronas son las células que mayor sensibilidad muestran a la lesión isquémica, seguidas de las células gliales y de las células del endotelio capilar.[8]

Durante un evento isquémico transitorio los mecanismos que contribuyen a la evolución de la lesión cerebral se pueden producir en dos fases: la iniciación temprana de la muerte celular durante el evento isquémico y una posterior muerte retardada donde se expande la lesión (independientemente de que se produzca o no la reperfusión del vaso obstruido). Si el flujo sanguíneo se restablece dentro de un período de tiempo muy corto, se produce un daño subletal y las células pueden recuperarse y no mostrar un daño aparente.[9] Esto es lo que ocurre durante un AIT. Veremos cómo modelos experimentales muestran claramente que estos eventos subletales (referidos como precondicionamiento isquémico), inducen una tolerancia subsiguiente a eventos isquémicos severos.

Por otro lado, si la duración del evento isquémico no se resuelve en un período de tiempo muy corto, la isquemia resultante producirá de una forma rápida un centro de tejido cerebral infartado. Los eventos moleculares iniciados tras la isquemia focal pueden ser resumidos como una cascada tiempo-dependiente que, de mantenerse, contribuirán a la progresión del infarto cerebral. El descenso en el flujo sanguíneo conlleva una reducción de fosfocreatina y, básicamente, de ATP; si la isquemia se prolonga, la depleción energética será suficiente para producir una grave alteración de las funciones celulares, secundaria a la interrupción de los procesos ATP dependientes con disrupción de los gradientes iónicos de las membranas plasmáticas, produciendo edema citotóxico de forma muy rápida. Más tardíamente se activarán mecanismos de estrés oxidativo, edema vasogénico y una compleja respuesta inflamatoria que contribuirán a una muerte celular secundaria que determinará la extensión de la lesión y su gravedad.[10]

3 Modelos animales de AIT

3.1 *Inducción de la isquemia cerebral*

Clásicamente, los modelos animales de isquemia cerebral se han clasificado en «isquemia focal», si la reducción del flujo sanguíneo afecta de forma parcial al cerebro y a un territorio muy delimitado, y en «isquemia global», si la afectación es total. Posteriormente, podemos clasificarlos según la duración del evento isquémico; así pues, la isquemia en los modelos puede inducirse de forma permanente (sin reperfusión de la arteria ocluida) o de forma transitoria (con reperfusión de duración variable).[11]

De forma general, los diferentes modelos que se realizan principalmente en roedores quedan resumidos en la figura 1. Como veremos más adelante, los modelos de AIT que se han propuesto se basan tanto en modelos transitorios de isquemia global como focal de duración variable.

Los modelos de isquemia cerebral global están basados en la disminución del flujo sanguíneo de manera simultánea en todo el cerebro. Con frecuencia, es el resultado de la disminución de la circulación sistémica debido a la reducción del volumen o de la presión sanguínea, por paro cardíaco o hipotensión sistémica severa o por la oclusión de las principales arterias que irrigan el cerebro. La muerte neuronal se produce de forma selectiva y retardada en regiones cerebrales vulnerables, en los dos hemisferios y tras un período de dos a cuatro días. Estos modelos reproducen el daño cerebral causado por un paro cardíaco o un co-

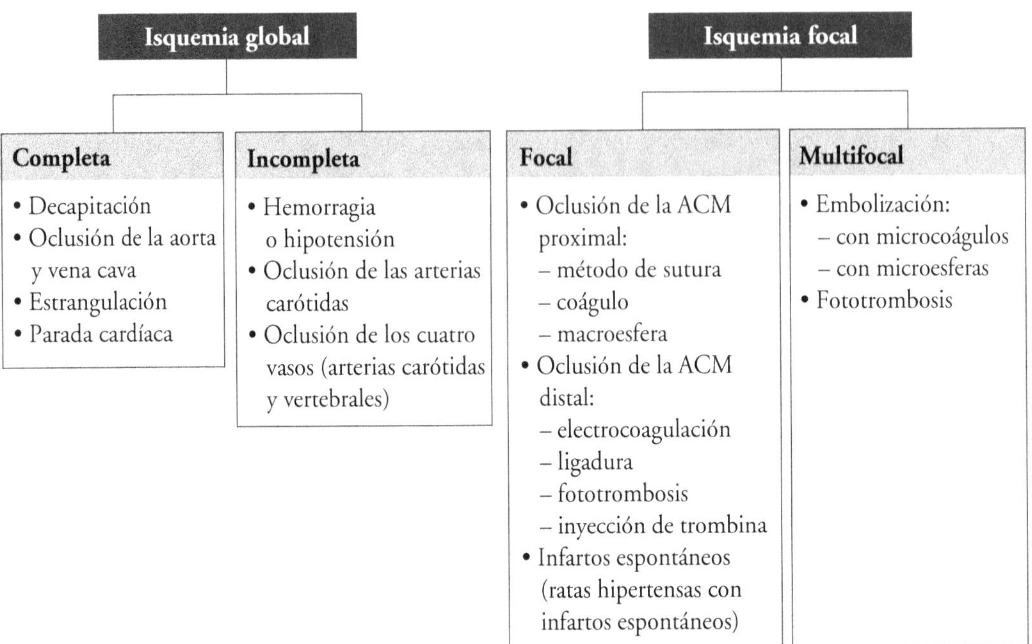

Figura 1. Clasificación de los modelos más utilizados para la inducción de isquemia cerebral en animales. ACM: arteria cerebral media.

lapso vascular sistémico en humanos y no un accidente cerebrovascular. En la mayoría de las especies, la oclusión de una de las arterias carótidas comunes no produce isquemia cerebral, ya que el polígono de Willis proporciona un suministro sanguíneo suficiente para suplir las necesidades del hemisferio afectado. Por lo tanto, es necesaria la oclusión de múltiples vasos para producir daño isquémico, aunque el tiempo de oclusión suele ser más corto que en los modelos focales (sólo entre diez y treinta minutos). La posibilidad de reperfusión es prácticamente total en todos los modelos de isquemia global, ya que se produce por el pinzamiento o ligadura de grandes arterias y se puede restablecer el flujo fácilmente.

Numerosos estudios experimentales en roedores han mostrado que la inducción de una isquemia global transitoria de corta duración provoca la muerte neuronal en ciertas regiones del cerebro que presentan una «vulnerabilidad isquémica selectiva», como la región CA1 del hipocampo, ciertas capas de la corteza cerebral (III-V), las células de Purkinje en el cerebelo y ciertas poblaciones del caudado-putamen.[12] La muerte neuronal en estas regiones se hace evidente a partir de las veinticuatro horas y durante la primera semana después de haberse producido la isquemia, por cuya razón fue denominada con el término de *muerte neuronal retrasada* (véase la figura 2).[13]

En roedores se emplea, normalmente, la oclusión de vasos para inducir una isquemia cerebral global de tipo transitoria e incompleta. Menos frecuentes son los modelos que recurren a la parada cardíaca para inducir una isquemia global y completa. Los principales modelos utilizados son: la oclusión de los cuatro vasos en rata (4VO, *4 vessel occlusion*), que implica la coagulación permanente de las arterias vertebrales y la ligadura temporal de las arterias carótidas;[14] la oclusión de dos vasos en rata y en ratón (2VO), que combina la ligadura temporal de las arterias carótidas con hipotensión arterial,[12] y el modelo de 2VO en el jerbo, por ligadura de las arterias carótidas (véase la figura 1).[15]

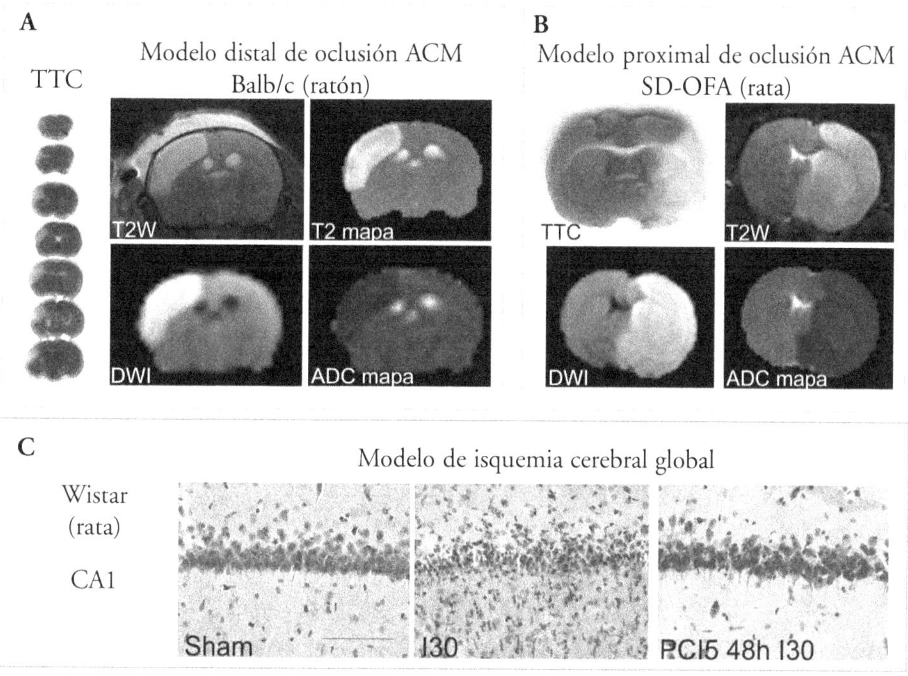

Figura 2. Estudio del daño cerebral producido en diferentes modelos de isquemia experimental focal (A y B) o global (C). (A), modelo de oclusión distal y permanente por electrocoagulación de la arteria cerebral media (ACM) izquierda en ratón de la cepa Balb/c. La lesión cortical provocada puede observarse por la ausencia de coloración (área pálida) en la tinción histológica con TTC (trifenil trezazolium). En imagen por resonancia magnética, la lesión aparece hiperintensa en imágenes potenciadas en T2 (T2W), lo cual corresponde a altos valores de T2, ie, señal hiperintensa en los mapas de T2; la lesión aparece también hiperintensa en las imágenes potenciadas en difusión (DWI) indicando bajos valores de difusión, como se puede observar en los mapas del coeficiente de difusión aparente (ADC mapa). (B), modelo de oclusión proximal por embolización de la arteria cerebral media (ACM) derecha en rata de la cepa sprague-dawley-OFA. Se detecta la extensión de la lesión en el estriado y en la corteza cerebral en tinción histológica con TTC, en imágenes potenciadas en T2 (T2W) y en los mapas de difusión (ADC mapa) a las cuarenta y ocho horas. (C), microfotografías representativas de la zona central de la región CA1 del hipocampo tras una oclusión de 4VO y siete días de reperfusión teñidas con hematoxilina-eosina en rata control (sham), en rata con isquemia global de treinta minutos (I30) y en rata con precondicionamiento isquémico de cinco minutos y cuarenta y ocho horas después inducción de isquemia de treinta minutos (PCI5 cuarenta y ocho horas I30) (modificado de Burda et al.).[35] Se observa que, después de un episodio de isquemia letal de treinta minutos y siete días de reperfusión (imagen central), tiene lugar una masiva degeneración neuronal en la región CA1 del hipocampo que demuestra la existencia de la muerte neuronal retardada. Sin embargo, cinco minutos de isquemia dos días antes de producir la isquemia letal, induce la supervivencia en una amplia población de células de dicha región (imagen derecha). Barra: −100 μm.

Los modelos de isquemia focal reproducen con más precisión los accidentes trombo-embólicos intracraneales causantes de la mayor parte de accidentes vasculares cerebrales en el humano. Se inducen por la oclusión permanente o transitoria de una arteria cerebral específica que suele ser la arteria cerebral media (ACM). Como consecuencia se produce una restricción completa o muy severa del flujo sanguíneo que afecta al territorio irrigado por el vaso ocluido. Si la duración del proceso es muy corta (de dos a quince minutos, aproximadamente) se generan modelos de AIT de carácter reversible, sin que exista un déficit neurológico permanente ni una lesión a nivel histológico. Si la oclusión es permanente o tiene una duración de una a dos horas, se reproducen modelos de ictus (véase la figura 2).

En general, el tamaño de la lesión dependerá fundamentalmente del lugar de oclusión y de la duración, y como se muestra en la figura 1, existen múltiples modelos que permiten realizar esta oclusión: por electrocoagulación de la arteria, por trombosis fotoquímica, por oclusión mecánica, por embolismo, etcétera. Es importante mencionar que, en modelos animales, el tiempo de oclusión arterial necesario para producir un infarto cerebral es mayor que en humanos. Pero, por otro lado, oclusiones permanentes en modelos de isquemia cerebral no suelen exceder las cuarenta y ocho a setenta y dos horas, ya que las tasas de mortalidad son excesivamente elevadas.

3.2 *Tipos de daño neuronal*

La muerte celular puede definirse como el estado en que una célula es incapaz de recuperar ni su morfología ni sus funciones normales, aun después de que los estímulos que la han llevado a este punto de no retorno sean retirados.[16]

Hemos visto que la isquemia cerebral focal y transitoria puede tener una duración variable produciendo un daño tisular que va de la necrosis neuronal selectiva (NNS) al infarto cerebral establecido. Estos dos tipos de daño cerebral se producen por diferentes tipos de muerte celular: la NNS se caracteriza por un daño irreversible que se limita a poblaciones específicas de neuronas dejando intactas otras poblaciones gliales y vasculares donde la estructura tisular no se ve alterada. Por otro lado, el tejido infartado se caracteriza por una necrosis masiva que afecta a todo tipo celular.

Los breves episodios subletales de isquemia cerebral, generados en modelos animales de AIT producen cambios morfológicos o funcionales reversibles que no dejan lesión isquémica inmediata, aunque pueden producir una NNS si los episodios se repiten. La muerte celular inducida puede aparecer a tiempos largos de reperfusión, desde varias semanas a meses y puede extenderse desde la región dorsal a la región lateral del estriado y desde la capa cortical III a capas más superficiales de la corteza cerebral.[17]

La NNS puede identificarse por microscopía de campo claro cuando las células exhiben una o más de las alteraciones siguientes (véase la figura 3): hipereosinofilia en el citoplasma (pérdida de la afinidad por tinción con hematoxilina) y/o picnosis, cariorrexis o cariólisis del núcleo. La picnosis es la retracción del núcleo con condensación de la cromatina;

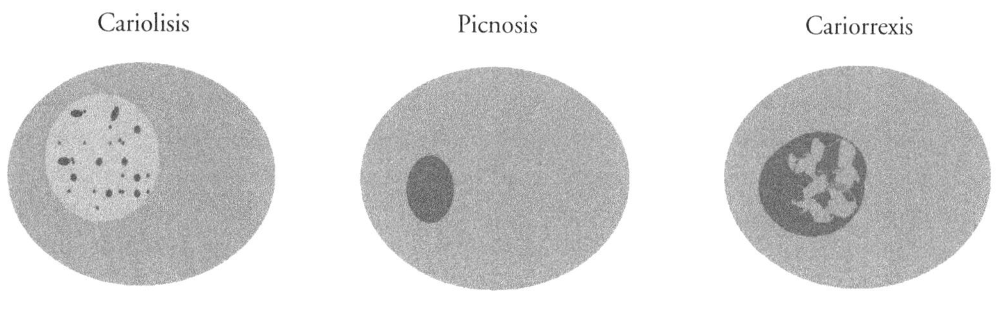

Figura 3. Esquema de las alteraciones celulares producidas por la necrosis selectiva neuronal, observables por tinción histológica con eosina-hematoxilina.

la cariolisis, la disolución del núcleo; la cariorrexis, la fragmentación del núcleo en trozos con cromatina condensada.

La muerte neuronal retrasada que acontece en la isquemia global, también depende de la población celular afectada y de la duración del daño isquémico.[13,14] Como se ha indicado anteriormente, se refiere al hecho de que ciertas regiones cerebrales presentan una mayor vulnerabilidad a la lesión isquémica. Así, una isquemia global transitoria de corta duración (de seis a diez minutos de 4VO), únicamente causa la muerte completa de las neuronas piramidales en la región CA1 del hipocampo, que se hace evidente a partir de los tres días del episodio isquémico. Episodios de isquemia de mayor duración son necesarios para iniciar la muerte en otras regiones donde, también, se muestra este fenómeno como el *hilus* del giro dentado (CA4) del hipocampo, el estriado y las capas III-V de la corteza cerebral.[18]

3.3 *Precondicionamiento y tolerancia isquémica en modelos animales*

Numerosos modelos animales han demostrado que breves episodios subletales de isquemia ofrecen al cerebro resistencia a posteriores eventos isquémicos más graves. Este fenómeno, demostrado en multitud de especies y modelos animales, se denomina precondicionamiento isquémico y puede reproducir algunas características del AIT. La protección que proporciona el precondicionamiento isquémico (llamada tolerancia isquémica), parece desarrollarse en dos etapas sucesivas: una fase temprana y una tardía. La fase temprana comienza dentro de los primeros minutos tras el estímulo isquémico deletéreo y puede extenderse hasta varias horas después.[19]

La primera mención al concepto de tolerancia isquémica a nivel cerebral se produce por Kitagawa y colaboradores en 1990.[20] Este término se refiere al fenómeno de resistencia transitoria a un evento isquémico letal producido por un precondicionamiento isquémico previo de corta duración. Como se ha mencionado anteriormente, el estímulo de precondicionamiento no produce muerte neuronal e incrementa sus posibilidades de supervivencia a eventos isquémicos ulteriores. En este primer estudio, los autores demuestran en un modelo de isquemia global en jerbos que un precondicionamiento de dos minutos de duración, en los días consecutivos previos a un evento isquémico de cinco minutos, protegía totalmente de la muerte neuronal tardía que producía la isquemia global.

La tolerancia isquémica se refiere al estado en el cual las células son resistentes a una muerte por necrosis y, en consecuencia, se produce una reducción de la muerte celular (aunque aparece una perturbación del metabolismo celular y de la síntesis proteica). Por tanto, de forma esquemática, hay un estímulo nocivo administrado por debajo del umbral de daño que es capaz de inducir protección y tolerancia sobre un segundo estímulo deletéreo de la misma modalidad o diferente. Como norma general, podríamos establecer que la tolerancia isquémica se hace evidente veinticuatro horas después del precondicionamiento isquémico y persiste en la semana siguiente al evento isquémico. Por tanto, para el estudio de la tolerancia es necesario el diseño de un protocolo adecuado de precondicionamiento de una severidad suficiente para iniciar una respuesta, pero no lo bastante como para producir un daño permanente. Además, se debe producir un daño isquémico siguiente (letal) en un momento en el que ya se haya establecido la tolerancia.[21]

Aunque la línea tradicional de investigación se ha centrado en dilucidar los mecanismos de daño isquémico, la tolerancia isquémica constituye un paradigma experimental muy útil para la discriminación de los mecanismos protectivos y destructivos del AIT. Ello ha despertado un gran interés en el estudio de este fenómeno, sobre todo en el abordaje de los mecanismos de protección endógena que proporciona la tolerancia. Por lo tanto, los modelos de tolerancia isquémica están dirigidos a la búsqueda de mecanismos de salvación de las células vulnerables que pueden activarse tras un AIT. Como veremos más adelante numerosas investigaciones han demostrado que el precondicionamiento por isquemia global puede proteger al cerebro de una isquemia focal subsiguiente y viceversa.

Aunque los mecanismos por los que se genera la tolerancia isquémica no están aún claramente definidos se acepta que, mayoritariamente, hay diferentes explicaciones para este fenómeno: la tolerancia permite que células vulnerables adquieran mecanismos existentes en otras células no vulnerables; la tolerancia puede proveer de nuevos mecanismos de recuperación y supervivencia o bien podría eliminar mecanismos de muerte celular; reduce el daño inicial en células más vulnerables y, así, éstas pueden recuperarse con sus propios mecanismos. Como veremos más adelante muchos estudios en animales diseñan modelos de isquemia cerebral con precondicionamiento isquémico para estudiar los mecanismos de tolerancia isquémica que se activan. La relevancia clínica del estudio de la tolerancia isquémica tiene gran importancia para el estudio de los AIT que preceden a un ictus.

3.4　Modelos animales de AIT por isquemia global y focal

En este apartado revisaremos desde un punto de vista técnico algunos de los modelos animales propuestos para reproducir un AIT, tanto para una patología con entidad propia como para establecer un estímulo de precondicionamiento precedente de una isquemia cerebral. Veremos cómo los modelos de AIT, como un evento isquémico subletal de corta duración, son modelos transitorios de isquemia focal, mientras que los modelos establecidos para estudiar el AIT como un estímulo activador de mecanismos de neuroprotección pueden combinar precondicionamiento global-isquemia global, precondicionamiento focal-isquemia global, precondicionamiento global-isquemia focal o precondicionamiento focal-isquemia focal (siendo estos últimos los más utilizados como modelo de AIT). Algunos de estos modelos quedan resumidos en la tabla 1.

Uno de los primeros trabajos publicados haciendo referencia a un modelo animal de AIT es el trabajo de Fieschi y colaboradores, en el que producen una embolización transitoria al inducir la formación de microémbolos plaquetarios tras la administración de adenosina difosfato (ADP) en conejos.[22] La ADP se administra sistémicamente por la arteria carotídea produciendo dos efectos inmediatos: la hipotensión y la agregación plaquetaria; como consecuencia se producen émbolos que ocluyen arterias cerebrales de forma transitoria (las plaquetas se disgregan en veinte minutos), reduciendo el flujo sanguíneo y generando una isquemia transitoria multifocal.

Otros autores han generado modelos de AIT por oclusión mecánica de la arteria cerebral media. García y colaboradores propusieron un modelo de isquemia cerebral transitoria en rata (de diez a veinticinco minutos) con efectos subletales por oclusión proximal de esta arteria mediante un filamento de nailon.[17] Mientras que la oclusión permanente durante siete y catorce días produce una pannecrosis masiva de todo el territorio de la arteria cerebral media con afectación neuronal, glial, vascular y estructu-

Especie	PCI	Duración	Espera	Isquemia	Duración	Referencia
Conejo	–	–	–	Administración ADP	20 min.	Fieschi[22]
Rata	–	–	–	ACM proximal	10-25 min.	García[17]
Ratón	–	–	–	ACM distal	15 min.	Arsava[23]
Rata	ACM distal	10 min.	6 horas-21 días	ACM distal	24 horas	Barone[24]
Rata	ACM distal + ACC	10 min.	48 horas	ACM distal + ACC	24 horas	Cárdenas[25]
Rata	ACM proximal	3 × 10 min.	72 horas	ACM proximal	2 horas	Alkayed[26]
Ratón	ACM proximal	2 × 5 min.	72 horas	ACM proximal	90 min.	Zhang[29]
Ratón	ACM proximal	5/3 × 5 min.	30 min.	ACM proximal	1 o 24 horas	Stagliano[28]

Tabla 1. Resumen de algunos de los modelos animales propuestos como AIT o como precondicionamiento a una isquemia cerebral grave.

ral, la oclusión transitoria (< 25 minutos) de la misma arteria mostraba daño histológico por necrosis neuronal selectiva en un 63 % de los individuos, pero ningún daño en un 37 % de ellos. Más recientemente se ha propuesto un nuevo modelo de AIT en ratón inducido por la reducción del flujo de la arteria cerebral media a nivel distal por compresión mecánica de ésta.[23] Los autores demuestran cómo la compresión durante quince minutos produce una necrosis neuronal selectiva a nivel del córtex frontoparietal (correspondiente al territorio irrigado por la arteria cerebral media), sin signos de pannecrosis. Ante esta isquemia subletal transitoria, los animales muestran un leve déficit neurológico en los minutos posteriores al evento isquémico, pero a los sesenta minutos la función neurológica es ya normal. A la semana del evento, la mayoría de las neuronas afectadas por la isquemia transitoria mostraban signos de necrosis con rotura de la membrana plasmática y una pequeña parte de muerte celular por apoptosis, quedando intactas las poblaciones gliales y la vasculatura cerebral.

Los modelos que establecen un estímulo de precondicionamiento isquémico similar a un AIT que precede a una isquemia cerebral y que induce una tolerancia isquémica son más numerosos y han dado lugar a multitud de trabajos en que se investigan los mecanismos potenciales de neuroprotección. Entre ellos, los modelos en roedor son los más habituales y muestran cómo el precondicionamiento isquémico puede ofrecer una protección cercana al 100 % en modelos globales y de hasta un 70 % en los modelos focales.[19]

Un estudio muy interesante para determinar el efecto del precondicionamiento isquémico en rata es el realizado por Barone y colaboradores.[24] El precondicionamiento se realiza por compresión transitoria (diez minutos) de la porción distal de la arteria cerebral media y, posteriormente, se induce la isquemia permanente (a las seis o doce horas y a uno, dos, siete, catorce o veintiún días), por oclusión de la misma arteria y durante veinticuatro horas. Este estudio demuestra cómo la oclusión transitoria de diez minutos es totalmente subletal y no deja ningún tipo de lesión, al mismo tiempo que induce una tolerancia isquémica, sólo si la isquemia es inducida de uno a siete días posteriores al precondicionamiento, disminuyendo significativamente el tamaño del infarto (alrededor del 60 %). Posteriormente, otros autores han realizado modificaciones a este modelo demostrando, también, la inducción de tolerancia isquémica tras un precondicionamiento de diez minutos por oclusión de la arteria carótida común simultáneamente a la compresión de la arteria cerebral media a nivel distal, y una oclusión permanente de las mismas arterias cuarenta y ocho horas más tarde.[25] Los animales que recibieron precondicionamiento isquémico presentaban una reducción del 37 % en el volumen del infarto frente a los que no recibieron precondicionamiento.

Otros autores han mostrado cómo generar modelos de AIT inducidos por oclusión de la misma arteria cerebral media pero desde su parte más proximal. Por oclusión transitoria intraluminal repetitiva de diez minutos y hasta tres veces (dejando cuarenta y cinco minutos entre oclusiones), no se produce un infarto cerebral, pero se protege de un evento isquémico severo tres días más tarde por oclusión permanente de la misma arteria cerebral media. Con este tipo de precondicionamiento isquémico, los autores demuestran una reducción del infarto cerebral cercana al 60 % tanto en la zona del estriado como cortical.[26,27]

Finalmente, en ratón también se han propuesto modelos de AIT como precondicionamiento isquémico al infarto cerebral. Así, Stagliano y colaboradores establecen un modelo de ratón en que se produce un precondicionamiento isquémico por oclusión intraluminal de la ACM que ofrece protección rápidamente ante un evento isquémico inducido sólo treinta minutos más tarde, tanto de forma transitoria (durante una hora) como permanente (hasta veinticuatro horas).[28] En este trabajo se demuestra por primera vez que la tolerancia isquémica que confiere un precondicionamiento breve y subletal se puede activar de forma muy rápida tanto ante una isquemia permanente como transitoria. Por último, un trabajo más reciente propone un nuevo modelo, también en ratón, en el cual un estímulo focal y repetitivo por oclusión de la ACM (dos eventos de cinco minutos cada uno), confieren protección ante una isquemia cerebral transitoria (de noventa minutos e inducida tres días más tarde), reduciendo el volumen del infarto hasta casi un 70 %.[29]

3.5 Técnicas de neuroimagen para estudiar el AIT en modelos animales

Aunque, habitualmente, se han empleado técnicas histológicas para el estudio del daño celular, el estudio patofisiológico del AIT también ha sido abordado mediante la utilización de técnicas de imagen por resonancia magnética nuclear (RMN). Los estudios de resonancia se han dirigido a establecer un patrón temporal de cambios radiológicos capaz de manifestar el daño celular inducido a lo largo de la isquemia y la reperfusión, que además difiera del perfil radiológico de un episodio isquémico grave que da lugar al infarto cerebral. Sin embargo, por el momento no ha sido establecido un patrón de RMN concreto que determine un proceso de AIT. Los resultados derivados de los estudios realizados son controvertidos, probablemente debido a la diferencia en los modelos utilizados y períodos estudiados. A continuación se describen algunos de los trabajos considerados más relevantes.

Uno de los primeros estudios donde se muestra que el daño isquémico que aparece después de una isquemia moderada («infarto incompleto») puede ser diferenciado utilizando técnicas de RMN convencional fue realizado por Fujioka y colaboradores (1999).[30] Los autores utilizaron el modelo de oclusión proximal de la ACM (método de la sutura intraluminal) para inducir un isquemia cerebral severa de sesenta minutos de oclusión o más leve, de quince minutos, en ratas de la cepa Wistar. Los estudios de resonancia, realizados a los tres y siete días después de la oclusión, mostraron lesiones en T1 de baja intensidad y en T2 de alta intensidad en las ratas sometidas a la isquemia severa. Además, las lesiones de resonancia se correspondían con la región infartada observada por histología posterior, caracterizada por necrosis tisular con cavitación e infiltración monocitaria. Por el contrario, la mayoría de los animales sometidos a un episodio isquémico de corta duración (quince minutos), no manifestaron cambios de intensidad en T1 y sólo algunos mostraron cambios en T2 a los tres días. A los siete días, el estudio de resonancia reveló que casi la totalidad de los animales (95 %) presentaban en la región dorsolateral del estriado lesión en T1 hiperintensa e hipointensa en T2 y, por tanto, diferente al grupo con isquemia severa. El examen histológico de dichos animales mostró, además, la aparición de neurodegeneración y respuesta glial en la misma región, sin aparición de infarto cerebral. Los autores del estudio concluyen que cambios neurorradiológicos que dibujen un perfil de hiperintensidad retrasada en T1 son capaces de designar una lesión isquémica incompleta, producto de un AIT. Los cambios específicos en el patrón de imágenes de resonancia podrían ser inducidos por cambios bioquímicos del tejido dañado que afectan a nivel bioquímico. Los autores proponen que pueden ser debidos al incremento en la expresión de la superóxido dismutasa dependiente de manganeso, que indica una respuesta protectora, o al incremento de radicales libres, reflejo del daño isquémico.

Más reciente es el estudio publicado por Werger y colaboradores,[31] que describe un perfil temporal de imágenes pesadas en T2, capaz de discriminar la aparición de necrosis tisular o de una muerte neuronal selectiva tras inducir una isquemia transitoria en la rata de igual duración.

En este trabajo se utiliza el mismo modelo de oclusión proximal de la ACM en la rata. Los autores encuentran dos comportamientos diferentes en cuanto al daño inducido empleando una isquemia de sesenta minutos en ratas Wistar. Mientras que en un grupo de animales la oclusión de la ACM producía la necrosis tisular de la región cortical y el estriado irrigado por la ACM, el grado de lesión era mucho menor en otro grupo de animales, dado que sólo presentaban lesión en la región subcortical, definida por muerte neuronal selectiva con gliosis. Este grupo se caracterizaba por un único patrón de imagen de resonancia que consistía en un incremento del tiempo de relajación en los mapas T1 y T2 después de la hora de oclusión, pero que disminuía rápidamente después de una semana y se resolvía completamente a las diez semanas. Por lo tanto, la recuperación de la lesión de resonancia no era paralela a la recuperación del tejido. En el grupo con fuerte daño isquémico, los valores de T2 tendían a elevarse a partir de las veinticuatro horas hasta las diez semanas. Los valores subcorticales de T1 se incrementaban entre la primera y segunda semana, permaneciendo elevados hasta las diez semanas.

Los autores sugieren que con períodos mayores de observación de más de dos semanas, se pueden distinguir dos patrones de resonancia que se corresponden con dos tipos de daño isquémico. Mientras que la necrosis tisular y la degeneración cística del tejido infartado dan lugar a un incremento secundario en T1 y T2, la muerte neuronal selectiva se acompaña de una completa resolución de los cambios radiológicos en T1 y T2.

Otro estudio es el de Van Lookeren Campagne M y colaboradores[32] donde también se establece en un modelo experimental diferente (oclusión distal de la ACM), que el gradiente de daño isquémico dependiente del tiempo de oclusión, aparece además con un perfil temporal de resonancia distinto durante la reperfusión.

Los autores observaron que los valores de difusión en el lado ipsilateral (hemisferio isquémico) disminuían significativamente respecto del lado contralateral (hemisferio control) cuando inducían oclusiones de veinte, cincuenta y setenta minutos. Sin embargo, mientras que una oclusión de noventa minutos daba lugar a un daño tisular grave a las seis horas de reperfusión (observado por ADC y T2), períodos cortos de isquemia transitoria menores a veinte minutos revertían completamente los cambios en difusión del tejido durante la reperfusión. Además, no aparecían alteraciones en imágenes pesadas en T2 durante las seis, veinticuatro, cuarenta y ocho y setenta y dos horas de reperfusión. Por otro lado, se confirmó la ausencia de lesión en este último grupo mediante estudios histológicos a los tres y catorce días, sugiriendo que en este modelo períodos de oclusión de corta duración (menores a veinte minutos) no dan lugar a una muerte celular retrasada.

En el mismo trabajo se muestra que una isquemia moderada de treinta a cuarenta y cinco minutos sí que induce la degeneración celular a las veinticuatro horas de observación. A pesar de que a las seis horas se resuelve completamente la lesión de difusión de la misma manera que ocurre con tiempos de oclusión de veinte minutos, se produce una disminución secundaria en los valores de ADC a las veinticuatro horas y un incremento en los tiempos de relajación de T2. Ello conlleva la aparición de necrosis cortical a los dieciocho días de observación, aunque en menor grado (menos del 50 %) que utilizando oclusiones de noventa minutos.

4   Modelos *in vitro* de AIT: cultivos celulares y organotípicos

Para el estudio de la isquemia cerebral en modelos *in vitro*, el método más aceptado y estándar para inducir o simular los efectos de esta patología a nivel tisular o celular es por privación de oxígeno y glucosa (OGD, del inglés *oxygen/glucose deprivation)*, aunque también se utiliza la simple privación de oxígeno, glucosa o por excitotoxicidad química con sustancias que interfieren en el metabolismo celular.[11] El mismo método se establece para estudiar el efecto de breves períodos de isquemia y el precondicionamiento isquémico que éstos producen tanto en cultivos celulares (principalmente neuronas, células endoteliales y astrocitos), como en cultivos organotípicos (principalmente de hipocampo), obtenidos de animales de experimentación. Aunque son menos usados como modelo de AIT que los modelos animales, ofrecen una herramienta muy útil para estudiar mecanismos y vías de neuroprotección.

Utilizando estos modelos *in vitro*, numerosos estudios demuestran que el precondicionamiento isquémico inducido en células endoteliales y en neuronas por períodos muy cortos de OGD (de cinco a sesenta minutos) suscita una tolerancia isquémica a largos períodos de OGD (una a cinco horas) y posterior reoxigenación (habitualmente de veinticuatro horas) que por sí solos inducen muerte celular masiva.[33,34] Estos estudios demuestran, claramente, que el precondicionamiento isquémico aumenta la viabilidad celular tras una isquemia severa activando vías de señalización por HIF-1, estabilizando las *tight junctions* o activando vías antiapoptóticas, entre otros mecanismos.

5   Conclusiones

El estudio del AIT es complejo y requiere de la utilización de modelos experimentales que ayuden a identificar sus causas y posibles terapias. Encontrados estos fenómenos en modelos experimentales, se puede especular, razonablemente, que en los pacientes que sufran un AIT, pueda tener lugar a largo plazo un daño neuronal progresivo en las regiones afectadas, incluso cuando se recobran completamente los síntomas clínicos. Por otra parte, el papel dual que parece jugar el AIT en el humano, como un factor de riesgo para el ictus, pero también como un evento protector para futuros eventos isquémicos, se ve claramente reflejado en los modelos experimentales que se han generado para su estudio. Una buena elección de los modelos experimentales de AIT puede ofrecer una oportunidad única para investigar los mecanismos patofisiológicos desencadenantes de esta enfermedad.

BIBLIOGRAFÍA

1. Special report from the National Institute of Neurological Disorders and Stroke. Classification of cerebrovascular diseases III. Stroke 1990; 21 (4): 637-76.

2. Mohr JP. Historical perspective. Neurology 2004; 62 (8 suppl 6): S3-6.

3. Albers GW, Caplan LR, Easton JD *et al.* Transient ischemic attack—proposal for a new definition. N Engl 2002.

4. Moncayo J, de Freitas GR, Bogousslavsky J *et al.* Do transient ischemic attacks have a neuroprotective effect? Neurology 2000; 54 (11): 2089-094.

5. Chen J, Simon R. Ischemic tolerance in the brain. Neurology 1997; 48 (2): 306-11.

6. Grotta J. Invited response to: Hakim AM. Could transient ischemic attacks have a cerebroprotective role? Stroke 1994; 25: 715.

7. Chien S. Cerebral blood flow and metabolism. En: Principles of neural science (Kandel ER, Schwartz JH, Elsevier, eds) 1985; 845-52.

8. Abe K. Neurons. In cerebral ischemia: molecular and cellular pathophysiology (W. Walz, ed.) Humana Press 1999; 217-32.

9. Hossmann KA. Viability thresholds and the penumbra of focal ischemia. Ann Neurol 1994; 36 (4): 557-65.

10. Torregrosa G, Salom JB, Jover-Mengual T *et al.* Fisiopatología básica: de la oclusión arterial a la muerte neuronal. Montaner J (editor). Fisiopatología de la isquemia cerebral, Marge Medica Books, Barcelona 2008.

11. Rosell A. Modelos *in vivo* e *in vitro* de isquemia cerebral. Montaner J (Editor). Fisiopatología de la isquemia cerebral, Marge Médica Books; Barcelona 2008.

12. Smith ML, Auer RN, Siesjö BK. The density and distribution of ischemic brain injury in the rat following 2-10 min of forebrain ischemia. Acta Neuropathol 1984; 64: 319-32.

13. Pulsinelli WA, Brierley JB, Plum F. Temporal profile of neuronal damage in a model of transient forebrain ischemia. Ann Neurol 1982; 11 (5): 491-98.

14. Pulsinelli WA, Brierley JB. A new model of bilateral hemispheric ischemia in the unanesthetized rat. Stroke 1979; 10: 267-72.

15. Levine S, Sohn D. Cerebral ischemia in infant and adult gerbils. Relation to incomplete circle of Willis. Arch Pathol 1969; 87 (3): 315-17.

16. Lipton P. Ischemic cell death in brain neurons. Physiol Rev 1999; 79: 1431-568.

17. García JH, Liu KF, Ye ZR *et al.* Incomplete infarct and delayed neuronal death after transient middle cerebral artery occlusion in rats. Stroke 1997; 28 (11): 2303-309, discussion 10.

18. Schwarzschild MA, Cole RL, Hyman SE. Glutamate, but not dopamine, stimulates stress-activated protein kinase and AP-1-mediated transcription in striatal neurons. J. Neurosci 1997; 17: 3455-466.

19. Schaller B, Graf R. Cerebral ischemic preconditioning. An experimental phenomenon

or a clinical important entity of stroke prevention? J Neurol 2002; 249 (11): 1503-511.

20. Kitagawa K, Matsumoto M, Tagaya M *et al.* Ischemic tolerance phenomenon found in the brain. Brain Res 1990; 528 (1): 21-4.

21. Zemke D, Smith JL, Reeves MJ *et al.* Ischemia and ischemic tolerance in the brain: and overview. NeuroToxicology 2004; 25: 895-904.

22. Fieschi C, Battistini N, Volante F *et al.* Animal model of TIA: an experimental study with intracarotid ADP infusion in rabbits. Stroke 1975; 6 (6): 617-21.

23. Arsava EM, Gurer G, Gursoy-Ozdemir Y *et al.* A new model of transient focal cerebral ischemia for inducing selective neuronal necrosis. Brain Res Bull 2009; 78 (4-5): 226-31.

24. Barone FC, White RF, Spera PA *et al.* Ischemic preconditioning and brain tolerance: temporal histological and functional outcomes, protein synthesis requirement, and interleukin-1 receptor antagonist and early gene expression. Stroke 1998; 29 (9): 1937-950, discussion 50-1.

25. Cárdenas A, Moro MA, Leza JC *et al.* Upregulation of TACE/ADAM17 after ischemic preconditioning is involved in brain tolerance. J Cereb Blood Flow Metab 2002; 22 (11): 1297-302.

26. Alkayed NJ, Goyagi T, Joh HD *et al.* Neuroprotection and P450 2C11 upregulation after experimental transient ischemic attack. Stroke 2002; 33 (6): 1677-684.

27. Malhotra S, Savitz SI, Ocava L *et al.* Ischemic preconditioning is mediated by erythropoietin through PI-3 kinase signaling in an animal model of transient ischemic attack. J Neurosci Res 2006; 83 (1): 19-27.

28. Stagliano NE, Pérez-Pinzón MA, Moskowitz MA *et al.* Focal ischemic preconditioning induces rapid tolerance to middle cerebral artery occlusion in mice. J Cereb Blood Flow Metab 1999; 19 (7): 757-61.

29. Zhang J, Yang ZJ, Klaus JA *et al.* Delayed tolerance with repetitive transient focal ischemic preconditioning in the mouse. Stroke 2008; 39 (3): 967-74.

30. Fujioka M, Taoka T, Hiramatsu KI *et al.* Delayed ischemic hyperintensity on T1-weighted MRI in the caudoputamen and cerebral cortex of humans after spectacular shrinking deficit. Stroke 1999; 30 (5): 1038-042.

31. Wegener S, Weber R, Ramos-Cabrer P *et al.* Temporal profile of T2-weighted MRI distinguishes between pannecrosis and selective neuronal death after transient focal cerebral ischemia in the rat. J Cereb Blood Flow Metab 2006; 26 (1): 38-47.

32. Van Lookeren Campagne M, Thomas GR, Thibodeaux H *et al.* Secondary reduction in the apparent diffusion coefficient of water, increase in cerebral blood volume and delayed neuronal death after middle cerebral artery occlusion and early reperfusion in the rat. J Cereb Blood Flow Metab 1999; 19 (12): 1354-364.

33. Andjelkovic AV, Stamatovic SM, Keep RF. The protective effects of preconditioning on cerebral endothelial cells in vitro. J Cereb Blood Flow Metab 2003; 23 (11): 1348-355.

34. An P, Xue YX. Effects of preconditioning on tight junction and cell adhesion of cerebral endothelial cells. Brain Res 2009.

35. Burda J, Hrehorovska M, Bonilla LG *et al.* Role of protein synthesis in the ischemic tolerance acquisition induced by transient forebrain ischemia in the rat. Neurochem Res 2003; 28 (8): 1213-219.

Capítulo 11. Costes del AIT en el sistema sanitario

F. Moniche Álvarez, M. D. Jiménez Hernández

Servicio de Neurología
Unidad de Gestión Clínica de Neurociencias
Hospital Universitario Virgen del Rocío
Sevilla

Dirección para correspondencia
Hospital Universitario Virgen del Rocío
Dr. F. Moniche Álvarez
pmoniche@terra.es

1 Introducción

El ictus es una de las principales cargas tanto económicas como sociales para nuestra sociedad y los sistemas sanitarios actuales.

Los avances de la medicina en el siglo pasado, junto con otros muchos factores, han propiciado un envejecimiento de la población en los países desarrollados. Este fenómeno epidemiológico es especialmente relevante en nuestro país, donde el porcentaje de personas mayores de sesenta y cinco años alcanzará el 20 % para el año 2020.[1]

A su vez, el envejecimiento de la población contribuye al incremento de la prevalencia de las enfermedades crónicas responsables del mayor número de minusvalías y de mortalidad. Así, el 40 % del gasto sanitario en España se dedica a las personas mayores de sesenta y cinco años y es previsible que vaya en aumento en las próximas décadas. Además, observamos cambios en las costumbres sociales y en la organización familiar que, unidos a las expectativas suscitadas en la población respecto al sistema sanitario, modifican nuestro entorno. Estos van a ser condicionantes trascendentales en la evolución de la medicina en general y de la neurología en particular.

La consecuencia de este envejecimiento para la asistencia sanitaria es un importante incremento de determinadas patologías, entre ellas, la patología cerebrovascular.

El ictus constituye la segunda causa de muerte y la primera causa de incapacidad en los países desarrollados. De este modo, la tasa de mortalidad anual es de aproximadamente 27 por 100.000 habitantes, la incidencia, de 150 a 200 casos por 100.000 habitantes, y la prevalencia asciende a 500-600 casos por 100.000 habitantes. Se estima que en la Unión

Europea, Islandia, Noruega y Suiza se producen 1.100.000 nuevos ictus por año y que actualmente existen 6 millones de pacientes afectados por las consecuencias de un ictus en estos países. De acuerdo con las previsiones de Naciones Unidas, el número de nuevos ictus aumentará hasta 1,5 millones por año en 2025 debido a los cambios demográficos, si la incidencia de ictus permanece estable.[2]

A estos datos, que dan buena cuenta de la magnitud del problema en nuestro país,[3] hay que añadir la tremenda incapacidad de los pacientes que sobreviven a un ictus. Se calcula que 2/3 de los afectados tienen secuelas. Las limitaciones físicas o psíquicas son variables pero, en muchos casos, de enorme trascendencia y gran invalidez. En líneas generales se puede afirmar que, tras el primer evento vascular agudo, el 30 % de los pacientes presenta deterioro cognitivo y un 25 % precisa ayuda para cualquier actividad básica de la vida diaria. Por otra parte, un elevado número de pacientes (hasta 40-50 %) tienen en el plazo de cinco años un nuevo episodio vascular.

El ictus isquémico no es sólo la causa más importante de incapacidad sino también una carga pesada para la economía de los países occidentales. Se ha estimado que es responsable del 2,3 %-6 % del gasto sanitario total en diferentes países (Holanda, Irlanda, Australia, Francia, Inglaterra y Austria). También se han llevado a cabo análisis de costes de los pacientes con ictus en España y, específicamente, en Andalucía,[4] siendo los datos similares a los de otros países de la Unión Europea. Lejos de mejorar la situación, se espera que estos costes aumenten, aproximadamente, en un 40 % en los próximos años. A causa del incremento progresivo del ictus para las próximas décadas con sus consecuencias humanas, sociales y económicas, el cuidado de estos pacientes representa un desafío para la salud pública en la mayoría de países occidentales.

Por todos estos datos, el ataque isquémico transitorio (AIT) representa una oportunidad única para evitar las consecuencias, en ocasiones devastadoras, del ictus isquémico establecido y de realizar una adecuada prevención secundaria del mismo, ya que entre el 7 y el 40 % de los pacientes con ictus isquémico presentan previamente un AIT.

Existen varios problemas que han provocado que, hoy en día, existan escasos estudios evaluando el impacto y los costes del AIT por sí mismo, así como los derivados de sus posibles consecuencias.

En primer lugar, el concepto habitual del AIT, definido como un evento isquémico focal cerebral de menos de veinticuatro horas de duración, ha dificultado su identificación como entidad clínica aislada y su diferenciación con el ictus menor. Esto es debido a que en los últimos años, con la aparición de las nuevas técnicas de neuroimagen multimodal, diferentes estudios han identificado la presencia de lesiones isquémicas agudas en resonancia magnética (RM) con secuencias de difusión (DWI) hasta en un 33 % de los pacientes que cumplen los criterios de la definición clásica de AIT. Este porcentaje se incrementa hasta un 50 % cuando los síntomas permanecen más allá de las seis horas.[5] La nueva definición de AIT propugnada por la American Stroke Association como un «episodio transitorio de disfunción neurológica provocado por una isquemia focal cerebral, retiniana o medular, sin presencia de infarto agudo», pretende resolver este problema.[6] Sin embargo, la necesidad de realización de neuroimagen avanzada en estos pacientes (como secuencias de DWI) para su clasificación adecuada como AIT o como ictus isquémico puede generar nuevos conflictos. El escaso reconocimiento por la población general, así como por los sanitarios, de los síntomas asociados al AIT es un problema añadido que aumenta la dificultad en su identificación y la realización de estudios adecuados.

En segundo lugar, cabe resaltar el cambio producido en los últimos años sobre la importancia otorgada al AIT. Actualmente se acepta que se trata de una patología grave y de alto riesgo inmediato para el paciente. Este concepto relativamente reciente se deriva de los numerosos estudios realizados en los últimos años que muestran el elevado riesgo a corto plazo tras un AIT de desarrollar un ictus isquémico establecido. En la mayoría de los estudios, este riesgo sobrepasa el 10 % a los noventa días del AIT, ocurriendo la mitad de los eventos en las primeras cuarenta y ocho horas. El riesgo a corto plazo de eventos cardiovasculares, muerte o AIT recurrente es, asimismo, muy elevado, alcanzando el 25 % en los tres meses siguientes al episodio.[7] El conocimiento de esta situación está llevando a diseñar estrategias coste-efectivas en el manejo del paciente con AIT, con el objetivo de evitar la carga social y sanitaria derivada del alto porcentaje de eventos vasculares posteriores al AIT y dirigidas a un diagnóstico y tratamiento más precoces del mismo.

Teniendo en cuenta que los estudios epidemiológicos del AIT, con las limitaciones expresadas anteriormente, indican una incidencia global de hasta 1,1 por 1.000 habitantes[8] (que asciende considerablemente con la edad llegando a cifras de 6,41 por 1.000 en pacientes > 85 años)[9] y una prevalencia del 0,4 % entre adultos de 45 a 64 años de edad, los costes derivados de la morbimortalidad provocada por el AIT y sus consecuencias son enormes. Winter *et al.* describieron los costes a largo plazo de una serie de 151 pacientes con AIT o ictus en Alemania, alcanzando cifras totales de 7.670 ± 10.250 euros por paciente seguidos durante cuatro años, siendo el 56 % costes directos (4.320 ± 5.740 euros), el 31 % costes indirectos (2.350 ± 2.710 euros) y el 13 % costes financiados por el propio paciente o sus familiares (1.000 ± 4.100 euros). El coste calculado total derivado de los pacientes con AIT o ictus en Alemania en cuatro años asciende a, aproximadamente, 3.000 millones de euros.[10] En EEUU el coste anual del AIT e ictus, incluyendo los costes indirectos derivados de la pérdida de productividad, han sido estimados en entre 15.000 y 30.000 millones de dólares.[11] Dada la gran carga que esto supone para un sistema sanitario, la búsqueda de medidas dirigidas a mejorar el manejo del AIT es prioritaria para la comunidad científica.

2 Pruebas diagnósticas y costes en el AIT

2.1 *Diagnóstico de la estenosis carotídea*

Los resultados de diferentes ensayos clínicos aleatorizados, como el NASCET y el ECST, han demostrado que los pacientes con estenosis carotídea sintomática grave (70-99 %), especialmente aquéllos con *amaurosis fugax* o AIT, se benefician de tratamiento quirúrgico mediante endarterectomía. Asimismo, la angioplastia carotídea también se presenta como una alternativa al tratamiento quirúrgico. Sin embargo, las posibles complicaciones de la arteriografía diagnóstica previa al tratamiento de la estenosis (que pueden alcanzar el 1 % de riesgo de ictus), limitan el margen de beneficio en estos pacientes. Por este motivo, las pruebas diagnósticas no invasivas, como los ultrasonidos y las pruebas de neuroimagen avanzadas (angio-RM y angio-TC), se han ido imponiendo progresivamente sobre la arteriografía diagnóstica. A pesar de ello, la precisión de las distintas pruebas de imagen no invasivas no alcanza a la de la arteriografía. Se ha determinado que el dúplex carotídeo tiene una sensibilidad para el diagnóstico de la estenosis carotídea superior al 70 % del 87,5-98,6 % y una especificidad que varía entre el 59,2 % y el 75,7 %. La angiografía por RM o angio-RM muestra valores similares de sensibilidad (entre 92,2 % y 96,9 %) y especificidad (entre 57,9 % y 75,7 %).[12]

Por este motivo, existen diferentes estrategias diagnósticas en la práctica clínica diaria, debido al uso de una técnica de imagen aislada como herramienta para seleccionar pacientes para la cirugía/angioplastia o bien mediante la combinación de las distintas técnicas de imagen (tanto no invasivas, como con arteriografía diagnóstica).

En el análisis de las distintas estrategias diagnósticas de la estenosis carotídea realizado por Buskens *et al.*, que evaluó los costes, efectos (calidad de vida ajustada por año o QALY) y coste-efectividad (costes por QALY ganado),[12] el dúplex carotídeo fue el más económico y el más efectivo frente a las demás pruebas diagnósticas (incluyendo la arterigrafía diagnóstica) (véase la figura 1). La combinación de la realización del dúplex con la angio-RM en todo paciente con AIT o ictus menor resultó en una escasa ganancia de QALY, pero con un incremento muy considerable de los costes, provocando un aumento del ratio coste-efectividad prohibitivo (> 1.665.000 dólares por QALY ganado). Asimismo, otras combinaciones del dúplex y angio-RM fueron menos efectivas y más costosas. La realización de arteriografía diagnóstica en el caso de contraindicación de RM o en caso de discordancia de resultados entre el dúplex y la RM, produce una pérdida de QALY (0,06) con un incremento de costes (2.000 dólares de coste adicional), siendo, por lo tanto, una estrategia claramente inferior y no recomendable desde este punto de vista.

Sin embargo, otros estudios como el realizado por Jespersen *et al.*[13] valorando el coste de la realización de un estudio doppler carotídeo a los pacientes con AIT e ictus menores como indicación para realizar endarterectomía carotídea detectaron un alto coste y una baja rentabilidad diagnóstica de la técnica. Estimando que una endarterectomía carotídea con hospitalización del paciente conlleva un coste de 5.500 euros de media y que el coste de un doppler carotídeo es de 134 euros, se realizó un *screening* a 703 pacientes con AIT o ictus menor. Se consideraron pacientes adecuados para la cirugía aquéllos con edad < 80 años y buena calidad de vida (índice de Barthel > 80). El 8 % de los pacientes fueron diagnosticados de una estenosis igual o superior al 70 % (45 pacientes con estenosis 70-99 % y 11 pacientes con oclusión carotídea); sin embargo, sólo cuatro pacientes fueron encontrados adecuados para la cirugía y operados finalmente (0,2 % del total de pacientes). Por este motivo, el coste de cada endarterectomía (incluyendo los costes del *screening*) fue de 24.800 euros, precisando 144 estudios doppler por cada paciente operado. Debido a ello, el coste final para evitar un ictus mayor o muerte en un paciente asciende a entre 248.000 y 496.000 euros, y

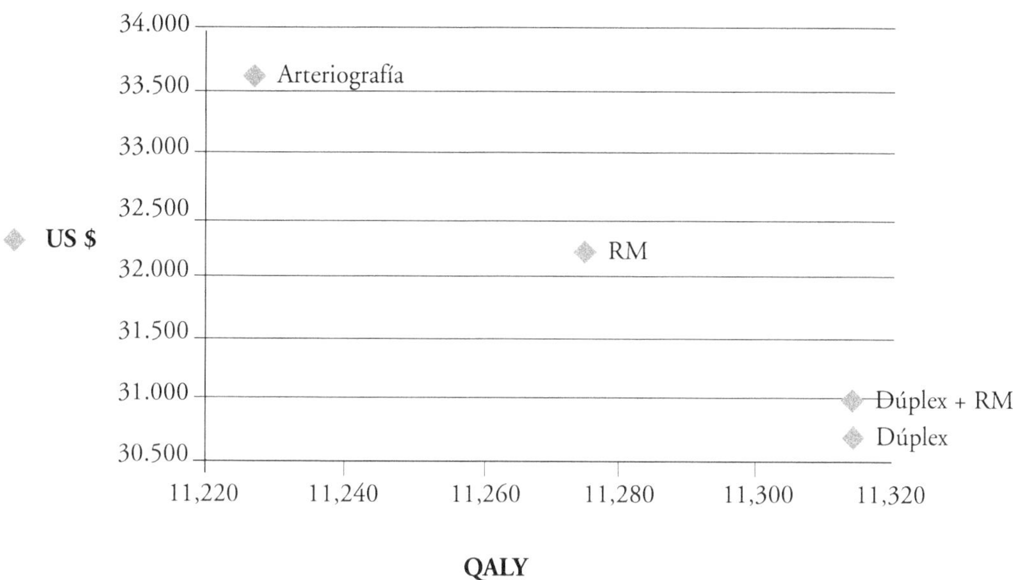

Figura 1. Costes versus *QALY, para la detección de estenosis > 70 % como indicación de endarterectomía. Dúplex como prueba diagnóstica única es la estrategia óptima. Adaptado de Buskens* et al.[12]

para evitar cualquier ictus en un paciente, a 165.000 euros. El estudio concluye que, a pesar de que la endarterectomía carotídea es un procedimiento bien establecido como prevención secundaria del ictus, los costes son muy elevados al incluir los propios del *screening* mediante doppler carotídeo, sugiriendo una mejor selección previa de los pacientes. Sin embargo, es de resaltar que la baja tasa de pacientes operados en relación a los posibles candidatos conlleva una influencia clara en el coste final del procedimiento.

Por otro lado, un análisis de coste-efectividad de la evaluación diagnóstica de la estenosis carotídea llevado a cabo en Gran Bretaña determinó que los métodos diagnósticos de imagen no invasivos pueden ser usados en lugar de la arteriografía diagnóstica, si existe personal entrenado para dichas pruebas.[14] Se determinó que la prueba diagnóstica más precisa es la angio-RM con contraste, con una sensibilidad del 94 % (95 % IC 88-97 %) y una especificidad del 93 % (95 % IC 89-96 %), comparada con los ultrasonidos, angio-RM y angio-TC, que presentan unos valores similares. En el caso de los ultrasonidos, alcanzó una sensibilidad del 89 % (95 % IC 85-92 %) y especificidad del 84 % (95 % IC 77-89 %). En el modelo coste-efectividad, estas estrategias diagnósticas permiten indicar la endarterectomía a un mayor número de pacientes en menor plazo de tiempo, mejorando los costes. El mayor beneficio se produce al incluir los ultrasonidos dentro de la estrategia diagnóstica, como el primer test o como un retest, y con la no inclusión de la arteriografía diagnóstica. En aquellos casos en que la evaluación de un AIT sea demorada en el tiempo, la importancia de la precisión del test cobra valor, imponiéndose en este caso la angio-RM con contraste previa a la indicación de una endarterectomía. Asimismo, existe una clara relación entre los costes y el tiempo a la cirugía como se muestra en la tabla 1.

Tiempo endarterectomía (días)	Costes (€)	QALY acumulados	Ganancia neta (€) asumiendo 34.000 € de coste por QALY	N.º de ictus ocurridos en un año
14	1.517.288	570,92	98.779	17,36
80	1.542.436	566,54	–75.837	18,79
180	1.546.139	565,34	–120.460	19,23

Tabla 1. Cambio en costes, QALY e ictus ocurridos en 1.000 pacientes con AIT o ictus menor asociado con el cambio en el tiempo a la cirugía (basado en la estrategia de diagnóstico por ultrasonidos y posterior cirugía, si existe estenosis carotídea 70-99 %). QALY: calidad de vida ajustada por año. Adaptado de Wardlaw JM et al.[13]

2.2 Identificación de fuentes cardioembólicas en el ictus

Aproximadamente, el 25-30 % de los ictus son de causa cardioembólica. Diferentes estudios han demostrado que esta etiología se asocia con una mayor gravedad del ictus. Por este motivo, la identificación de posibles fuentes embolígenas cardíacas es importante, especialmente en el caso de AIT, ya que la anticoagulación ha demostrado disminuir drásticamente la posibilidad de recurrencia de eventos embólicos en estos pacientes. Sin embargo, la indicación de ecocardiografía en el estudio de pacientes con ictus o AIT es controvertida y variable en la práctica clínica. Y los costes derivados del uso de la ecocardiografía pueden a su vez influir en la práctica diaria.

La ecocardiografía transesofágica (ETE) ha mejorado, sustancialmente, la capacidad de detección de fuentes embolígenas cardíacas. Al ser comparada con la inspección quirúrgica (tomada como el *gold standard*), la sensibilidad y especificidad de la ETE es superior al 99 %.

Aunque la ecocardiografía transtorácica (ETT) es ampliamente utilizada en los pacientes con AIT o ictus, hasta la actualidad no ha demostrado ser coste-efectiva.[15,16] Las estrategias diagnósticas utilizando la ETT (tanto de manera aislada o combinada con ETE) provocan un aumento de los costes sin una buena rentabilidad diagnóstica. Esto es debido a que la mayor parte de los trombos intracavitarios se encuentran en la orejuela izquierda, un área de difícil visualización por la ETT. Sin embargo, en cuanto al uso de la ETE existen datos discordantes en la literatura. McNamara *et al.*[15] encuentran que el uso de la ETE aplicado de manera rutinaria a todo paciente con AIT o ictus incrementa los costes inicialmente, pero a expensas de la detección de los pacientes con trombo en aurícula u orejuela izquierda en un elevado porcentaje y una indicación de anticoagulación más adecuada consiguiendo, pues, una mejora de los resultados, frente a tan sólo un 12-20 % de eficacia diagnóstica si la técnica usada es la ETT. Evaluando diferentes estrategias diagnósticas en las que se incluye el uso exclusivo de ETT o ETE y distintas combinaciones de éstas, objetivan que el uso rutinario de ETE en todo paciente con AIT o ictus es la estrategia con mejor relación coste-efectividad, con unos gastos por QALY de, aproximadamente, 9.000 dólares frente a los 36.000-57.000 dólares de coste por QALY con el uso de la ETT aislada. Aunque el uso de la ETT como método diagnóstico aislado tiene menores costes iniciales, los pacientes presentan unos peores resultados a largo plazo, derivados del tratamiento incorrecto de estos pacientes, provocando finalmente mayores costes.

Por otro lado, más recientemente se ha reevaluado el coste-efectividad de la ETE, con la conclusión de que la evidencia actual es insuficiente para su uso de forma generalizada en los pacientes con AIT o ictus.[16] En dicho análisis se comprobó nuevamente que la inclusión de estrategias diagnósticas que incluyeran la ETT no eran coste-efectivas, pero que en el caso de la ETE existía gran variabilidad de los costes en función de la prevalencia de trombo intracardíaco (desde los 137.000 dólares por QALY en los pacientes con una prevalencia del 5 % de trombo, hasta 50.000 dólares por QALY si la prevalencia ascendía al 15 %).

3 Manejo clínico del AIT

En los últimos años, debido al alto índice de recurrencia e ictus a corto plazo del AIT, se han evaluado la eficacia y costes de las distintas opciones de manejo de estos pacientes, bien mediante el ingreso hospitalario, ingreso en unidad de ictus, o bien mediante su estudio y seguimiento ambulatorios.

3.1 *Hospitalización del paciente con AIT*

Uno de los primeros análisis de costes basados en el ingreso hospitalario de los pacientes con AIT[17] se realizó en Canadá, estudiando a ciento diez pacientes evaluando la estancia media, costes hospitalarios y situación al alta. A todos los afectados se les practicó un TC craneal, pero tan sólo al 60 % se le realizó un doppler carotídeo y al 30 % una ETT, siendo el 92 % dados de alta, sin registrarse ningún fallecimiento. El coste anual del manejo del AIT con esta estrategia fue de aproximadamente 210.000 euros, de los cuales el 95 % se debieron al coste de la estancia hospitalaria, por lo que los autores plantean el disminuir la cantidad de días de hospitalización para reducir costes.

Más recientemente se han evaluado los costes de la hospitalización del AIT comprobándose una gran variabilidad en la duración de la estancia media, pruebas diagnósticas realizadas y costes,[18-22] desde una estancia media de 3,4 días con un coste de 3.350 dólares (aproximadamente, 2.388 euros),[21] hasta una estancia media de 9,4 días con 3.020 euros de costes[18] (véase la tabla 2). En este último estudio, la estancia media de 9,4 ± 5,2 días para el AIT fue a expensas de una media de 1,8 días en una unidad de ictus, 0,3 días en una unidad de cuidados intensivos y 7,2 días en planta de hospitalización general, con un coste medio por día de 340 euros. Dicho coste se debió, en su mayor parte, a la estancia hospitalaria y a las horas del personal médico (29,5 % y 19,5 % del total, respectivamente). Los cuidados de enfermería (y en consecuencia, sus costes) en este tipo de pacientes

Referencia	Costes (€)	Estancia media (días)
Dodel *et al.*[18]	3.020	9,4
Porsdal *et al.*[19]	1.840	4
Venketasubramanian *et al.*[20]	2.000	4
Reed *et al.*[21]	2.388	3,4
Holloway *et al.*[22]	3.330	3,8

Tabla 2. Costes y estancia media de la hospitalización del paciente con AIT según los diferentes estudios.

fueron significativamente menores que los producidos en los pacientes con ictus isquémico o hemorrágico. Con respecto a los costes de análisis de laboratorio y pruebas de neuroimagen, aunque también son menores que los producidos en el ictus establecido, se encuentran entre los componentes más caros del gasto final (14,5 % y 11 %, respectivamente) (véase la tabla 3).

Por otro lado, el uso del rtPA en el ictus agudo ha demostrado ser coste-efectivo porque reduce costes de cuidados a largo plazo y aumenta la calidad de vida de los pacientes tratados.[23] Una cuidadosa observación del paciente con AIT durante el período de hospitalización tiene el potencial de permitir aumentar el número de pacientes tratados con fibrinolíticos, disminuyendo los tiempos al tratamiento. Dado el alto riesgo de ictus establecido a corto plazo tras el AIT, se ha demostrado que la hospitalización del paciente con AIT por un plazo de veinticuatro horas puede ser coste-efectivo, solamente basado en el aumento del uso de la fibrinolisis.[24] En dicho trabajo se estimó que el 2,2 % de los pacientes con AIT ingresados en este período de tiempo recibirían rtPA comparado con tan sólo el 0,3 % de los no ingresados. Esto conllevaría un coste total de hospitalización de 568 dólares, pero con una ganancia de 0,0126 QALY por paciente frente a una ganancia de 0,0019 QALY y veinte dólares en los pacientes no ingresados. Por lo tanto, la hospitalización de estos pacientes resultaría en un coste neto de 588 dólares y una ganancia de 0,0107 QALY, con una ratio coste-efectividad de 55.044 dólares por QALY. Considerando que las intervenciones coste-efectivas son aquellas consideradas, generalmente, con una ratio < 50.000 dólares/QALY, el ingreso hospitalario de todo paciente con AIT (solamente basado en el objetivo de tratar con rtPA) es una estrategia no claramente coste-efectiva. Sin embargo, la selección de los pacientes con un riesgo de ictus > 5 % en veinticuatro horas o la disminución de los costes de la monitorización (como la estancia en una sala de observación en urgencias) son coste-efectivas al conseguir una ratio favorable de < 50.000 dólares/QALY. Además es de resaltar que el ingreso hospitalario de un paciente con AIT no sólo aumenta la posibilidad de uso del rtPA, sino que conlleva una mejora en el diagnóstico y tratamiento, así como un posterior aumento de la adherencia al mismo.

Por este motivo, hoy en día la American Stroke Association recomienda la hospitalización de los pacientes con AIT con un elevado riesgo de recurrencia a corto plazo.[6]

Comparativa de costes			
	Neuroimagen	Laboratorio	Fisioterapia	Cuidados de enfermería
AIT	330 ± 270 (11 %)	440 ± 330 (14,5 %)	30 ± 40 (1 %)	280 ± 240 (9,3 %)
Ictus	350 ± 260 (10 %)	520 ± 370 (15 %)	60 ± 70 (1,7 %)	410 ± 330 (11,8 %)
	Personal médico	Hospitalización	Otros	Total
AIT	590 ± 320 (19,5 %)	890 ± 490 (29,5 %)	370 ± 360 (15,2 %)	3.020
Ictus	640 ± 320 (18,4 %)	960 ± 500 (27,6 %)	390 ± 340 (15,5 %)	3.480

Tabla 3. Comparativa de costes de los servicios diagnósticos y terapéuticos por ingreso hospitalario (€).[18]

En el caso del tratamiento con antiagregantes en el AIT, existen en la actualidad diferentes posibilidades (aspirina, clopidogrel y aspirina más dipiridamol) en las que se ha evaluado su relación coste-efectividad. El antiagregante, habitualmente, más usado en la práctica clínica es la aspirina. Sin embargo, el uso de ésta más dipiridamol en un estudio de coste-efectividad ha demostrado ser el tratamiento más efectivo y económico, provocando una ganancia de 0,3 QALY; sin embargo, esta fórmula no está disponible en España. El clopidogrel, también, presenta una mayor efectividad que la aspirina, pero a expensas de un coste mayor, al producir una ganancia de 0,2 QALY con una ratio coste-efectividad de 26.580 por QALY. A pesar de este mayor coste, salvo en determinadas situaciones clínicas (como pacientes con AIT mayores de ochenta años) este régimen terapéutico es coste-efectivo.[25]

Finalmente, ha sido demostrado que la protocolización del manejo del AIT permite rentabilizar los recursos, potenciar la calidad asistencial y aumentar la satisfacción del paciente. El uso de vías clínicas o planes asistenciales aplicados a pacientes con una determinada patología y curso clínico predecible busca este objetivo. En el caso del AIT, estas herramientas son de gran utilidad para organizar la atención de estos pacientes y disminuir la variabilidad de la práctica clínica, coordinando más eficazmente a los distintos profesionales que intervienen en esta patología. Existen experiencias previas en el uso de las vías clínicas en pacientes con AIT hospitalizados.[26,27] En nuestro país, la instauración de una vía clínica a nivel hospitalario, con realización de neuroimagen urgente en el AIT, tratamiento protocolizado y estudio ultrasonográfico en menos de cuarenta y ocho horas, produjo una mejora progresiva de la estancia media en estos pacientes de 9,2 días a 5,7 días en el plazo de tres años.[27] A pesar de que tan sólo una cuarta parte de los pacientes con AIT ingresados cumplimentaron, adecuadamente, todos los pasos exigidos en la vía clínica, la monitorización trimestral de indicadores, así como la comunicación de los mismos al personal sanitario implicado, provocó que se siguiera una metodología de trabajo similar para el resto de casos, consiguiendo mejorar los resultados globales. En el caso de los pacientes que cumplieron todos los requisitos de la vía clínica, la estancia media fue aún menor (2,9 días) y los resultados de la evaluación mostraron que el 97 % de ellos obtuvo un alto grado de satisfacción.

3.2 Manejo ambulatorio del AIT

Dado que la hospitalización de los pacientes con AIT supone un alto coste, debido fundamentalmente a la estancia hospitalaria por sí misma, se han valorado otra serie de estrategias en el manejo del AIT, como es el estudio ambulatorio de los pacientes a través de clínicas de alta resolución. Sin embargo, el uso de esta vía no siempre es efectiva debido a unos tiempos de demora no aceptables para este tipo de patología,[28] como se refleja en el estudio realizado por Widjaja *et al.*,[29] donde el tiempo medio de primera visita de pacientes con sospecha de AIT remitidos desde atención primaria era de diecisiete días (rango 0-96) y tan sólo el 47,6 % fue valorado en las dos primeras semanas desde el evento. De los 1.460 pacientes estudiados, el 8 % no acudió a la valoración prevista en la clínica y, al analizar las causas de esta pérdida de pacientes, hasta un 32 % de ellos (39 pacientes) no acudieron por haber presentado un ictus en ese lapso de tiempo, mostrando que la demora en la atención de los afectados es un aspecto fundamental en esta patología.

En nuestro país también existen experiencias al respecto con mejores resultados, mediante el uso de una metodología de gestión por procesos, consiguiendo una reducción de la demora (tiempo de demora final de 5,3 días) y de la tasa de ictus en pacientes con AIT estudiados ambulatoriamente.[30] Sin embargo, los autores recomiendan, finalmente, el ingreso hospitalario.

Debido a la existencia de estas demoras en el tiempo de evaluación de los pacientes con AIT ambulatorios y al alto coste de su hospitalización, surge el estudio EXPRESS *(Early use of existing preventive strategies for stroke)*,[31] un estudio prospectivo poblacional, cuyo objetivo era medir el efecto y los costes del rápido tratamiento de los pacientes con AIT o ictus menor que no fueran hospitalizados. Tanto el estudio como el tratamiento se realizaron de manera ambulatoria a través de una clínica donde los médicos de atención primaria remitían a los pacientes con sospecha de AIT. En la primera fase del estudio (años 2002-2004) se requería una cita previa y se realizaban unas recomendaciones terapéuticas para su médico de referencia. En la segunda fase (años 2004-2007), se recomendó remitir a la clínica de manera inmediata a los pacientes con sospecha de AIT sin necesidad de cita previa, realizándose prueba de neuroimagen y valoración neurológica en las primeras veinticuatro horas y estudio vascular (doppler carotídeo ± ecocardiografía) en < 7 días. De esta manera, el tratamiento era iniciado desde el primer día en la propia clínica (estatinas, antihipertensivos y antiagregantes o anticoagulantes), consiguiendo reducir la demora en el inicio del tratamiento de diecinueve días (fase 1) a un día (fase 2). La reducción del riesgo de ictus recurrente a noventa días conseguida fue del 80 % entre ambas fases del estudio (10,3 % *versus* 2,1 %, *p* = 0,0001). Al realizar un análisis de costes en ambas fases del estudio, la media por paciente en la primera fase fue de £ 1.056 frente a £ 432 en la segunda, con una reducción de £ 624 por paciente ($p = 0,03$).[32] Esta disminución de costes fue debida a una menor hospitalización por ictus recurrentes, provocando una reducción del número de días totales de hospitalización de 1.957 a 672 días en la fase 2 (media de reducción de cuatro días por paciente). Asimismo, disminuyeron las hospitalizaciones por cualquier causa vascular y la discapacidad a seis meses, demostrando que la atención especializada urgente y el inicio del tratamiento preventivo de manera inmediata es coste-efectivo. A pesar de ello, los pacientes que sufrieron una recurrencia del ictus en el estudio EXPRESS fueron aquellos con mayor riesgo a corto plazo según la escala ABCD2, por lo que una adecuada selección de los pacientes con AIT en función del riesgo de ictus y su diferente manejo, tratamiento y priorización es probable que conlleve una mejor relación coste-efectividad.

Por otro lado, también se hace necesaria, hoy en día, una mejora en la educación de la población general, pero también de los profesionales sanitarios, especialmente en atención primaria, en el reconocimiento de los síntomas del AIT y en la urgencia del mismo con el objetivo de optimizar su identificación y su tratamiento. Se han desarrollado estrategias dirigidas a mejorar estos aspectos basadas en la identificación de las barreras presentes en atención primaria, el desarrollo de guías de práctica clínica y la realización de talleres de trabajo multidisciplinares con los profesionales implicados. Estas estrategias han demostrado un incremento en la correcta identificación del paciente con AIT y en el número de remisiones para estudio urgente especializado de hasta un 41 %,[33] mejorando, así, el pronóstico de estos pacientes. Los componentes claves para la efectividad del modelo incluyen un análisis contextual detallado, recomendaciones claras y basadas en la evidencia, una buena comunicación y un apoyo profesional adecuado.

Finalmente, aunque las guías de práctica clínica se han ido imponiendo en los últimos años como referencia para el manejo de las distintas patologías, su uso en la práctica clínica diaria todavía es variable. Los programas de implementación de las guías de práctica clínica consiguen aumentar su uso y difusión entre los profesionales sanitarios. En el caso de las guías de manejo de los pacientes con fibrilación auricular y AIT, el uso de estrategias de implementación en atención primaria ha demostrado ser coste-efectivo debido a un incremento del diagnóstico de fibrilación auricular de hasta un 36 % y una mejora del tratamiento del AIT de acuerdo con las recomendaciones de las guías, con un coste bajo (< £ 1.500 por programa). Esto provoca que el coste estimado por QALY ganado sea muy favorable (menor de £ 2.000), mucho menor que el criterio habitual para definir el coste-efectividad.[34]

Bibliografía

1. Demografía y población. Proyecciones de población. Disponible en: http//www.ine.es.
2. Truelsen T, Begg S, Mathers C. Global burden of cerebrovascular disease in the year 2000. Global burden of disease study (working paper). 2004. Disponible en: http://www.who.int/evidence/bod.
3. Pérez Sampere. Epidemiología de la enfermedad vascular cerebral. En: Castillo J, Álvarez Sabín J, Martí-Vilalta, Martínez-Vila E,

Matías-Guiu J, eds. Manual de enfermedades vasculares cerebrales (2.ª edición). Barcelona, Prous Science 1999; 55-61.

4. Jiménez MD, Vigil E, Prieto A. Costes de atención a los pacientes neurológicos siguiendo la metodología de agrupación por GRD. En Matías-Guiu J, Laínez JM eds. Gestión sanitaria y asistencia neurológica. J. R. Prous Editores. Barcelona 1994; 4: 139-58.

5. Shah SH, Saver JL, Kidwell CS *et al.* A multicenter pooled, patient-level data analysis of diffusion-weighted MRI in TIA patients. Stroke 2007; 38: 463.

6. Easton JD, Saver JL, Albers GW *et al.* Definition and evaluation of transient ischemic attack. A scientific statement for healthcare professionals from the American Heart Association/American Stroke Association Stroke Council; Council on Cardiovascular Surgery and Anesthesia; Council on Cardiovascular Radiology and Intervention; Council on Cardiovascular Nursing; and the Interdisciplinary Council on Peripheral Vascular Disease. Stroke 2009; 40: 2276-293.

7. Johnston SC, Gress DR, Browner WS *et al.* Short-term prognosis after emergency department diagnosis of TIA. JAMA 2000; 284: 2901-906.

8. Edlow JA, Kim S, Pelletier AJ *et al.* National study on emergency department visits for transient ischemic attack, 1992-2001. Acad Emerg Med 2006; 13: 666-72.

9. Rothwell PM, Coull AJ, Giles MF *et al.* for the Oxford vascular study. Change in stroke incidence, mortality, case-fatality, severity, and risk factors in Oxfordshire, UK from 1981 to 2004 (Oxford vascular study). Lancet 2004; 363: 1925-933.

10. Winter Y, Wolfram C, Schöffski O *et al.* Long-term disease-related costs 4 years after stroke or TIA in Germany. Nervenarzt 2008; 79: 918-20.

11. Dobkin B. The economic impact of stroke. Neurology 1995; 45 (2 suppl 1): S6-9.

12. Buskens E, Nederkoorn PJ, Buijs-Van Der Woude T *et al.* Imaging of carotid arteries in symptomatic patients: cost-effectiveness of diagnostic strategies. Radiology 2004; 233: 101-12.

13. Jespersen HF, Jørgensen HS, Nakayama H *et al.* Carotid doppler, costs and need after stroke or TIA. Acta Neurol Scand 2002; 105: 1-4.

14. Wardlaw JM, Chappell FM, Stevenson M *et al.* Accurate, practical and cost-effective assessment of carotid stenosis in the UK. Health Technol Assess 2006; 10: 1-182.

15. McNamara RL, Lima JAC, Whelton PK, *et al.* Echocardiographic identification of cardiovascular sources of emboli to guide clinical management of stroke: A cost-effectiveness analysis. Ann Intern Med 1997; 775-87.

16. Meenan RT, Saha S, Chou R *et al.* Cost-effectiveness of echocardiography to identify intracardiac thrombus among patients with first stroke or transient ischemic attack. Med Decis Making 2007; 27: 161-77.

17. Gubitz G, Phillips S, Dwyer V. What is the cost of admitting patients with transient ischaemic attacks to hospital? Cerebrovasc Dis 1999; 9: 210-14.

18. Dodel RC, Haacke C, Zamzow K *et al.* Resource utilization and costs of stroke unit care in Germany. Value Health 2004; 7: 144-52.

19. Porsdal V, Boysen G. Direct costs of transient ischemic attacks: a hospital-based study of resource use during the first year after transient ischemic attacks in Denmark. Stroke 1998; 29: 2321-324.

20. Venketasubramanian N, Yin A. Hospital costs for stroke care in Singapore. Cerebrovasc Dis 2000; 10: 320-26.

21. Reed SD, Blough DK, Meyer K *et al.* Inpatient costs, length of stay, and mortality for cerebrovascular events in community hospitals. Neurology 2001; 57: 305-14.

22. Holloway RG, Witter DM Jr, Lawton KB *et al.* Inpatient costs of specific cerebrovascular events at five academic medical centers. Neurology 1996; 46: 854-60.

23. Fagan SC, Morgenstern LB, Petitta A *et al.* Cost-effectiveness of tissue plasminogen activator for acute ischemic stroke. Neurology 1998; 50: 883-90.

24. Nguyen-Huynh MN, Johnston SC. Is hospitalization after TIA cost-effective on the basis of treatment with tPA? Neurology 2005; 65: 1799-801.

25. Sarasin FP, Gaspoz JM, Bounameaux H. Cost-effectiveness of new antiplatelet regimens used as secondary prevention of stroke or transient ischemic attack. Arch Intern Med 2000; 160: 2773-778.

26. López-Gastón JI, Sánchez-Marín B, Marta J *et al.* Application of a clinical pathway for the treatment of transient ischaemic attacks: implementation strategies and appraisal at two years. Rev Neurol 2007; 44: 715-19.

27. Brown RD, Evans BA, Wieber DO *et al.* Transient ischemic attack and minor ischemic stroke: an algorithm for evaluation and treatment. Mayo Clin Proc 1994; 69: 1027-039.

28. National Audit Office. Reducing brain damage: faster access to better stroke care. London: The Stationery Office 2005.

29. Widjaja E, Salam SN, Griffiths PD *et al.* Is the rapid assessment stroke clinic rapid enough in assessing transient ischaemic attack and minor stroke? J Neurol Neurosurg Psychiatry 2005; 76: 145-46.

30. Sánchez-Sánchez C, Lorenzo S, Barriga FJ *et al.* Gestión y mejora del proceso de tratamiento ambulatorio del accidente isquémico transitorio en consultas de Neurología. Rev Neurol 2006; 42: 385-90.

31. Rothwell PM, Giles MF, Chandratheva A *et al.* Effect of urgent treatment of transient ischaemic attack and *minor* stroke on early recurrent stroke (EXPRESS study): a prospective population-based sequential comparison. Lancet 2007; 370: 1432-442.

32. Luengo-Fernández R, Gray AM, Rothwell PM. Effect of urgent treatment for transient ischaemic attack and *minor* stroke on disability and hospital costs (EXPRESS study): a prospective population-based sequential comparison. Lancet Neurol 2009; 8: 235-43.

33. Wright J, Harrison S, McGeorge M *et al.* Improving the management and referral of patients with transient ischaemic attacks: a change strategy for a health community. Qual Saf Health Care 2006; 15: 9-12.

34. Wright J, Bibby J, Eastham J *et al.* Multifaceted implementation of stroke prevention guidelines in primary care: cluster-randomised evaluation of clinical and cost effectiveness. Qual Saf Health Care 2007; 16: 51-9.

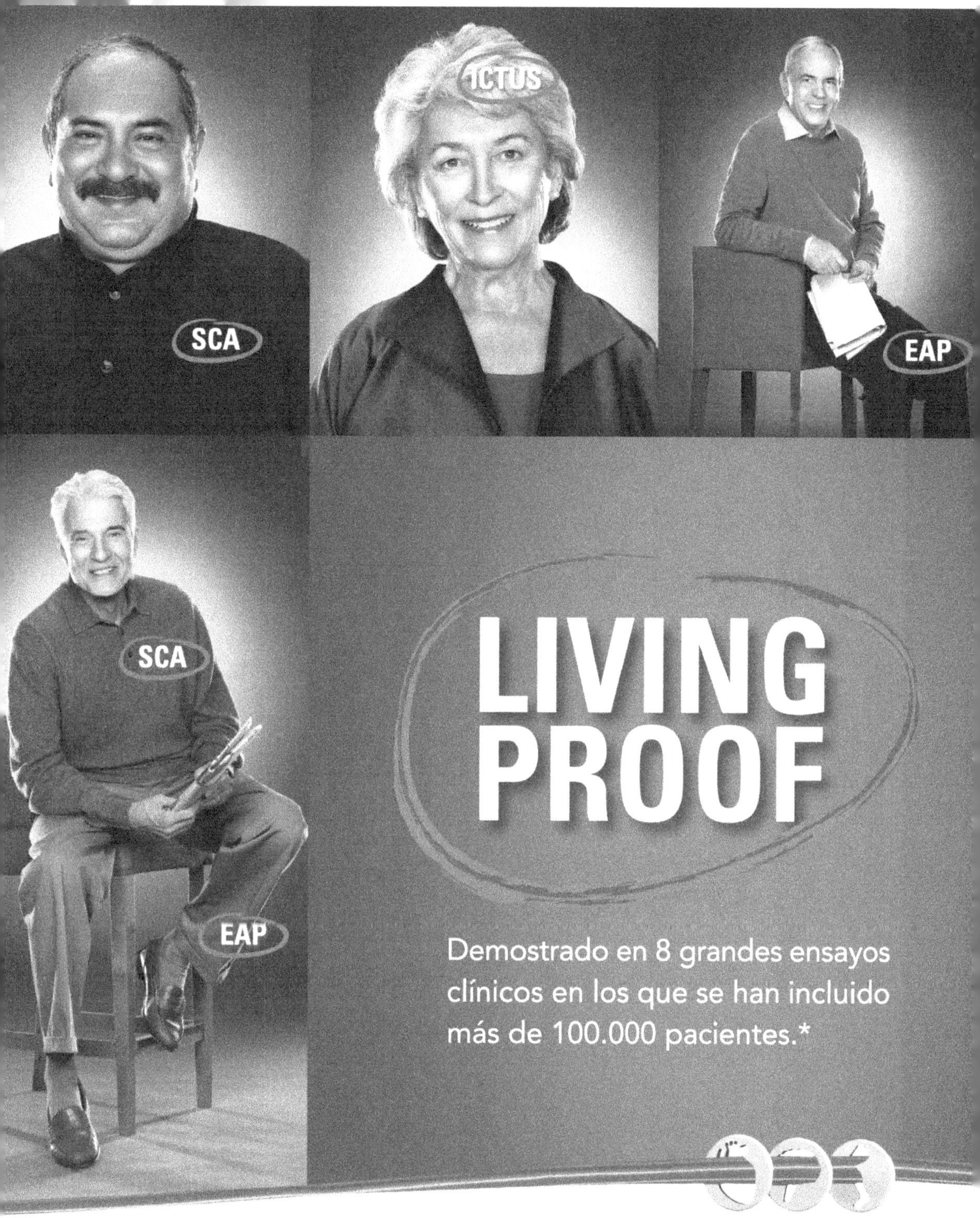

ICTUS
SCA
EAP
SCA
EAP
LIVING PROOF
Demostrado en 8 grandes ensayos clínicos en los que se han incluido más de 100.000 pacientes.*
Plavix
clopidogrel hidrogensulfato

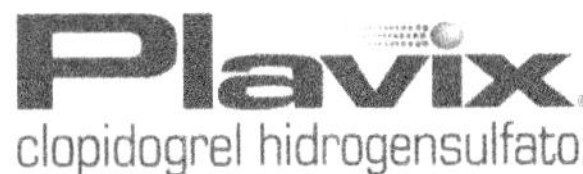

clopidogrel hidrogensulfato

Plavix 75 mg comprimidos recubiertos con película. Cada comprimido recubierto con película contiene 75 mg de clopidogrel (como hidrogenosulfato) Excipientes: cada comprimido contiene 3 mg de lactosa y 3,3 mg de aceite de ricino hidrogenado. El comprimido es de color rosa, redondo, biconvexo, con el número «75» grabado en una de las caras y el número «1171» en la otra cara. **Indicaciones terapéuticas.** Clopidogrel está indicado en adultos para la prevención de acontecimientos aterotrombóticos en: - Pacientes que han sufrido recientemente un infarto agudo de miocardio (desde pocos días antes hasta un máximo de 35 días), un infarto cerebral (desde 7 días antes hasta un máximo de 6 meses después) o que padecen enfermedad arterial periférica establecida. - Pacientes que presentan un síndrome coronario agudo: - Síndrome coronario agudo sin elevación del segmento ST (angina inestable o infarto agudo de miocardio sin onda Q), incluyendo pacientes a los que se le ha colocado un stent después de una intervención coronaria percutánea, en combinación con ácido acetilsalicílico (AAS). - Pacientes con infarto agudo de miocardio con elevación del segmento ST, que son candidatos a terapia trombolítica, en combinación con AAS. **Posología y forma de administración.** *Adultos y pacientes de edad avanzada.* Clopidogrel se debe administrar como dosis única diaria de 75 mg con o sin alimentos. En pacientes con síndrome coronario agudo: - Síndrome coronario agudo sin elevación del segmento ST (angina inestable o infarto de miocardio sin onda Q): el tratamiento con clopidogrel se debe iniciar con una dosis única de carga de 300 mg y posteriormente se debe continuar con una dosis de 75 mg una vez al día (en combinación con entre 75 y 325 mg diarios de AAS). Debido a que dosis superiores de AAS se asocian con un mayor riesgo de hemorragia, se recomienda que la dosis de AAS no sea superior a 100 mg. La duración óptima del tratamiento no se ha establecido formalmente. Los datos clínicos apoyan su utilización hasta 12 meses y se ha observado un beneficio máximo a los 3 meses. - Infarto agudo de miocardio con elevación del segmento ST: clopidogrel se debe administrar como dosis única de 75 mg una vez al día, comenzando con una dosis de carga de 300 mg y en combinación con AAS, con o sin trombolíticos. En pacientes mayores de 75 años el tratamiento con clopidogrel se debe iniciar sin administrar dosis de carga. El tratamiento combinado se debe iniciar lo antes posible tras la aparición de los primeros síntomas y debe continuarse durante al menos cuatro semanas. En este contexto, no se ha estudiado el beneficio de la administración de clopidogrel en combinación con AAS durante más de cuatro semanas. *Pacientes pediátricos.* Aún no ha sido establecida la seguridad y eficacia de clopidogrel en niños y adolescentes. *Insuficiencia renal.* La experiencia terapéutica en pacientes con insuficiencia renal es limitada. *Insuficiencia hepática.* La experiencia terapéutica en pacientes con enfermedad hepática moderada que pueden presentar diatesis hemorrágica es limitada. **Contraindicaciones.** - Hipersensibilidad al principio activo o a alguno de los excipientes. - Insuficiencia hepática grave. - Hemorragia patológica activa, como por ejemplo úlcera péptica o hemorragia intracraneal. **Advertencias y precauciones especiales de empleo.** Debido al riesgo de hemorragia y de reacciones adversas hematológicas, en el caso de que durante el tratamiento aparezcan síntomas clínicos que sugieran hemorragia, se debe valorar la necesidad de realizar un hemograma y/u otras pruebas que se consideren apropiadas. Al igual que ocurre con otros medicamentos antiagregantes, clopidogrel se debe administrar con precaución en pacientes que presenten un riesgo elevado de hemorragia debido a traumatismo, por cirugía o bien derivado de otras patologías, así como en pacientes a los que se administra clopidogrel junto con AAS, heparina, inhibidores de la glucoproteína IIb/IIIa o AINEs, incluidos los inhibidores de la COX-2. Los pacientes deben ser cuidadosamente vigilados con el fin de detectar cualquier signo de hemorragia, incluyendo hemorragia oculta, especialmente durante las primeras semanas de tratamiento y/o tras cirugía cardiaca invasiva o cirugía. No se recomienda la administración de clopidogrel junto con anticoagulantes orales debido a que puede aumentar la intensidad de las hemorragias. Si el paciente se va a someter a una intervención quirúrgica programada y temporalmente no se desea un efecto antiagregante, la administración de clopidogrel se debe suspender 7 días antes de la intervención. Antes de someterse a cualquier intervención quirúrgica y antes de iniciar cualquier otro tratamiento, los pacientes deben informar a su médico y a su odontólogo de que están tomando clopidogrel. Clopidogrel prolonga el tiempo de hemorragia y se debe administrar con precaución en pacientes que presenten lesiones propensas a sangrar (especialmente las gastrointestinales e intraoculares). Se debe advertir a los pacientes sobre la posibilidad de que las hemorragias sean más prolongadas cuando estén en tratamiento con clopidogrel (solo o en combinación con AAS), y que deben informar a su médico de cualquier hemorragia no habitual (tanto en localización como en duración). Muy raramente se han notificado casos de púrpura trombótica trombocitopénica (PTT) tras la administración de clopidogrel, en ocasiones tras una exposición corta. La PTT se caracteriza por trombocitopenia y anemia hemolítica microangiopática asociada con alteraciones neurológicas, disfunción renal y fiebre. Se trata de una enfermedad potencialmente mortal que requiere tratamiento inmediato incluida la necesidad de plasmaféresis. Debido a la falta de datos, no se recomienda la administración de clopidogrel durante los 7 días posteriores a sufrir un infarto cerebral isquémico agudo. La experiencia terapéutica con clopidogrel es limitada en pacientes con insuficiencia renal. Por tanto clopidogrel debe utilizarse con precaución en estos pacientes. La experiencia también es limitada en pacientes con insuficiencia hepática moderada que pueden sufrir diátesis hemorrágicas. Por tanto, clopidogrel se debe administrar con precaución a estos pacientes. Plavix contiene lactosa. Los pacientes con intolerancia hereditaria a galactosa, insuficiencia de lactasa de Lapp (insuficiencia observada en ciertas poblaciones de Laponia) o malabsorción de glucosa o galactosa no deben tomar este medicamento. Este medicamento contiene aceite de ricino hidrogenado que puede producir molestias de estómago y diarrea. **Interacción con otros medicamentos y otras formas de interacción.** *Anticoagulantes orales:* no se recomienda la administración concomitante de clopidogrel y anticoagulantes orales debido a que puede aumentar la intensidad de las hemorragias. *Inhibidores de la glucoproteína IIb/IIIa:* clopidogrel se debe administrar con precaución en pacientes con riesgo elevado de hemorragia debido a traumatismo, cirugía o bien derivado de otras patologías y en pacientes a los que se les administra clopidogrel junto con inhibidores de la glucoproteína IIb/IIIa. *Ácido acetilsalicílico (AAS):* AAS no modificó la inhibición, mediada por clopidogrel, de la agregación plaquetaria inducida por ADP, pero clopidogrel potenció el efecto del AAS en la agregación plaquetaria inducida por colágeno. Sin embargo, la administración concomitante de 500 mg de AAS dos veces al día durante un día no prolongó significativamente el tiempo de sangría producido por la administración de clopidogrel. Es posible que se produzca una interacción farmacodinámica entre clopidogrel y AAS, que conlleve un aumento del riesgo de hemorragia. Por tanto, la administración concomitante de ambos medicamentos debe realizarse con precaución. No obstante, clopidogrel y AAS se han administrado de forma concomitante durante un período de hasta 1 año. *Heparina:* en un ensayo clínico realizado en individuos sanos, la administración de clopidogrel no requirió la modificación de la dosis de heparina ni alteró el efecto de ésta sobre la coagulación. La administración conjunta de heparina no tuvo ningún efecto sobre la inhibición de la agregación plaquetaria inducida por clopidogrel. Es posible que se produzca una interacción farmacodinámica entre clopidogrel y heparina, que conlleve un aumento del riesgo de hemorragia. Por tanto, la administración concomitante de ambos medicamentos debe realizarse con precaución. *Trombolíticos:* la seguridad de la administración concomitante de clopidogrel y agentes trombolíticos fibrino o no fibrino específicos y heparinas se estudió en pacientes que habían sufrido un infarto agudo de miocardio. La incidencia de hemorragias clínicamente relevantes fue similar a la observada cuando se administraron concomitantemente agentes trombolíticos y heparina junto con AAS. *Antiinflamatorios no esteroideos (AINEs):* en un ensayo clínico realizado en voluntarios sanos, la administración concomitante de clopidogrel y naproxeno produjo un aumento de presencia de sangre oculta en heces. Sin embargo, debido a la falta de estudios sobre interacciones con otros AINEs, en la actualidad no está claro, si se produce un aumento del riesgo de hemorragia gastrointestinal con todos los AINEs. Por consiguiente, la administración de clopidogrel y AINEs, incluidos los inhibidores de la COX-2, debe realizarse con precaución. *Otros tratamientos concomitantes:* se han realizado diversos ensayos clínicos en los que se administró clopidogrel junto con otros medicamentos para investigar el potencial de interacción farmacocinético y farmacodinámico. No se observaron interacciones farmacodinámicas significativas al administrar de forma conjunta clopidogrel y atenolol, nifedipino o ambos. Además, la actividad farmacodinámica de clopidogrel no se vio significativamente influenciada por la administración concomitante de fenobarbital, cimetidina o estrógenos. Tras la administración conjunta con clopidogrel no se observaron cambios en la farmacocinética de digoxina o teofilina. Los antiácidos no modificaron la absorción de clopidogrel. Datos obtenidos a partir de estudios realizados con microsomas hepáticos humanos mostraron que el ácido carboxílico, metabolito de clopidogrel, podría inhibir la actividad del citocromo P450 2C9. Este hecho podría

provocar potencialmente el aumento de los niveles plasmáticos de medicamentos, tales como fenitoína, tolbutamida y AINEs, que son metabolizados por el citocromo P450 2C9. Los datos obtenidos del ensayo CAPRIE indican que fenitoína y tolbutamida pueden administrarse junto con clopidogrel de forma segura. Aparte de las interacciones específicas anteriormente descritas, no se han realizado estudios de interacción entre clopidogrel y otros medicamentos frecuentemente administrados a pacientes con enfermedades aterotrombóticas. Sin embargo, los pacientes incluidos en ensayos clínicos con clopidogrel recibieron diversos medicamentos de forma concomitante, incluidos diuréticos, betabloqueantes, IECAs, antagonistas del calcio, fármacos hipolipemiantes, vasodilatadores coronarios, antidiabéticos (incluyendo insulina), antiepilépticos y antagonistas del GPIIb/IIIa, sin que exista evidencia de interacciones clínicas adversas relevantes. **Embarazo y lactancia.** Puesto que no se dispone de datos clínicos sobre exposición a clopidogrel durante el embarazo, como medida preventiva es preferible no administrar clopidogrel durante el embarazo. Los estudios en animales no muestran efectos dañinos directos o indirectos sobre el embarazo, desarrollo embriofetal, parto o desarrollo postnatal. Se desconoce si clopidogrel se excreta en la leche materna humana. Los estudios en animales han mostrado que clopidogrel se excreta en la leche materna. Como medida de precaución, se debe interrumpir la lactancia durante el tratamiento con Plavix. **Efectos sobre la capacidad para conducir y utilizar máquinas.** La influencia de clopidogrel sobre la capacidad para conducir y utilizar máquinas es nula o insignificante. **Reacciones adversas.** La seguridad de clopidogrel ha sido evaluada en más de 42.000 pacientes que han participado en los ensayos clínicos; de ellos más de 9.000 pacientes fueron tratados durante un año o más. Los efectos adversos clínicamente relevantes observados en los ensayos CAPRIE, CURE, CLARITY y COMMIT se exponen a continuación. En general, clopidogrel 75 mg/día fue comparable con AAS 325 mg/día en el ensayo CAPRIE, independientemente de la edad, sexo o raza. Además de la experiencia obtenida de los ensayos clínicos, se han recibido notificaciones espontáneas de reacciones adversas. La hemorragia fue la reacción adversa más frecuente notificada en ambos ensayos clínicos así como durante la experiencia post-comercialización, en la que se notificó principalmente durante el primer mes de tratamiento. En el estudio CAPRIE, en pacientes tratados con clopidogrel o con AAS, la incidencia general de cualquier tipo de hemorragia fue de un 9,3%. La incidencia de casos graves fue de 1,4% para clopidogrel y 1,6% para AAS. En el estudio CURE, la incidencia de hemorragias graves para clopidogrel + AAS fue dependiente de la dosis de AAS (<100 mg: 2,6%; 100-200 mg: 3,5%; >200 mg: 4,9%) al igual que en el caso de administración de placebo + AAS (<100 mg: 2,0%; 100-200 mg: 2,3%; >200 mg: 4,0%). El riesgo de hemorragia (con riesgo para la vida, mayor, menor, otra) disminuyó a medida que avanzó el ensayo: 0-1 mes (clopidogrel: 9,6%; placebo: 6,6%), 1-3 meses (clopidogrel: 4,5%; placebo: 2,3%), 3-6 meses (clopidogrel: 3,8%, placebo: 1,6%), 6-9 meses (clopidogrel: 3,2%; placebo: 1,5%), 9-12 meses (clopidogrel: 1,9%; placebo: 1,0%). No se observó un mayor número de hemorragias graves con clopidogrel + AAS en los 7 días posteriores a una cirugía de bypass aorto-coronario, en pacientes que interrumpieron el tratamiento más de 5 días antes de la cirugía (4,4% clopidogrel + AAS vs. 5,3% placebo + AAS). En los pacientes que siguieron con el tratamiento durante los 5 días previos al bypass aorto coronario, el porcentaje de esta reacción adversa fue del 9,6% para clopidogrel + AAS, y del 6,3% para placebo + AAS. En el ensayo CLARITY, se produjo un aumento general de hemorragias en el grupo de clopidogrel + AAS (17,4%) vs. grupo placebo + AAS (12,9%). La incidencia de hemorragias graves fue similar entre los grupos (1,3 % vs 1,1% en los grupos clopidogrel + AAS y placebo + AAS, respectivamente). Esta situación también se cumplió en los distintos subgrupos de pacientes definidos por sus características basales, y el tipo de fibrinolítico o tratamiento con heparina. En el ensayo COMMIT, el índice general de hemorragias graves no cerebrales o hemorragias cerebrales fue bajo y similar en ambos grupos (0,6% versus 0,5% en los grupos clopidogrel + AAS y placebo + AAS, respectivamente). A continuación se incluyen las reacciones adversas observadas durante los ensayos clínicos o procedentes de notificaciones espontáneas. Su frecuencia se define utilizando los siguientes criterios: frecuentes (≥ 1/100 a < 1/10); poco frecuentes (≥1/1.000 a <1/100); raras (≥ 1/10.000 a <1/1.000); muy raras (< 1/10.000). Las reacciones adversas se enumeran en orden decreciente de gravedad dentro de cada intervalo de frecuencia.
Trastornos de la sangre y del sistema linfático. Poco frecuentes: Trombocitopenia, leucopenia, eosinofilia. Raras: Neutropenia, incluyendo neutropenia grave. Muy raras: Púrpura trombótica trombocitopénica (TTP), anemia aplásica, pancitopenia, agranulocitosis, trombocitopenia grave, granulocitopenia, anemia. **Trastornos del sistema inmunológico.** Muy raras: Enfermedad del suero, reacciones anafilactoides. **Trastornos psiquiátricos.** Muy raras: Alucinaciones, confusión. **Trastornos del sistema nervioso.** Poco frecuentes: Hemorragia intracraneal (se han notificado algunos casos en los que se produjo muerte), cefalea, parestesias, mareo. Muy raras: Alteración del gusto. **Trastornos oculares.** Poco frecuentes: Hemorragia ocular (conjuntival, ocular, retiniana). **Trastornos del oído y del laberinto.** Raras: Vértigo. **Trastornos vasculares.** Frecuentes: Hematoma. Muy raras: Hemorragia grave, hemorragia de herida quirúrgica, vasculitis, hipotensión. **Trastornos respiratorios, torácicos y mediastínicos.** Frecuentes: Epistaxis. Muy raras: Hemorragia del tracto respiratorio (hemoptisis, hemorragia pulmonar), broncoespasmo, pneumonitis intersticial. **Trastornos gastrointestinales.** Frecuentes: Hemorragia gastrointestinal, diarrea, dolor abdominal, dispepsia. Poco frecuentes: Úlcera gástrica y úlcera duodenal, gastritis, vómitos, náuseas, estreñimiento, flatulencia. Raras: Hemorragia retroperitoneal. Muy raras: Hemorragia gastrointestinal y retroperitoneal que puede producir la muerte, pancreatitis, colitis (incluyendo colitis ulcerosa o linfocítica), estomatitis. **Trastornos hepatobiliares.** Muy raras: Insuficiencia hepática aguda, hepatitis, resultados anormales en las pruebas de la función hepática. **Trastornos de la piel y del tejido subcutáneo.** Frecuentes: hematomas. Poco frecuentes: Erupción, prurito, hemorragia cutánea (púrpura). Muy raras: Dermatitis bullosa (necrolisis epidérmica tóxica, síndrome de Stevens-Johnson, eritema multiforme), angioedema, erupción eritematoso, urticaria, eczema, liquen plano. **Trastornos musculoesqueléticos y del tejido conjuntivo.** Muy raras: Hemorragia musculo-esquelética (hemartrosis), artritis, artralgia, mialgia. **Trastornos renales y urinarios.** Poco frecuentes: Hematuria. Muy raras: Glomerulonefritis, aumento de la creatinina sérica. **Trastornos generales y alteraciones en el lugar de administración.** Frecuentes: Sangrado en el lugar de inyección. **Muy raras:** Fiebre. **Exploraciones complementarias.** Poco frecuentes: Aumento del tiempo de sangría, disminución del recuento de neutrófilos, disminución del recuento de plaquetas. **Sobredosis.** La sobredosis por administración de clopidogrel puede provocar prolongación del tiempo de sangría y, en consecuencia, posibles complicaciones hemorrágicas. En caso de hemorragia se debe considerar la administración de un tratamiento adecuado. No se ha encontrado ningún antídoto contra la actividad farmacológica de clopidogrel. Si se requiere una corrección rápida de la prolongación del tiempo de sangría, la transfusión de plaquetas puede revertir los efectos de clopidogrel. **DATOS FARMACÉUTICOS Lista de excipientes** Núcleo: manitol (E421), macrogol 6.000, celulosa microcristalina, aceite de ricino hidrogenado, hidroxipropilcelulosa poco sustituida. Recubrimiento: hipromelosa (E464), lactosa, triacetina (E1518), dióxido de titanio (E171), óxido de hierro rojo (E172), cera carnauba. **Periodo de validez** 3 años. **Precauciones especiales de conservación** Conservar por debajo de 30ºC. **Naturaleza y contenido del envase** Estuches de cartón con 28 comprimidos recubiertos con película acondicionados en blisters de PVC/PVDC/Aluminio. **TITULAR DE LA AUTORIZACIÓN DE COMERCIALIZACIÓN** Sanofi Pharma Bristol-Myers Squibb SNC. 174 Avenue de France. F 75013 Paris - Francia **Presentaciones y Precio:** Envase con 28 comprimidos. P.V.P. 55,46 €, P.V.P.IVA 57,68 €. **Representante del titular:** Sanofi-Aventis, S.A. Josep Pla, 2 08019 Barcelona. Con receta médica ordinaria. Aportación normal, previo visado de inspección **CONSULTE LA FICHA TÉCNICA COMPLETA ANTES DE PRESCRIBIR ESTE MEDICAMENTO. Fecha de revisión:** Enero 09.

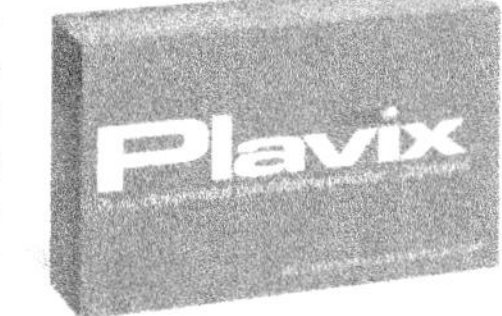

*CAPRIE. Lancet. 1996;348:1329-1339. - CURE. N Engl J Med. 2001;345:494-502. - CREDO. JAMA. 2002;288;2411-2420. - MATCH. Lancet. 2004;364:331-337. - COMMIT. Lancet. 2005;366:1607-1621. - CLARITY. N Engl J Med. 2005;352:1179-1189. - CHARISMA. N Engl J Med. 2006;354:1706-1717. - CLASSICS. Circulation. 2000;102:624-629.